Interkulturelle Kommunikation und Stottern

Karin Iqbal Bhatti

Interkulturelle Kommunikation und Stottern

Konstruktive Komplextherapie des Stotterns nach O. Braun

Ein interkultureller Ansatz zur Behandlung des Stotterns

PETER LANG
Frankfurt am Main · Berlin · Bern · Bruxelles · New York · Oxford · Wien

Bibliografische Information der Deutschen Nationalbibliothek
Die Deutsche Nationalbibliothek verzeichnet diese Publikation in der Deutschen Nationalbibliografie; detaillierte bibliografische Daten sind im Internet über <http://www.d-nb.de> abrufbar.

Zugl.: Berlin, Humboldt-Univ., Diss., 2007

11
ISBN 978-3-631-56746-3

www.peterlang.de

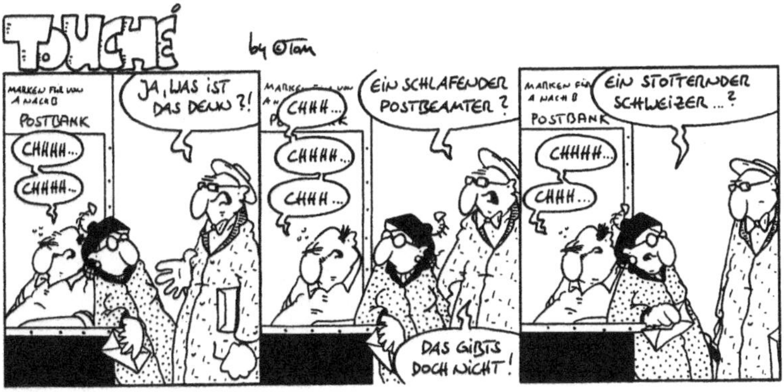

For

Karim, Jolanda,
Nelson, Marie, Yisak, Sainab, Maxime, Johanna, Alexis, Katia, Andre,
Laura, Amit, Jamily, Sönmez, Jesmelky, Marc, [ ], Janecke, Matthias, Karen,
Maxime, Lisa, Sven, Rosina, Marko, Jasmin, David, Loretta, Joachim,
Matthilda, Lukas, Esin, Fabian, Çanser, Nizar, Claartje, Diab, Naita, Nessy,
Elisabeth, Xoli, Jahveda, Hangula, Ndinelao,
Mhudaxogli.

– Our next generations –
– Our future –

„Keine Heiler können die Gesundheit eines Patienten wieder ins Gleichgewicht bringen, solange in ihrer Seele nicht ein ebensolches Gleichgewicht herrscht."

(Worte der tibetischen Heilkunde, Verfasser unbekannt)

Danksagung
An dieser Stelle möchte ich mich bei allen bedanken, ohne die diese Arbeit nicht möglich geworden wäre. Für die fachliche und persönliche Unterstützung in Form von Übersetzungen, Korrekturen und Gesprächen möchte ich mich besonders bei NICOLE ATANASSOV, LUCIE BAUER, ERHARD BINDER, OTTO BRAUN, JESUS DOBAO, KATIA EL-HUSSEIN, ROSEMARIE ELSAS, CHRISTOPH ELSAS, SUSANNE FUCHS, GIJS VON DER FUHR, HANNES GÜLDENSUPP, KATHRIN HERRMANN, NIKOLAUS HEVEKER, INES HUCK, OLAF JACOBSEN, CHRISTOPH DANIEL JUNGERMANN, BOHDANA LOMMATZSCH, KAZUMA MATOBA, FRANK MORAWSKI, BERND NIGGEMANN, EVA NIGGEMANN, HANNI VAN DER OEVER, WILTRUD REHNITZ, URSULA RUBENBAUER, MARKUS SCHETTLE, ARNE SPRINGBORN, MARTINA STALLMANN, FRANK SCHÄFERS, FRANK SCHLOTTERBECK, INGEBORG VOLGER-TSCHACKSCH und IVA WEHBE bedanken.
Gleichfalls bedanke ich mich bei HERMANN CHRISTMANNN und KONRAD SCHÄFERS von der Stotterer-Selbsthilfe Dänemark und Deutschland für wichtige Literaturhinweise und die Vermittlung von Ansprechpartnern. Ebenso bedanke ich mich bei ANGELA JOCHMANN für die hilfreiche Unterstützung aus Uganda. Mein Dank geht an CHRISTIANE AL-RUBEI und ihre Mitarbeiterinnen, in deren logopädischer Praxis die ‚Konstruktive Komplextherapie des Stotterns' praktisch angewendet werden konnte. Ich bedanke mich bei ALBRECHT MAASS für die Bearbeitung der Abbildungen. Dem KOHLHAMMER und LUDWIG AUER Verlag sowie TOM KOERNER danke ich für ihre unentgeltlichen Abdruck- und Autorengenehmigungen folgender Abbildungen: Symptomatik des Stotterns, Therapeutisches Stufenmodell von BRAUN, Kommunikationsmodell von PSCHIBUL, Comic ‚Ein stotternder Schweizer...?'.
Mein Dank gilt ebenso allen Teilnehmenden an der Befragung sowie all denen, die mich während dieser Zeit unterstützt haben, aber nicht alle aufgeführt werden können.
Besonders möchte ich mich bei allen Kindern, Jugendlichen und jungen Erwachsenen bedanken, denen ich während dieser Zeit begegnet bin und die mir begegnet sind. Ich danke ihnen für ihr Vertrauen, ihre Offenheit und Ehrlichkeit, ihren Mut, ihre Phantasie, ihre Kreativität, für die Einblicke in ihr Leben und die Blicke auf mancherlei Schätze, die sie in sich tragen.
Ein Dankeschön gilt CHARLOTTE SCHLOTTERBECK und INGE BAHRKE für die maßgebliche Unterstützung bei der Veröffentlichung dieser Arbeit.

Danke für eure Begleitung, Zeit und Geduld, den Mut zur gedanklichen Freiheit und zum kreativen Denken, für den Glauben daran, dass Menschen fliegen können, und für die Gewissheit, dass Menschen die Kraft besitzen, die ihnen einst zugefügten Wunden zu heilen, um Platz für eine Entwicklung zum Menschsein zu schaffen.

Inhaltsverzeichnis

Einleitung

Das Miteinander der Menschen[1] im 21. Jahrhundert – die Welt ist auf der globalen Ebene aufgeteilt in Nationen, Kulturen und Wirtschaftsverbände – wird durch den Prozess der Globalisierung bestimmt.[2] Das führt zum einen dazu, dass sich Menschen aus den verschiedenen Nationen und Kulturen mittels moderner Kommunikations- und Transportmittel leichter begegnen und Informationen austauschen. Andererseits führt es zu einem ständigen Neuerwerb von Kenntnissen und zu teilweise weitreichenden Veränderungen in den unterschiedlichen Lebenswelten. Das kann bei den Kommunikationsteilnehmern zu Verunsicherungen und Ablehnungen führen, denn von ihnen werden vor allem Flexibilität im Umgang mit Unbekanntem und Reflexion in Beziehung zum eigenen Handeln gefordert.

Auf lokaler Ebene sieht es nicht anders aus. Der letzte Mikrozensus des Bundesstatistikamtes in Deutschlands von 2005 ergab, dass der Anteil der in Deutschland lebenden Menschen mit Migrationshintergrund bei etwa 18,6% liegt. In der Hauptstadt Berlin leben derzeit 806.000 Menschen aus 183 Nationen. Das entspricht einem Bevölkerungsanteil von 23,4%. Die Gruppe derjenigen unter 18 Jahren mit Migrationshintergrund liegt in Berlin bei 40,7%, der unter 6 Jahren sogar bei 43%. Trotz des hohen Anteils hat sich an den ablehnenden Haltungen und Handlungen gegenüber Menschen aus anderen Nationen/Kulturen in den letzten Jahren wenig geändert. Eher spitzen sich diese zu. Wenn führende Politiker von einer „Durchrassung der Gesellschaft" sprechen, Ärzte aufgrund mangelnder Sprachkenntnisse notwendige medizinische Behandlungen von Patienten ablehnen, weil die Nachsorge nicht gesichert sei oder Menschen nur wegen ihrer Hautfarbe diskriminiert, und körperlich angegriffen werden und manchmal deswegen auch ihr Leben verlieren, ist dies mehr als bedenklich.

Der Erhalt von Vielfalt, wie ihn die UNO/UNESCO deklariert, ist aber nur möglich, wenn wir als Menschheit die Zukunft gemeinsam und paritätisch gestalten, nicht nur theoretisch sondern praktisch (vgl. Appadurai 1996, 1-23). Der Weg zu diesem Ziel liegt in der Kommunikation, denn in allen Nationen/Kulturen wird das menschliche Zusammenleben – letztlich jegliches Leben – durch einen bewussten, unbewussten, intentionalen, nicht intentionalen, verbalen und/oder nonverbalen Austausch von Informationen bzw. Nachrichten geregelt.

Mit den globalen und lokalen Entwicklungen, die einerseits internationale und interkulturelle, und andererseits transnationale und transkulturelle Entwicklun-

[1] Derzeit leben auf der Erde etwa 6,6 Milliarden Menschen in 192 Nationalstaaten, denen laut UNO etwa 10.000 Kulturen zugeordnet werden können, wovon wiederum 2000 Kulturen lokal gebunden sind (UNO/UNESCO 2006).

[2] Der Trend zur Globalisierung und Internationalisierung birgt in sich die Gefahr der Uniformität, die einhergeht mit einem Verlust an kulturspezifischem Wissen.

gen integrieren (vgl. Galtung 1998), beschäftigen sich seit den letzten Jahrzehnten intensiv die verschiedensten Forschungsdisziplinen. Von diesen sind die Anthropologie/Ethnologie, die Soziologie und die Kommunikationswissenschaften die bekanntesten. In jüngerer Zeit wurde dieses Feld verstärkt auch von den Rehabilitationswissenschaften, der Sprachbehinderten- bzw. Sprachheilpädagogik sowie der Medizin einschließlich der Logopädie entdeckt.

Zu den bekanntesten und global auftretenden, komplexen, variablen und individuellen Störungsbildern gehört das Phänomen ‚Stottern' [F 98,5]. Ein Phänomen, welches bereits seit der Antike bekannt ist. Es gehört zu den kommunikativ reaktiven Störungen, die besonders intensiv von intra- und interpersonalen Faktoren sowie situativen Kontextbedingungen abhängig sind, was an der Variabilität der Symptomatik sichtbar wird. Es wird angenommen, dass weltweit fast genau 1% der erwachsenen Weltbevölkerung und etwa 4-5% aller Kinder stottern. Die Zahlen gelten auch für Deutschland und Berlin. Weltweit würde das 66 Mill. Erwachsene, in Deutschland 827.000 und in Berlin 34.000 betreffen.

In Abhängigkeit von den verschiedenen ätiologischen Hypothesen und den sich wechselseitig bedingenden und gegenseitig aufrechterhaltenden Faktoren haben sich im Laufe der Zeit verschiedene Konzeptionen zur Behandlung des Stotterns mit primär medizinischer, pädagogischer und psychologischer Provenienz entwickelt. Soweit bekannt ist, nimmt kein einziger dieser Behandlungsansätze speziell die kulturellen Bedürfnisse unserer wachsenden interkulturellen bzw. multikulturellen Gemeinschaft wahr.

Am Institut für Rehabilitationswissenschaften der Humboldt Universität zu Berlin wurden von Prof. BRAUN Mitte der 90er Jahre das Modell der ‚Therapeutischen Wirkfaktoren' als konzeptueller Teil und das ‚Problemorientierte therapeutische Stufenmodell' als methodischer Teil entwickelt. Beide Modelle wurden in den letzten Jahren weiterentwickelt, modifiziert und auf Praxisrelevanz überprüft. Sie sind unter dem Begriff ‚Konstruktive Komplextherapie des Stotterns' bekannt. Ausgangspunkt der Konzeption ist zum einen eine historische Analyse einer Vielzahl von therapeutischen Ansätzen und der Versuch, pädagogisches und therapeutisches Handeln zu einem therapeutisch orientierten pädagogischen Behandlungsansatz zu verbinden (vgl. Braun 1997). Zum anderen basiert das Konzept auf der Grundannahme, dass beim Stottern nicht nur die Sprechebene gestört ist, sondern gleichfalls die kognitive, die affektiv/emotionale und interaktive Ebene.

Um herauszufinden, ob die ‚Konstruktive Komplextherapie des Stotterns' einen geeigneten interkulturellen Behandlungsansatz des Stotterns darstellt, wurde eine weltweite empirische Erhebung mittels Fragebogen zum Stottern und zur

Interkulturellen Kommunikation durchgeführt.[3] Der Fragebogen wurde weltweit an 431 Experten in verschiedenen Institutionen und Organisation in 130 Nationen/Kulturen gesendet. Von 60 Experten aus 39 Nationen/Kulturen liegen die Ergebnisse bei ausgewogener globaler Verteilung vor.

Die vorliegende Arbeit besteht aus drei Teilen: den theoretischen Grundlagen, der empirischen Untersuchung, der Interpretation und dem Ausblick. Im ersten Teil wird ein umfassender Überblick zu ‚Interkultureller Kommunikation', den Störungen der Kommunikation am Beispiel des ‚Stotterns' und zu ‚Interkultureller Kompetenz' gegeben. Die Begriffe ‚Kultur', ‚Kommunikation', ‚Kommunikation im interkulturellen Kontext' des ersten Kapitels und der Begriff ‚Interkulturelle Kompetenz' des dritten Kapitels werden hierbei aus anthropologischer/ethnologischer, soziologischer und kommunikationswissenschaftlicher Perspektive mit unterschiedlichen Blickwinkeln beschrieben. Das zweite Kapitel erörtert Störungen von interkulturellen Prozessen am Beispiel der Kommunikationsstörung ‚Stottern' zunächst aus der Sicht der hiesigen Nation/Kultur. Der empirische Teil umfasst die Thesen und Methoden zur Erfassung der erhobenen Daten sowie die Präsentation der Ergebnisse anhand der Fragen des Fragebogenkataloges. Im letzten Teil werden die Ergebnisse unter Einbeziehung der theoretischen Grundlagen interpretiert, und es wird ausgeführt, welche Relevanz die Ergebnisse der Untersuchung zukünftig für Lehre, Forschung und Praxis haben.

Die Auswertung der Befragung ergab: a) ‚Stottern' ist im interkulturellen Kontext ein vielfältiges Phänomen mit individueller Klassifikation, Symptombeschreibung, Ätiologie und Behandlung; b) ‚Stottern' stellt ein Problem der Kommunikation dar, bei der die vier wesentlichen Faktoren der Kommunikation: Sprechen, Kognition, Affekte/Emotionen und Interaktion gestört sein können; c) die vier Wirkfaktoren des konzeptuellen Teils der ‚Konstruktiven Komplextherapie' stellen einen universellen Rahmen zur umfassenden Behandlung des Stotterns dar; d) die Globalisierung und der bestehende Austausch zwischen den Experten führt zu einer Benachteiligung von kulturspezifischen Ressourcen zugunsten von internationalisierten, d. h. vor allem von ‚westlich' geprägten Ansätzen und e) die Termini ‚Kultur', ‚Kommunikation', ‚Kommunikation in interkulturellen Kontexten' und ‚Interkulturelle Kompetenz', die im theoretischen Teil aus ethnologisch/anthropologischer, soziologischer und kommunikationswissenschaftlicher Sicht dargelegt und durch die Untersuchungsergebnisse bestätigt wurden, ergeben einen vielfältigen, individuellen und kontexgebundenen Gebrauch derselben.

---

[3] Der Fragebogen integriert drei Fragenkomplexe a) zur Soziodemographie mit fünf Fragen, b) zum Stottern mit 24 Fragen zu Klassifikation, Definition, Epidemiologie, Ätiologie, Symptomatik, Zielen, intra- und interkulturellen sowie kulturspezifischen Behandlungsansätze, Ergebnissen, gesellschaftlichem Umgang und c) zur Interkulturellen Kommunikation mit fünf Fragen. Insgesamt wurden 35 Fragen gestellt.

TEIL I

THEORETISCHE GRUNDLAGEN

1. Interkulturelle Kommunikation

Der Terminus ‚Interkulturelle Kommunikation' ist seit den letzten zwei Jahrzehnten nicht nur in den Wissenschaften etabliert, sondern ebenso in unserem alltäglichen Leben. Unser Leben, unsere Lebensgestaltung sind heutzutage inter-trans- und/oder multikulturell geprägt und auf Vielfältigkeit ausgerichtet. Aber gab es Vielfältigkeit nicht schon immer?

Die Sichtung der Literatur ergab, dass entsprechend dem jeweiligen Blickwinkel eine Fülle von Theorien zur Interkulturellen Kommunikation sowie an der Praxis orientierte Konzepte und Trainings zum Erwerb interkultureller (Handlungs-)Kompetenzen existieren. Mit dem Begriff ‚Interkulturelle Kommunikation' sind zwangsläufig die Begriffe ‚Kultur' und ‚Kommunikation' sowie ‚Störungen' und der Terminus ‚Interkulturelle Kompetenz' verknüpft. Aufgrund des unterschiedlichen Gebrauchs der Begriffe[4] soll deshalb zunächst ein Überblick zur Vielfalt der komplexen Phänomene gegeben werden. Es wird nicht möglich sein, allen Kontexten, die sich mit diesem Thema beschäftigen, gerecht zu werden. Deshalb werden die Termini in einen alltäglichen sowie wissenschaftlichen Kontext gestellt mit Fokus auf Wissenschaftsdisziplinen wie Anthropologie und Ethnologie, Soziologie und Kommunikationswissenschaften. Die Auswahl der genannten Bereiche erfolgte unter den Aspekten der Forschungsvielfalt und -erfahrungen und der Relevanz für diese Arbeit. Eindeutige Abgrenzungen zu den jeweiligen Wissenschaftsdisziplinen sind teilweise nicht möglich, da die einzelnen Autoren gleichzeitig mehrere Perspektiven vereinen können, wie HABERMAS, der beispielsweise die Termini ‚Kultur' und ‚Kommunikation' aus philosophischer, soziologischer und kommunikationstheoretischen Perspektiven beschreibt.

Es wird nicht Aufgabe dieser Arbeit sein, den bereits vorhandenen Definitionen oder Beschreibungen weitere hinzuzufügen. Es soll jedoch der Versuch unternommen werden anhand der dargelegten Definitionen Arbeitshypothesen für die jeweiligen Termini aufzustellen, die als Grundlagen dieser Arbeit dienen.

1.1 Kultur

Etymologisch ist der Terminus ‚Kultur' von den lateinischen Wörtern ‚colere' (bebauen) und ‚cultus' (das Bebaute, Bearbeitete) abgeleitet, er wird seit der Antike im Sinne von Bebauung, Landbau und Pflege des Bodens als Gegensatz zur Natur verwendet. Der Begriff selbst wurde im 17. Jahrhundert von PUFENDORF, basierend auf den Ideen CICEROS, in die deutsche Sprache eingeführt (Welsch 2002, 1-3; Brockhaus 1997, 612f.; Maletzke 1996, 15f.; Konersmann 2003, 7-14).

---

[4] Zum Beispiel sichtete STEINBACHER bereits 1976 etwa 300 Definitionen von Kultur und MERTEN bis 1977 über 160 von ‚Kommunikation' (Steinbacher 1976, 7; Merten 1977, 168ff.).

1.1.1 Allgemein gebräuchliche Kulturbegriffe

Im Alltagsleben existieren verschiedene Synonyme für Kultur. Einerseits werden unter dem Begriff allgemein Kunst, Schauspiel, Literatur, Musik, Architektur, Malerei, Film, Tanz [...] und Artistik sowie ihre institutionalisierten Formen subsumiert, andererseits steht ‚Kultur' für Lebensweisen und Lebensformen wie die Art der Bekleidung, Essgewohnheiten, Umgangsformen, Freizeitgestaltung, Konsum und Technik (Statistisches Bundesamt 2002), die sich ihrerseits in Bekleidungskultur, Esskultur, Kochkultur, Tischkultur, Benimmkultur, Freizeitkultur, Konsumkultur, Technikkultur, Werbekultur, Gesprächskultur, Beleidigungskultur, Denkkultur, Lernkultur, Filmkultur, [...] und Fernsehkultur äußern. In allgemeinen Nachschlagewerken wird ‚Kultur' als die „Gesamtheit der geistigen und künstlerischen Ausdrucksformen eines Volkes (Kunst, Wissenschaft usw.), das Urbarmachen des Bodens, der Anbau von Pflanzen" (Wahrig 2005, 787; Meyers Lexikon 2003, 4076) beschrieben, bzw. als etwas, das Menschen in einer bestimmten Zeit, in abgegrenzten Regionen in der Auseinandersetzung mit ihrer Umwelt in ihrem Handeln hervorgebracht haben. Das Hervorgebrachte, das sich individuell und prozessual entwickelt, integriert verschiedene Kulturinhalte und zeigt sich unter anderem im praktischen Handeln, in rituellen Verehrungen und sozialen Beziehungen (Brockhaus 1997, 612f.). Der Terminus ‚Kultur' wird auch als Synonym für ‚Nationalkultur' in der Bedeutung einer Leitkultur mit ideologischer Ausrichtung verwendet.
Die UNO als oberste politische Instanz aller Nationen, Staaten und Kulturen (ohne Souveränität, Rechtsverbindlichkeit und Machtbefugnis) beschreibt Kultur „als die Gesamtheit der unverwechselbaren geistigen, materiellen, intellektuellen und emotionalen Eigenschaften, die eine Gesellschaft oder soziale Gruppe kennzeichnen, und die über Kunst und Literatur hinaus auch Lebensformen, Formen des Zusammenlebens, Wertesysteme, Traditionen und Überzeugungen umfasst" (UNESCO 2005, 2).

Streng genommen wird mit dem Begriff ‚Kultur' im Alltag eigentlich all das beschrieben und umschrieben, was Menschen tun, um kultiviert bzw. zivilisiert und fortschrittlich zu erscheinen, in Abgrenzung und Unterscheidung zur Natur, dem „Wilden", zu dem „Nicht-Zivilisierten".

1.1.2 Wissenschaftliche Kulturbegriffe

Wie auch im alltäglichen Leben existiert in den Wissenschaften (mehr im geistes- als im naturwissenschaftlichen Kontext) eine Vielfalt von Beschreibungen zum Terminus ‚Kultur'. Der Begriff wird zunächst aus dem Blickwinkel der Philosophie erläutert, da sich alle Wissenschaftsdisziplinen (Anthropologie, Ethnologie, Soziologie, Pädagogik, Psychologie, Sprach- und Kommunikationswissenschaften, Jurisprudenz, Biologie und die Physik etc.) aus dieser entwickelt haben.

1.1.2.1 Philosophische Kulturbegriffe

Im Allgemeinen beschäftigt sich die Philosophie mit der Suche nach Erkenntnis, nach Wahrheit, nach dem Sein, nach Wirklichkeit. Entsprechend den philosophischen Sichtweisen begreifen Menschen analog zu ihren Kulturen und Nationen die Welt auf unterschiedliche Art und Weise und nehmen dadurch unterschiedliche Realitäten wahr. Die Zeit der Aufklärung hatte einen wesentlichen Einfluss auf die heutige europäische Gemeinschaft, ihre Nationen und Kulturen sowie auf die Wissenschaft.

Abhängig vom jeweiligen Blickwinkel der wissenschaftlichen Disziplinen wird der Begriff ‚Kultur' entsprechend definiert. HABERMAS beschreibt Kultur als einen Vorrat an Wissen, über den die Kommunizierenden ohne Einschränkungen frei verfügen, wenn sie sich interpretierend über etwas in der Welt verständigen. Das Medium ist hierbei Kommunikation bzw. das Kommunizieren wodurch Kultur, Gesellschaft und Personen im Sinne von Persönlichkeiten abgebildet werden. Kommunikation selbst ist ein netzartiges Gewebe von verschlungenen Interaktionen, wobei die Kommunikationsteilnehmer in so genannten regulierenden Gesellschaften mit „legitimen Ordnungen" leben, über die sie ihre Mitgliedschaft zu Gruppen regeln und sich damit Zugehörigkeit sichern. Jedes Mitglied als Individuum und Teil einer Gemeinschaft entwickelt eine Persönlichkeit mit Kompetenzen, um als „Subjekt sprach- und handlungsfähig" zu sein und dadurch an Verständigungsprozessen teilhaben zu können (Habermas 1981a, 209). Wird Kultur formal und inhaltlich als Ware betrachtet, verliert sie an Bedeutung und wird missverstanden in ihrer Komplexität. Sie ist dann Kunst (Habermas 1990, 255/ 352-359).
Ähnlich DERRIDA, der die Welt und Kultur als ein aus Informationen bestehendes Geflecht betrachtet, welches nicht außerhalb des menschlichen Gehirns und des menschlichen Seins existiert. „Es ist einer Kultur eigen, daß sie nicht mit sich selber identisch ist. Nicht, daß sie keine Identität haben kann, sondern das sie sich nur insoweit identifizieren, Ich, Wir oder Uns sagen und die Gestalt des Subjekts annehmen kann, als sie mit sich selber nicht identisch ist, als sie, [...], mit sich differiert. Es gibt keine Kultur und keine kulturelle Identität ohne diese Differenz mit sich selbst" (Derrida 1992, 12 ff.). Nach dieser Auffassung wird die Sicht auf Kultur und die Welt konstruiert und ist nicht eine Wahrgenommene. Kultur bzw. Entwicklung von Kultur ist verknüpft mit dem Selbst und der Suche nach Identität, die ohne die Anderen nicht möglich.
Vertreter der existentiellen Philosophie wie zum Beispiel LEBANIDZE, beschreiben Kultur als Existenzial (Etwas), das durch die Umdeutung des religiösen Kultes in einen Kult entsteht. Das Etwas ist das „höchste innerliche Anliegen, es ist das Kernhafte im menschlichen Bewusstsein oder Unbewussten," das jedem Menschen innewohnt. Und es bestimmt „Form, Stil und Struktur der menschlichen Existenz im paradigmalen Sinne" (Lebanidze 2000, 31). Demnach basiert Kultur auf dem Kult als Sinnvermutung und Kultur ist dann ein MetaExistenzial.

Hingegen Vertreter der philosophischen Anthropologie stützen sich auf die Ergebnisse der Biologie. Nach PLEẞNER ist die Positionalität, die das Lebendige ausdrückt das Zentrum der Betrachtung. Der durch exzentrische Positionalität gekennzeichnete Mensch ist auf Kultivierung angelegt und angewiesen, wobei Natur und Kultur eine vermittelnde Einheit darstellen (Pleßner 1928, 127-132; Plessner 1985, 56-72).[5]
GEHLEN indessen geht davon aus, dass der Mensch ein Mängelwesen sei, das aufgrund seiner Nichtangepasstheit und reduzierter Instinkthandlungen in seiner Existenz bedroht sei. Die Bedrohung kann er durch seine Weltoffenheit, Lernfähigkeit und durch sein reflexives Bewusstsein ausgleichen, indem er sich eine künstliche Umwelt schafft, die er Kultur nennt, die Ordnung und Stabilität bringt. Dazu gehören auch gesellschaftliche Institutionen oder Leistungen wie Sprache, Denken und Phantasie (Gehlen 1978a, 137/160/199; 1978b, 21f./352).

1.1.2.2 Anthropologische und ethnologische Kulturbegriffe

Nach der klassischen Definition von TYLOR ist Kultur ein komplexes Ganzes „which includes knowlegde, belief, art, morals, law, custom, and any other capabilities and habits acquired by man as a member of society" (Tylor 1871/1873, 1). Demnach bezeichnet Kultur einen Komplex aus Sozialtraditionen, in denen Menschen aufwachsen. Zu den Sozialtraditionen zählen beispielsweise Normen und Wertvorstellungen, die als Voraussetzungen für Menschen gelten, um als Mitglieder in eine Gemeinschaft aufgenommen zu werden. Über diesen Rahmen können Menschen dann ihre individuelle und kollektive Identität entwickeln. TYLORs Kulturbegriff umfasst bereits zu jener Zeit die Gesamtheit des menschlichen Lebens. Ein Zusammenleben ohne Kultur erscheint nicht möglich. Analog beschreibt BOCK den Kulturbegriff, der alle Überzeugungen, Erwartungen sowie alles Verhalten von Menschen umfasst. Genannte Faktoren sind Resultate, die durch das soziale Zusammenleben erlernt werden und zu „einer Art zweiter Natur" geworden sind. Der Begriff wird durch den Faktor des Fremden erweitert. Zu Fremden werden Menschen erst dann, wenn sie die bekannte Welt bzw. das Bekannte verlassen. „Wenn du mit Mitgliedern einer Gruppe zusammen bist, die deine Kultur teilen, musst du nicht darüber nachdenken, denn ihr alle seht die Welt in gleicher Weise und ihr alle wisst, [...] was ihr voneinander zu erwarten habt" (Bock 1970, 14). Für LEVI-STRAUSS sind Kulturen Gesellschaften, die nicht nur durch einen Austausch von Sprache geschaffen werden, sondern durch Regeln, die auf alle Formen des Tausches anwendbar sind. Die Strukturen (Tauschformen) von Kultur und Regeln sind universell. Um diese Strukturen zu verstehen, müssen Kenntnisse über mentale und kognitive Denkstrukturen erworben bzw. erlernt werden (Levi-Strauss 1977, 31ff.).

[5] In der Literatur erscheinen PLEẞNER und PLESSNER.

Hingegen beschreiben HALL E. T. und HALL M. den Terminus ‚Kultur' als ein System zur Produktion, Übermittlung, Speicherung und Verarbeitung von Informationen. Danach ist Kultur primär ein System von Kommunikation auf der Basis von Sprache bzw. Kultur ist Kommunikation, durch die Systeme, wie beispielsweise soziale Systeme, entwickelt und geregelt werden. Denn alles Verhalten hat eine Bedeutung. Kultur ist ein einheitliches Ganzes, welches auf Erfahrungen beruht, die nicht angeboren sind, sondern erlernt wird (Hall E. T. 1959, 55/61ff.; Hall E. T. 1964, 154f; Hall E. T. /Hall M. 1985, 20). Analog definiert GEERTZ in Anlehnung an WEBER Kultur als „ein historisch überliefertes System von Bedeutungen" (Geertz 1987, 46), welches in symbolischer Form repräsentiert wird. Der Mensch selbst ist ein Geschöpf, das „in ein selbst gesponnenes Bedeutungsgewebe verstrickt ist", Kultur stellt dabei das Gewebe dar (Geertz 1987, 9). Danach ist Kultur eine Form von öffentlichen[6] Zeichensystemen, die durch die phänomenologischen Äußerungen von Menschen repräsentiert und dadurch in einen Bedeutungszusammenhang gestellt werden. Dieser Kulturbegriff unterliegt einem stetigen Wandel und ist semiotischer Art.
Die Kognitionsanthropologie indessen betrachtet Kultur als ein mentales Programm und geht davon aus, dass das Verhalten eines Menschen teilweise vorherbestimmt sei, wobei die Quelle der mentalen Programme in dem sozialen Umfeld liege, in dem ein Mensch aufgewachsen ist und seine Lebenserfahrungen gesammelt hat. Entsprechend definiert D'ANDRADE Kultur als kollektive Programmierung der kulturellen Kognitionen, welche die Mitglieder einer Gruppe von den anderen unterscheidet (D'Andrade 1981, 179-195).
Anders MARSCHALL in Anlehnung an BOCK und TYLOR, der Kultur als „alles menschliche Wissen und alle Haltungen, alles Handeln und alle Produkte des Handelns" (Marschall 1993, 17) beschreibt. Desgleichen kann Kultur nicht ohne die Natur betrachtet werden, da sie alle existierende Materie umfasst sowie alles, was mit ihr geschieht. Sie stellt ein variables und offenes Gebilde dar. Voraussetzungen dafür sind jedoch Fähigkeiten wie Aneignung von Wissen und Wahrnehmung. Kultur nach BRISLIN et al. ist aber nicht nur als Lebensweise zu verstehen, sondern auch als eine Lebensform wie eine Gruppe, die gekennzeichnet ist durch eine gemeinsame Lebensweise (Brislin 1983, 5; 1990, 9-33). Ähnlich beschreiben BREIDENBACH und ZUKRIGL ‚Kultur', die sie als einen expressiv-symbolischen Aspekt jeglichen Sozialverhaltens und als ein Produkt von Beziehungen verstehen. Der Terminus impliziert nicht nur einen subjektiven Aspekt der „Werte, Ideen, Weltbilder und kulturellen Bedeutungen", sondern auch einen objektiven, beobachtbaren Aspekt, unter den sie Faktoren wie „Verhalten, Sprache, Wirtschafts- und Gesellschaftsformen" subsumieren (Breidenbach /Zukrigl 1998, 24). Danach ist Kultur prozesshaft und basiert nicht nur auf einem dynamisch historischen Verstehen, sondern vor allem auf einem

[6] Öffentlich sind zum Beispiel gesellschaftliche Ereignisse, Verhaltens- und Handlungsweisen, Institutionen oder Vorgänge (Geertz 1987, 16f.)

holistischen Verstehen. Entsprechend wird Kultur erworben und ist nicht biologisch festgelegt.
Kultur ist für RÖMHILD ein „sinnvoller" Begriff „um die verschiedenen Arten wie Menschen denken und handeln, zu bezeichnen. [...] Kultur ist keine zweite Natur im Sinne eines biologischen Schicksals, sondern vielmehr eine mächtige Ressource der Kreativität, der Lernfähigkeit, der Veränderungen, eine Fähigkeit des Denkens und Handelns. Der Mensch ist nicht nur Geschöpf, also Produkt seiner Kultur, sondern ebenso Schöpfer, ihr Produzent" (Römhild 2004, 9). Unter den Begriff subsumiert sie die unterschiedlichen Denk- und Handlungsarten von Menschen sowie das soziale Gefüge, in dem Menschen aufwachsen. Die Ursprünge von Kultur sind dabei nicht in biologischen bzw. ethnischen Zugehörigkeiten begründet, sondern sind durch oben genannte Merkmale gekennzeichnet.

1.1.2.3 Soziologische Kulturbegriffe

In seinen Untersuchungen stellt BOURDIEU fest, dass der Begriff ‚Kultur' das Sozialverhalten von Menschen darstellt, und dass dieser bestimmt wird durch subjektive Faktoren wie Geschmack, Vorlieben und objektive Faktoren wie Klassen- oder Schichtenzugehörigkeiten, die in einem reziproken Verhältnis zueinander in Beziehung stehen (Bourdieu 1987, 359f./389f./503f./616f.). WEBSTER hingegen beschreibt ‚Kultur' als Muster menschlichen Verhaltens und seiner Erzeugnisse, wie sie im Denken, in der Sprache, im Glauben, in Riten, in Gebräuchen, in Handlungen und/oder Kunstwerken verkörpert bzw. begründet sind. Grundlage dafür ist unter anderem die Fähigkeit zu lernen, um das erworbene bzw. erlernte Wissen durch den Gebrauch von Werkzeugen, Sprache und abstrakten Gedankensystemen von Generation zu Generation weiterzugeben (Webster 1986, 552f.). Erweiternd definiert WEBER Kultur als „die Gesamtheit aller Lebenserscheinungen und Lebensbedingungen" (Weber 1988, 217). Dieser Kulturbegriff beinhaltet nicht nur Werte und Ideen, sondern auch sozialökonomische Strukturen menschlichen Zusammenlebens sowie alles vom Menschen Erdachte, Gestaltete und materiell Produzierte, insoweit es sich auf handlungsleitende Wertideen bezieht. Ähnlich REINHOLD et al., für den Kultur das gesamte materielle und immaterielle soziale Erbe der Menschheit darstellt, welches ein Mitglied einer Gesellschaft übernimmt. Dazu gehören Vorstellungen, Werte und Normen (ideelle Kultur), verbale und nonverbale Symbolsysteme (symbolische Kultur) sowie alles Materielle, wozu Objekte wie Werkzeuge, Maschinen etc. zählen (materielle Kultur). Alle drei Teilaspekte stehen dabei flexibel in Beziehung zueinander (Reinhold et al. 1991, 346).
Für HOFSTEDE ist Kultur eine ‚mentale Programmierung', die kollektiv geprägt wird und durch die die Mitglieder der einen Gruppe von denen der anderen unterschieden werden. Diese basiert auf der Annahme, dass die Denkmuster, das Fühlen und Handeln jedes Menschen in der Kindheit erworben wurden und damit erlernt sind. Um Neues zu erlernen, müssen die alten Muster abgelegt werden. Eine zentrale Rolle spielt hierbei die Variable das Fremde, da Men-

schen zu Fremden werden, wenn sie die bekannte Umwelt (das Bekannte) verlassen (Hofstede 2006, 2-6; vgl. Triandis 1990, 34-55).
Für Soziologen wie MINTZEL ist es wiederum bedeutsam, den Begriff ‚Kultur' (höhere geistige Werte) vom Begriff ‚Gesellschaft' (das Dasein ordnende Geschehen und der Bereich des nur Nützlichen und Zweckhaften) von einander abzugrenzen, damit die wechselseitigen Beziehungen zwischen beiden Begriffen klarer werden können. Der Autor schlägt deshalb einen Kulturbegriff vor, der Kultur als die Werte und das Wertesystem einer Gesellschaft definiert (Mintzel 1993, 176). Die Beschreibung stützt sich dabei auf die anthropologischen Definitionen von KROEBER und KLUCKHOHN, wonach Kultur ein historisch abgeleitetes System von expliziten und impliziten als auch rationalen und nicht rationalen Leitvorstellungen bzw. Lebensmustern von Menschen zu einer bestimmten Zeit ist. Dieses System basiert auf Symbolen und ist eine Ableitung (Abstraktion) und ein Produkt menschlichen Verhaltens, das zumeist von allen oder besonders berufenen Mitgliedern einer Gruppe geteilt wird. Werte sind Leitvorstellungen, die das Handeln des Menschen auf erstrebens- und wünschenswerte Ziele richten (Kroeber/Kluckhohn 1952, 125-140/180-190). Jedoch gibt BELLEBAUM zu bedenken, dass eine Trennung zwischen Kultur und Zivilisation bzw. Gesellschaft mit der eine „überzogene Eigengesetzlichkeit des Geistes" vorgenommen wird, zu einer Einteilung zwischen höheren und niedrigen Kulturen und schließlich zu einer Trennung der Kulturen führen kann (Bellebaum 1994, 47).
Für VON DER FUHR in Anlehnung an BOURDIEU ist Kultur die Lenkungssprache oder Programmierung menschlichen Handelns. Sie ist unsichtbar und stellt alle Weichen für die Ausführung von Aufträgen. Übertragen werden durch sie zum Beispiel Werte, wie die Unterscheidung zwischen Gut und Böse, Vorteil und Nachteil oder Sicherheit und Gefahr. Kultur hat nichts zu tun mit Kulturrelativismus, denn dadurch werden Menschen aus anderen Kulturen/Nationen in einer Opferrolle gehalten und eingesperrt in „einem von uns wahrgenommenen Kulturkonzept" (von der Fuhr 2004, Interview).

1.1.2.4 Kommunikationswissenschaftliche Kulturbegriffe

Kultur nach GUDYKUNST und TING-TOOMEY ist eine soziokulturelle Performance bzw. ein soziokulturelles System wie Nation oder Gesellschaft, das dynamisch determiniert ist (Gudykunst/Ting-Toomey 1988, 30f.). Anders GREGERSEN und SAILER, die Kulturen als sich entwickelnde und organisierende Zustände beschreiben, die einen Ausdruck der menschlichen Anpassungsfähigkeit an ihre Umwelt darstellen. Die wesentliche Funktion besteht in der Erhaltung der menschlichen Gesellschaft. Kulturen sind veränderbar aufgrund von instinktiven Handlungen, wie Selbsterhaltung oder Anpassung der Mitglieder an eine neue Umwelt. Regeln, Werte, Begriffe, Prozesse und Zukunftszustände werden von den Mitgliedern gemeinsam entwickelt. Kultursysteme gelten als nicht berechenbar und werden aufgrund dessen als chaotische Systeme betrachtet (Gregersen/Sailer 1993, 777-802). Für CASMIR sind Kulturen ebenso chao-

tische Systeme, die sich aufgrund von positiven Feedbacks entwickeln. Sie sind dynamisch und werden im kommunikativen Prozess ständig neu geschaffen (Casmir 1998, 18-23). Ähnlich beschreibt es MALETZKE, bei dem Kultur die Art und Weise ist, wie Menschen leben und was sie aus sich selbst und ihrer Welt machen (Maletzke 1996, 16).
STAROSTA und CHEN betrachten Kultur als ein ganzheitliches dynamisches System mit endlich (Anzahl der Menschen weltweit) und unendlich vielen Subsystemen. Kultur wird erlernt, aber sie ist nicht angeboren. Alle Mitglieder eines jeweiligen Systems oder Subsystems (Gesellschaft, Kultur oder Nation) müssen bestimmte Regeln erlernen, um von der Gemeinschaft akzeptiert zu werden. Veränderungen von Kulturen werden bewirkt durch Umweltfaktoren, Katastrophen, technologische Erfindungen oder durch (Kultur-)Kontakte. Kultur ist deshalb ein beherrschendes Etwas, das netzförmig in alle materiellen und immateriellen Lebenswelten eindringt und diese beeinflusst (Chen/Starosta 1998, 21-28 /163ff., 244; Starosta/Chen 2003b, 277-287).
Für MATOBA und SCHEIBLE in Anlehnung an HABERMAS, HOFSTEDE und CHEN/STAROSTA ist Kultur ein Vorrat an interpretierbarem Wissen, der erlernt wird und nicht vererbt ist und sich durch das soziale Umfeld entwickelt und begründet wird (Matoba/Scheible 2004, 36). Erst das Leben in Gesellschaften ermöglicht es Individuen, ihre Potenziale, wie die der sozialen Integration und der Persönlichkeit zu entwickeln und zu entfalten. Durch beide Potenziale, die sich zunächst in einer Kultur bzw. Subkultur entwickeln, lernen Menschen sich zu verständigen und erwerben darüber kommunikative Kompetenz. Durch diese Handlungen, die interaktiv sind, wird mit der Zeit ein kultureller Wissensvorrat angelegt, der dann durch die „mentale kollektive Programmierung“ an die Oberfläche transportiert wird und ein kulturelles Gedächtnis mittels Zeichensystemen bildet, die zum Beispiel den Alltag einer gesellschaftlichen Bezugsgruppe begründen. Demzufolge ist Kultur immer auch eine kollektive Erscheinung von Menschen, die in demselben sozialen Umfeld leben, etwas, was sie für eine Zeit teilen (Matoba 2004a, 5).

1.1.3 Kulturbegriff versus Nationen- und Staatenbegriff

Heutzutage ist die Welt in 192 anerkannte Nationen, 201 Staaten, von denen 192 politisch anerkannt sind, und in ungefähr 10.000 Kulturen aufgeteilt, wobei etwa 2.000 Kulturen bestimmten geographischen Regionen zugeordnet werden können (UNO/UNESCO 2005, 1-5). Das Zusammenleben von Menschen wird weltweit durch Termini wie ‚Nation', ‚Staat', ‚Kultur', ‚Land' und ‚Gesellschaft' beschrieben.

Nation: Der Terminus ‚Nation' ist etymologisch vom lateinischen ‚natio', ‚nationis' (das Geborenwerden, das Geschlecht, der Volksstamm, das Volk) und ‚nasci'/‚natus' (geboren werden, geboren) abgeleitet (Wahrig 2005, 910). Ursprünglich bezog sich die Bezeichnung ‚Nation' auf das in einem Land „erborene“ Volk, welches durch die Einheit von Sprache und Kultur unabhängig von Grenzen gekennzeichnet ist (Nationalkulturen). Seit dem 19. Jahrhundert wird darunter eine bewusste und gewollte politische Willensgemeinschaft bzw. eine politische Organisationsform mit einem einheitlichen Staatswesen (Staatsnation) bzw. ein religiöser Zusammenschluss (Religionsstaat) mit festgelegten Staatsgrenzen verstanden, welche eine gemeinsame Geschichte, Abstammung, Sprache und Kultur (Werte und Traditionen) hat. Primäre Merkmale einer jeden Nation sind Selbständigkeit, Selbstbestimmung und Unabhängigkeit bzw. Gleichheit, Einheit und Solidarität. Jeder, der sich zu einer Nation bekennt, gehört zu ihr (UNO-Informationsdienst 2005; Brockhaus 1998, 387ff.; Reinhold 1991, 416). Die inhaltliche Besetzung des Terminus ist jedoch von den jeweiligen kulturellen Perspektiven abhängig. Dadurch sind die Werte einer Nation nicht universell, sondern kulturell bedingt (Endruweit/Trommsdorf 2002, 382; Meyers 2003, 5065). Im europäischen Kontext ist ‚Nation' beispielsweise eine Gemeinschaft, die aus fiktiven biologischen und territorialen Parametern wie derselben Sprache, Kultur und Abstammung zusammengesetzt ist. In den USA hingegen stellt Nation eine politische Bekenntnisgemeinschaft dar, eine Amalgamation von nationalen Identitäten zu einer neuen amerikanischen Identität.

Staat: Der Terminus ‚Staat' als Gemeinwesen ist etymologisch aus dem Griechischen ‚politeia', dem Lateinischen ‚civitas' und ‚res publica' und von der spätmittelhoch-deutschen Bedeutung ‚sta(at)' abgeleitet (Wahrig 2005, 1188). Der Staatsbegriff selbst wurde im 16. Jahrhundert durch MACHIAVELLI geprägt (Brockhaus 1998, 673). Seit dieser Zeit wird darunter eine Herrschaftsordnung (hoheitliche Gewalt bzw. Staatsgewalt) verstanden, die das Zusammenleben einer größeren Gemeinschaft von Menschen regelt bzw. eine politische Gemeinschaft von Menschen (Staatsvolk) mit festgelegten Grenzen (Staatsgebiet). Genannte Kriterien bilden gleichzeitig die wesentlichen Elemente eines Staates. Grundlegende Aufgabe eines Staates sind die Wahrung und der Erhalt von gemeinsamen ideellen und materiellen Gütern. Staatliche Ordnungssysteme beruhen in der Regel auf Über- und Unterordnung. Durch diese Herrschaftsordnung ist ein Staat legitimiert, den Bürgern eines Staates mit verbindlichen Befehlen (Gesetzen und Einzelakten) gegenüberzutreten und diese wenn erforderlich, mit Macht bzw. Zwang aufgrund seines Gewaltenmonopols durchzusetzen. Die Staatsgewalt ist hierbei hoheitlich Befehls- und Zwangsgewalt, die nach innen unbeschränkt oder durch Gewaltenteilung (konstitutionelles System) erfolgt. Diese nach Innen und Außen abgegrenzten Bereiche durch Ämter und Bürokratien werden heute weltweit durch das Staats- und Völkerrecht geregelt (Brockhaus 1998, 674 f.; Isensee, 2004, 33-74; Rupp 2004, 879-927). Mögliche Staatsformen sind Obrigkeitsstaaten (die Staatsgewalt geht hier von einer einzelnen Führungsperson bzw. von einer Führungsschicht aus) und Volksstaaten (die Staatsgewalt geht hier vom Volk aus). Im Gegensatz zum Terminus ‚Staat' steht der Terminus ‚Genossenschaft'. Die Genossenschaft beruht auf einer Gleichordnung und auf freier Einigung ihrer Mitglieder.

Land und Gesellschaft: Als Synonyme zum Terminus ‚Staat' werden häufig auch die Begriffe ‚Land' und ‚Gesellschaft' verwendet. Der Terminus ‚Land' wird allgemein beschrieben als ein von Grenzen umgebenes Gebiet, das Teil eines Staates im Sinne einer Provinz oder eines Bundeslandes ist (Wahrig 2005, 799; Meyers 2003, 2526). Der Begriff ‚Gesellschaft', der etymologisch vom Althochdeutschen ‚sal' (Raum) und ‚solum' (Grund und Boden) abgeleitet wurde, stellt ein auf Dauer angelegtes zeitliches, räumliches und interaktives Zusammenleben von Menschen dar, die etwas Gemeinsames teilen (Brockhaus 1997, 452ff.). Nach LUHMANN ist der Terminus ‚Gesellschaft' vom Terminus ‚Staat' oder anderen Formen des Zusammenlebens wie ‚Nation' und ‚Kultur' abzugrenzen, da dieser aus der Sicht der Systemtheorien als systemischer Bestandteil (Subsystem) bzw. als gesellschaftliche Ordnung einer Gesellschaft zugeordnet wird (Luhmann 2005a, 21ff., 72f., 186; 2005b 11-86). Gesellschaftssysteme wie ‚Nationen' oder ‚Kulturen' beruhen nach RÖMHILD auf drei Ideen. Zum einem ist das die Vorstellung einer gemeinsamen Geschichte, Abstammung und einer symbolischen Wertegemeinschaft, die bestimmt wird durch gemeinsame Traditionen, Werte oder den gemeinsamen Glauben. Zum anderen ist das die Idee eines gemeinsamen Territoriums im Sinne eines kollektiven Lebensraums, das sich anhand historischer Gemeinsamkeiten, Traditionen und Werten entwickelt. Daraus wird gleichfalls der Anspruch auf ein bestimmtes Territorium mit eigenen staatlichen und wirtschaftlichen Strukturen abgeleitet. Die eigene Kultur wird schließlich durch die Idee der Nation begründet. Kultur umfasst dann alles, was die Mitglieder der Nation nach innen und außen entwickeln, wie Sprache, Religion, besondere Werte, Traditionen und Überzeugungen, bestimmte Lebensweisen, Charaktere und Mentalitäten (Römhild 2004, 4).

1.1.4 Zusammenfassung

Zusammenfassend kann festgestellt werden, dass eine Vielzahl und Vielfalt von Beschreibungen bzw. Definitionen von Kultur existieren. Entsprechend dem jeweiligen Kontext ist der Begriff inhaltlich und formal eng oder weit gefasst. Trotz der Verschiedenheiten haben die dargelegten Beschreibungen von Kultur eine gemeinsame Schnittmenge. Danach umfasst Kultur zum einen die Gesamtheit aller Lebenserscheinungen, -bedingungen und -äußerungen von Menschen. Menschen als Lebenserscheinungen haben einen individuellen als auch kollektiven Lebensrhythmus, der in Abhängigkeit zu ihrer Umwelt steht und durch den sie sich entwickeln. Menschen besitzen unter anderem Vernunft, Phantasie, Sensibilität, schöpferische Intelligenz, sind vergangenheits-, gegenwarts- und zukunftsorientiert, anpassungs-, gestaltungs-, wahrnehmungs- sowie erkenntnisfähig. Die Lebenswelt, in der Menschen sich bewegen, wird durch das Zusammenleben ständig neu geschaffen. Kultur wird nicht als Gegensatz zur Natur betrachtet, sondern schließt sie ein, da Menschen sich in diesem Bedingungsgefüge wechselseitig entwickeln. Lebensäußerungen von Menschen sind durch verbale und nonverbale Zeichensysteme und Handlungen manifestiert und integrieren alle materiellen und immateriellen Produkte, die von Menschen bewusst und/oder unbewusst entwickelt werden. Dazu gehören unter anderem Wahrnehmungen, Wissen, Vorstellungen, Werte, Normen und Objekte wie Werkzeuge, Maschinen oder Gebäude. Zum anderen stellt der Terminus ‚Kultur' wie die Termini ‚Nation', ‚Staat' oder ‚Land' eine Form des Zusammenlebens dar.

1.2 Kommunikation

Der Terminus ‚Kommunikation' wird meist mit Gesprächen und Konversation zwischen Menschen oder mit einem Informationsaustausch zwischen Menschen und Medien oder Maschinen assoziiert. Bei differenzierter Betrachtung hat Kommunikation aber nicht nur damit zu tun. In Anlehnung an BENTELE können alle Systeme gleich welcher Art Informationen auf- und abnehmen. Entsprechend kann ein Kommunikationssystem alles sein: Angefangen von den natürlichen Lebensformen der Fauna und Flora bis zu den kleinsten bekannten Einheiten, den Zellen. Inbegriffen sind auch künstlich geschaffene Formen wie Maschinen, auch Atome kommunizieren. Ausgangspunkt jeder Art und Form von Kommunikation ist das Senden und Empfangen von Informationen durch Zeichen oder Signale (Bentele 1989, 32)[7]. Gegenstand dieser Arbeit ist die menschliche Kommunikation.

Die Sichtung der Literatur ergab, dass wie auch zum Terminus ‚Kultur' vielfältige Definitionen zum Begriff ‚Kommunikation' existieren, die entsprechend des jeweiligen, nicht nur wissenschaftlichen Kontextes beschrieben werden.[8] Der Kommunikationsbegriff in diesem Kapitel wird auch wie im Vorangegangenen zunächst allgemein und aus anthropologisch/ethnologischer, soziologischer und kommunikationswissenschaftlicher Sicht erläutert.

1.2.1 Allgemeine Grundlagen der Kommunikation

Etymologisch wurde der Terminus ‚Kommunikation' von den lateinischen Wörtern ‚communicare' (mitteilen, gemeinsam machen, besprechen, beraten, zusammen), und ‚communicatio' (Mitteilung, Gewährung, Einbezug) und von ‚commune' (der Staat, das Gemeingut) abgeleitet (Bartsch et al. 2003, 9; Brockhaus 1997, 226), was vereinfacht soviel bedeutet wie ‚etwas zur gemeinsamen Sache machen, etwas mitteilen'. Im heutigen allgemeinen Sprachgebrauch wird unter

---

[7] BENTELE differenziert zwischen potenziellen und aktuellen Informationen. Potenzielle Informationen sind eine unterschiedlich große Menge von Informationen. Aktuelle Informationen sind Teil der potenziellen Information, wobei der Empfänger nur einen bestimmten Teil an Informationen wahrnehmen, erkennen und verarbeiten kann. (Bentele 1989, 34)

[8] Zu den Fachrichtungen, die sich mit dem Untersuchungsgegenstand Kommunikation intensiver auseinandersetzen, gehören die Philosophie, Ethnologie, Linguistik, im Besonderen die Psycho- und Soziolinguistik, Psychologie, Pädagogik, Theologie, Soziologie, Wirtschafts- und Politik- als auch die Sprechwissenschaften.

dem Terminus Mitteilung, Unterredung, Verständigung, Vernetzung, Kontakt oder Interaktion verstanden.

a) Im Mittelpunkt jeder Form von Kommunikation stehen Sprache und Sprechen (verbal und nonverbal) als Informationsmittel. Sprache ist Mittel des Ausdruckes bzw. Austausches von Informationen in Form von Gedanken, Vorstellungen oder Erkenntnissen, die semiotisch ein System mit Subsystemen von Signalen oder Zeichen bilden (Schröder 2000, 2). Signale enthalten Informationen über sich selbst und werden zum Transport von Informationen genutzt. Sie selbst werden zum Zeichen, wenn sie bewusst und unbewusst produziert werden und eine Bedeutung erhalten (Bentele 1989, 34; Bußmann 1990, 684, Lindner 1981, 45). Nach dem dyadischen Modell zur Beschreibung von Sprachzeichen nach de SAUSSURE besteht ein Zeichen aus zwei Seiten: dem Signifikat (semantische Seite, die Vorstellung) und Signifikant (phonetische Seite, das Lautbild). Beide Seiten sind untrennbar miteinander verbunden. Ein Zeichen ist ein Teil der Form und nicht der Substanz, „da weder das Objekt noch die Vorstellung in der Welt vorhanden" sind (de Saussure 2001, 9-20). Von Bedeutung ist daher die Suche nach dem Objekt, nach Objektivität. Visuelle, kinemische, proxemische und kulturelle Aspekte von Zeichen in verschiedenen Kontexten werden hierbei nicht berücksichtigt. Nach dem triadischen Modell von PEIRCE ist ein Zeichen „etwas, das für jemanden in irgendeiner Hinsicht für irgend etwas steht" (Peirce in Nöth 1985, 36ff.; Bentele 1989, 43). Das „Etwas" besitzt eine materielle Gestalt, es muss als Zeichen erkennbar sein. „Jemand" ist der soziale Träger des Zeichens (Benutzung und Akzeptanz), und „in irgendeiner Hinsicht" benennt die Funktion bzw. den Zweck eines Zeichens. Ein Zeichen steht in einem sozialen Kontext, da es außerhalb dieses Kontextes missverstanden oder auch nicht verstanden werden kann. Die drei Dimensionen eines Zeichens nach MORRIS sind Zeichenträger, Designat/Denotat (Signifikat) und Interpret/Interpretant, die durch Syntax, Semantik und Pragmatik bestimmt werden (Morris 1975, 20ff.). Nach BÜHLER hat ein sprachliches Zeichen drei Dimensionen. Es ist Symbol kraft seiner Zuordnung zu Gegenständen, es ist Symptom (Anzeichen) kraft seiner Abhängigkeit vom Sender, und es ist Signal kraft seines Appells an den Hörer. Entsprechend hat eine Nachricht drei Seiten (drei Funktionen): Darstellungs-, Ausdrucks- und Appellfunktion (Bühler 1982, 28). Ähnlich ECO, für den alles ein Zeichen ist, was vorher durch soziale Konventionen festgelegt wurde, und was als etwas aufgefasst werden kann, das für etwas anderes steht (Eco 1987a, 210ff. / 1987b, 15-29). Die triadischen Funktionen des Zeichens schließen alle nonverbalen Erscheinungen wie Gestik, Mimik und Verhaltensweisen ein. Die wichtigsten Zeichenklassen sind nach PEIRCE ‚Ikon', ‚Index' und ‚Symbol' (Peirce 1983, 64-67). Kommunikation wird als Signal- bzw. Zeichenprozess verstanden.

b) Eines der bekanntesten Kommunikationsmodelle ist das von SHANNON und WEAVER, welches heute als Grundlagenmodell für andere Modelle dient. Das

Modell beinhaltet sechs basale Elemente: Informationsquelle, Verschlüsselung, Nachricht, Kanal, Entschlüsselung und Empfänger. Ursprung jeder menschlichen Kommunikation ist danach eine Quelle (information source), die eine Nachricht (message) in Form eines Kodes (gemeinsamer Zeichenvorrat) über einen Kanal (transmitter) ziegerichtet sendet (Shannon/Weaver 1963, 7). Obwohl die Autoren von einem weitgefassten Kommunikationsbegriff ausgehen, hat ihr Modell technischen Charakter. Die mathematisch-maschinelle Übertragung von Signalen wurde auf die menschliche Kommunikation übertragen. Ein prozessuales Verständnis von Kommunikationsabläufen und die Erkenntnis, dass Kommunikation individuell, interaktiv und durch subjektive Filter (nicht linear) erfolgt, fehlen diesem Ausgangsmodell. Ebenso wenig enthält das Ausgangsmodell, das später modifiziert wurde, eine Störquelle. Die Autoren gingen davon aus, dass Nachrichten trotz Störquelle eins zu eins (analog) übertragen werden (Shannon/Weaver 1976, 41-45).

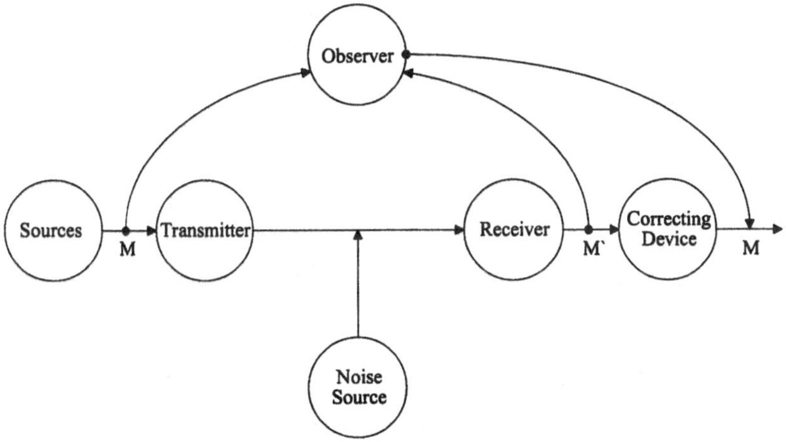

Abb. 1: Kommunikationsmodell nach Shannon/Weaver (1963, 68)

Das obige Modell stellt eine Weiterentwicklung des Ausgangsmodells dar, welches eine Störquelle und einen so genannten „Observer“ (Beobachter) integriert. Die zusätzlichen Elemente sollen Störungen entgegenwirken, die in kommunikativen Beziehungen zu beobachten sind bzw. regular auftreten. Aufgabe des Beobachters ist es, die Informationsübertragungen zwischen A und B zu beobachten. Treten beispielsweise Störungen bei der Übertragung (M+Noise > M') zwischen den Kommunikationsteilnehmern auf, die beispielsweise zu Differenzen führen, sollte der Beobachter diese korrigieren, um weitere Verzerrungen und damit Fehlinterpretationen der Nachricht M und M' zu verhindern (Shannon

/Weaver 1963, 66ff.; 1976, 80). Beide Autoren berücksichtigen in diesem Zusammenhang nicht ausreichend, dass der Beobachter selbst eine Störquelle darstellen kann, da dieser selbst Teilnehmer (Subjekt und Objekt) ist und die Nachrichten aus seiner Perspektive entsprechend interpretiert.[9] Ein ‚Beobachter', auch wenn er selbst eine Fehlerquelle darstellt, kann aber gerade für interkulturelle Kommunikationskontexte wertvoll sein, wie beispielsweise in schwierigen kommunikativen Situationen mit traumatisierten Flüchtlingen, die nur ihre Muttersprachen sprechen und denen nur ein Dolmetscher zur Verfügung steht. Der Dolmetscher könnte durch den Beobachter Entlastung erfahren.

1.2.2 Ausgewählte Perspektiven

1.2.2.1 Anthropologische und ethnologische Perspektive

Nach GEERTZ ist Kommunikation in Anlehnung an seinen Kulturbegriff Mitteilung und Austausch von Bedeutungen zum Zwecke der Konservierung und Weiterentwicklung von beispielsweise Wissen und Lebenseinstellungen (Geertz 1987, 46). Weiterführend HALL E. T. und HALL M., die Kommunikation als eine auf Austausch (Interaktion) basierende Produktion, Übermittlung, Speicherung und Verarbeitung von Informationen bzw. von Zeichensystemen beschreiben. Der Austausch erfolgt in schriftlicher und mündlicher Form (Sprechen inklusive Stimme und Gestik). Diese Kommunikationsanteile sind nach Ansicht der Autoren jedoch nicht bedeutsam, da sie nur einen geringen Anteil der Kommunikation darstellen. Primär löst Kommunikation eine Reaktion bzw. ein Verhalten aus, wodurch weitere Reaktionen bzw. weiteres Verhalten ausgelöst werden. Entscheidend ist stets die Auslösung von richtigen Reaktionen bzw. von richtigem Verhalten (Hall E. T. / Hall M. 1985, 180; Hall E. T. 1959, 62/217). Danach ist Kommunikation dann Kultur und Kultur Kommunikation (Hall 1959, 217). Nach D' ANDRADE ist ‚Kommunikation' basierend auf seiner Beschreibung von Kultur als kollektive Programmierung primär sozialer Austausch (D' Andrade 1981, 179-195). Analog beschreiben KROEBER und KLUCKHORN Kommunikation als einen Austausch von Informationen als Interaktion, die aber durch die jeweiligen kulturellen Parameter wie soziales Erbe bzw. Traditionen, Ideen, Werte oder Verhaltensregeln beeinflusst wird (Kroeber/Kluckhohn 1952, 125-140). Kommunikation nach LEVI-STRAUSS ist in Anlehnung an de SAUSSURE und PEIRCE ein Austausch von Nachrichten auf der Basis eines gemeinsamen Kodes bzw. Zeichensystems, wobei die Zeichen in die kollektiven als auch individuellen Benennungs- und Klassifizierungssysteme integriert und jeweils entsprechend interpretiert werden (Levi-Strauss 1977, 92f.).

---

[9] Nach FORGAS ist menschliche Wahrnehmung aufgrund von individuellen psychischen und physischen Erfahrungen nur sehr selten (wenn überhaupt) objektivierbar. Die Wahrscheinlichkeit ist sehr hoch, dass Beobachtungen durch Stimmungsschwankungen an Genauigkeit verlieren (Forgas 1995, 21).

1.2.2.2 Soziologische Perspektive

MERTEN beschreibt Kommunikation als „das kleinste soziale System zeitlich-sachlich-sozialer Reflexivität", welches durch die Interaktion der Kommunikationsteilnehmer „Behandlung von Handlungen erlaubt" und soziale Strukturen ausdifferenziert. Entsprechend ist Kommunikation ein selbstorganisiertes System, das Wahrnehmungen und Handlungen von Sender und Empfänger aufeinander bezieht, so dass eine endlose Kette von Wahrnehmungen und Handlungen entsteht (Merten 1977, 163). Für HABERMAS ist Kommunikation gegenseitige Verständigung im Sinne von Interaktion, wobei diese konsensorientiert ausgerichtet ist und an Regeln gebunden ist. Die basalen kommunikativen Strukturen werden durch Moral und Normsetzungen festgelegt, die sich in der Sprache widerspiegeln. Das gilt sowohl auf der individuellen als auch auf der gesellschaftlichen Ebene (Habermas 1981a, 342). Sprache selbst ist für ihn das „Medium der Verständigung und [...] das Medium der Handlungskoordinierung und der Vergesellschaftung von Individuen" (Habermas 1981b, 41). Eine ideale Sprech- bzw. Kommunikationssituation setzt „eigene Wahrhaftigkeit, Richtigkeit der Einwirkung (Appell), sachliche Wahrheit des Mitgeteilten (Darstellung) und Verständlichkeit der benutzten Zeichen" voraus, und sie gilt als ideal, wenn die kommunikativen Absichten auf Gegenseitigkeit beruhen. Werden diese Grundlagen bzw. Voraussetzungen während der Kommunikation nicht entsprechend berücksichtigt, können Verständigungsschwierigkeiten bzw. -störungen auftreten, die dann aber durch Meta-Kommunikation zu regulieren sind. Hierbei gilt dann zu klären, ob und wie Verständlichkeit bewirkt werden kann (Habermas 1983, 53-125; 1984, 353-439). HOFSTEDE beschreibt Kommunikation als Begegnungen mit anderen zum Zweck des Informationsaustausches. Entscheidend hierbei ist der gemeinsam zur Verfügung stehende Zeichenvorrat als auch alles Verhalten und Wissen der Kommunikationsteilnehmer. Zu den wichtigsten Faktoren, die Kommunikation beeinflussen, rechnet er Region, Religion, Geschlecht, Generation und Klasse (Hofstede 2006, 43f.). Für VON DER FUHR ist Kommunikation Interaktion, die im Kopf eines Kommunikationsteilnehmers beginnt. Kommunikation ist Denken im Anderen (von der Fuhr 2004, Interview).

1.2.2.3 Kommunikationswissenschaftliche Perspektive

Das ältere Modell von PSCHIBUL (1980), welches nachfolgend dargelegt wird, enthält bereits alle wesentlichen Faktoren, die im Rahmen von Kommunikation bedeutsam sind, wie Interpersonalität, Bewusstheit, Wissensspeicher (Erfahrung, Sachkompetenz), kommunikative Intention (Thema, Motivation, Absicht, Inhalt), partnertaktisches Verhalten (Erwartungshaltung, Rollenposition, Wert- und Geringschätzung), psychische und physische Verfassung, Präzisionsregelung, Zeitfaktorenregelung und linguistische Faktoren. Er selbst beschreibt Kommunikation als ein dynamisches Geschehen, welches durch die genannten Faktoren geregelt bzw. gestaltet wird.

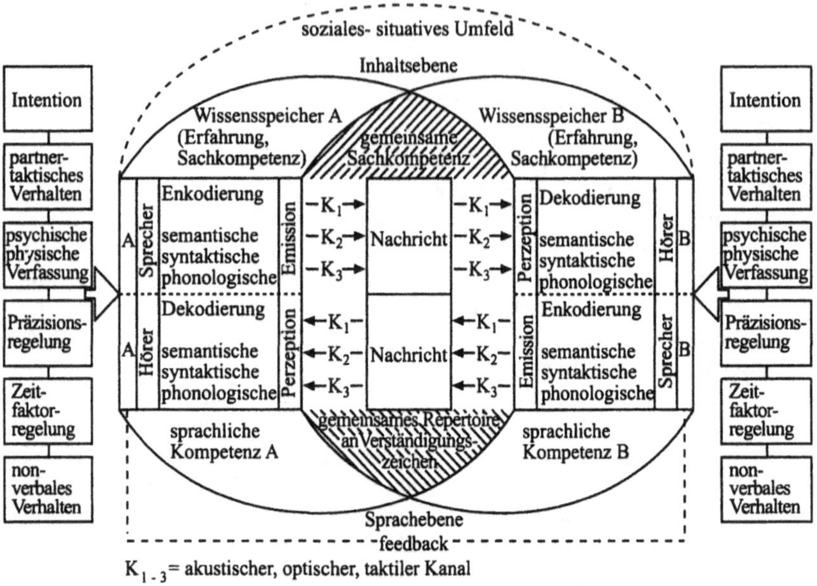

Abb. 2: Kommunikationsmodell nach Pschibul 1980, 21

Übertragungen von sprachlichen Äußerungen erfolgen nicht nur über einen akustischen, sondern auch über einen visuellen und taktilen Kanal. Die Kommunikationsteilnehmer können jederzeit ihre Rollen tauschen und erhalten dabei ein Feedback über ihre Äußerung und ihr Verhalten. In seiner Beschreibung und Darstellung von Kommunikation werden jedoch die Störfaktoren, die Kommunikation beeinflussen können, nicht ausreichend berücksichtigt. Und bevor eine Nachricht semantisch dekodiert werden kann, muss sie erst einmal phonetisch entschlüsselt werden. Ist zum Beispiel die Dekodierung auf dieser Ebene fehlerhaft, hat das Auswirkungen auf die nachfolgenden Ebenen des Sprachsystems und kann zu Fehlinterpretationen führen (Pschibul 1980, 16-21).

So auch GUDYKUNST und TING-TOOMEY, für die Kommunikation Austausch und Interaktion zwischen Individuen unter Berücksichtigung bestimmter Faktoren und Bedingungen ist. Ausgangspunkt jeglicher Form von Kommunikation sind das Senden und Empfangen von Informationen unter Verwendung eines Zeichensystems (Sprache), das sich durch soziokulturelle und historische Faktoren entwickelt hat und durch sie geprägt ist. Die Faktoren ihrerseits werden durch sozialkognitive Prozesse, situative Faktoren, Affekte und/oder Gewohnheiten beeinflusst. Kommunikation ist primär auf Verstehen ausgerichtet (Gudykunst/Ting-Toomey 1988, 36).

Kommunikation nach WATZLAWICK, BEAVIN und JACKSON ist ein System und kein einfaches Modell von Aktion und Reaktion. Der Austausch von Informationen als Mitteilungen verläuft wechselseitig. Jede Mitteilung ist eine einzelne Kommunikation implizit allem Verhalten, da jede Art von Verhalten die Kommunikation beeinflusst. Ein Gegenteil von Verhalten existiert nicht. Entsprechend ist Kommunikation nicht vermeidbar (Watzlawick et al. 1990, 97f.). Die Autoren beziehen die Wirkung der Kommunikationshandlung nicht nur auf den Empfänger, sondern berücksichtigen auch die Wirkung des Empfängers auf den Sender. Nach dieser Auffassung umfasst Kommunikation nicht nur die Übertragung von syntaktischen und semantischen Informationen, sondern die Übertragung von allen nichtverbalen und nichtintentionalen Erscheinungen.[10] WATZLAWICK et al. beschreiben fünf pragmatische Axiome der Kommunikation:

1. Es ist unmöglich, nicht zu kommunizieren, da Kommunikation jede Art von Verhalten umfasst. Ein Nichtverhalten existiert nicht. Jedes Nichthandeln ist ein Handeln, jedes Schweigen ein Sprechen. Beide Arten des Verhaltens stehen in einem reziproken Verhältnis zueinander und beeinflussen sich gegenseitig. Entsprechend ist es unmöglich, nicht zu kommunizieren.
2. Jede Mitteilung hat Zeichencharakter und ist Bedeutungsträger, der sowohl inhaltliche als auch emotionale Informationen der Kommunikationsteilnehmer enthält.
3. Die Gestaltung einer Beziehung unterliegt einer Interpunktion von Ereignisfolgen. Was für den einen Kommunikationsteilnehmer zum Beispiel Ursache ist, stellt für den anderen die Wirkung dar und umgekehrt.
4. Kommunikation verläuft entweder digital oder analog. Digitale Kommunikation ist gekennzeichnet durch Nichtähnlichkeit, zum Beispiel heißt ein Frosch im Deutschen „Frosch“, im Englischen „frog“. Zwischen dem Ding und der Bezeichnung besteht keine Ähnlichkeit. Analoge Kommunikation ist gekennzeichnet durch Ähnlichkeitsbeziehungen zwischen Dingen und Bezeichnungen. Das Bellen eines Hundes wird zum Beispiel im Deutschen mit „wau, wau“ lautmalerisch imitiert. Ähnlichkeitsbeziehungen bestehen auch zwischen spontanen Gesten und der Person, die sie ausdrückt.
5. Die kommunikativen Relationen der Kommunikationsteilnehmer untereinander sind symmetrisch oder komplementär. Ob diese gleich oder einander ergänzend kommunizieren, ist abhängig von ihrer Beziehung zueinander (Watzlawick et al. 2003, 50-70).

Demzufolge ist Kommunikation Interaktion, die dialogisch, systemisch und pragmatisch verläuft und mathematisch-psychologisch-kybernetisch modellhaft erklärt und dargestellt wird. Sprache als Kommunikationsmittel schließt verbale und nonverbale Anteile ein.[11]

In Anlehnung an ROGERS, ADLER, PERLS, WATZLAWICK et al. und BÜHLER definiert SCHULZ VON THUN Kommunikation als ein dialogisches

[10] Nichtverbale Kommunikation ist jedes Verhalten. Dazu zählen beispielsweise paralinguale Phänomene wie Intonation, Sprechgeschwindigkeit oder Körperhaltung.

[11] Die Vorstellungen zu Kommunikation entwickelten WATZLAWICK et al. auf der Basis von Verhaltensstörungen.

Geschehen, bei dem Informationen ausgetauscht werden. Informationen sind Nachrichten, die im Mittelpunkt stehen. Jede Nachricht enthält vielseitige Aspekte mit unterschiedlichen sprachlichen und nichtsprachlichen Anteilen und hat einen Sach-, Beziehungs-, Selbstoffenbarungs- und Appellaspekt (Schulz von Thun 2005a, 44-68; 2005b, 19-55; 2005c, 21-52). Treten kommunikative Schwierigkeiten auf, beruht das beispielsweise darauf, dass der Empfänger die Nachricht erst einmal wahrnehmen muss, bevor er sie interpretieren kann. Die Interpretation einer Nachricht hängt unter anderem von der Persönlichkeit der Kommunikationsteilnehmer ab, als auch davon, wie und was ein Hörer (Leser) hört (liest) bzw. wie und was ein Hörer (Leser) durch seine ‚individuelle Brille' filtert, was er wahrnehmen möchte.

Für ROGERS und KINCAID ist Kommunikation ebenso ein auf einem Dialog beruhender Prozess, der jedoch zirkulär verläuft und ständigen Korrekturen unterworfen ist. Für die Kommunikationsteilnehmer bedeutet dies, dass sie während der Kommunikation Informationen ständig korrigieren müssen, da Kommunikation auf Verstehen ausgerichtet ist. Beide Autoren beschreiben Kommunikation – beruhend auf den Ideen der Kybernetik und Konvergenz – wie folgt: "Communication in which participants create and share information with one another in order to reach a mutual understanding. Information is a difference in matter-energy which affects uncertainty in a situation where a choice exists among a set of alternatives. Information is different from the meaning that individuals give to the information that is exchanged. [...] Mutual understanding is a joint decision process based on uncertainty. Uncertainty always involves the possibility of error. For example: Is this what A really means?" (Rogers/Kincaid 1981, 64).

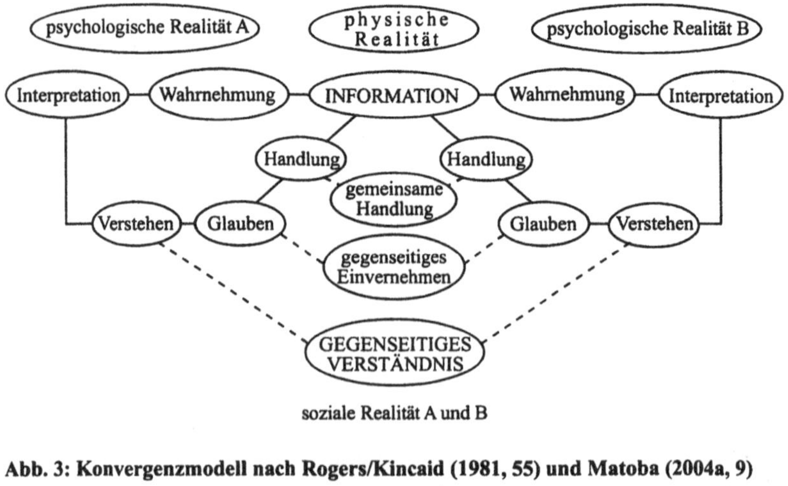

Abb. 3: Konvergenzmodell nach Rogers/Kincaid (1981, 55) und Matoba (2004a, 9)

Das Verstehen von gesendeten Informationen ist immer vom Verstehen der Empfänger abhängig, die wiederum durch individuelle und kollektive Faktoren wie Wahrnehmung, physische und psychische Realitäten, Interpretationen, Glauben, Handlungen und Interpretationen beeinflusst werden. Sprache als Zeichensystem wird nicht explizit erläutert, ist aber in ihr Verständnis von Kommunikation integriert. Von Bedeutung ist, dass für die Kommunikationsteilnehmer die Möglichkeit besteht, sich bei zu starken Differenzen jederzeit aus dem Kommunikationsgeschehen zurückzuziehen. Entsprechend auch CHEN und STAROSTA, für die menschliche Kommunikation auf einer netzartigen Verknüpfung von Beziehungen beruht. Primäre Zielstellung ist das Erreichen von Verständigung durch Interaktion. Dadurch unterliegt sie ständigen Veränderungen. Gleichfalls ist Kommunikation prozessual ausgerichtet, die im Unendlichen beginnt und im Unendlichen endet (Chen/Starosta 1998, 125; Starosta/ Chen 2003a, 3-23). Analog auch MATOBA und SCHEIBLE, in Anlehnung an ROGERS/KINCAD[12] und STAROSTA/CHEN, für die Kommunikationsprozesse dialogisch verlaufen, über keinen Anfang und kein Ende verfügen, unendlich sind und auf sozialem Wissen beruhen, das den Kommunikationsteilnehmern gemein ist. Primäres Ziel von Kommunikation ist das Erreichen von Verständigung (Matoba/Scheible 2004, 9/36). Ähnlich auch CASMIR, für den Kommunikation ebenso ein nicht nur rein morphologisches Geschehen ist, sondern ein dialogisch offener, symbolisch interaktiver Prozess zwischen Menschen, bei dem etwas erschaffen wird. Der Kommunikationsprozess baut auf dem Dialog, auf Zusammenarbeit, auf der Erarbeitung gemeinsamer Schlüsse und Resultate auf. Prozesse müssen verstanden und nicht nur definiert, beschrieben oder identifiziert werden. Bei der Erforschung kommunikativer Prozesse spielen ethische Fragen eine zentrale Rolle (Casmir 1998, 15-20).

Kommunikation nach GERBNER ist ebenfalls ein komplexes Phänomen und ein Geschehen, welches mittels eines Nachrichtensystems primär auf soziale Interaktion ausgerichtet ist. Ausgangspunkt von Kommunikation sind jedoch Wahrnehmungen, denn bevor Menschen überhaupt mit einander zu kommunizieren beginnen, nehmen sie erst einmal wahr. Das Wahrgenommene wird mental überarbeitet, und erst durch die mentale Vorstellung wird mit den anderen kommuniziert. Kaum eine Bedeutung hat hierbei das Resultat, sondern die Vorstellung über ein Ereignis. In den Realitäten wird damit nicht über Dinge kommuniziert, sondern über das subjektiv Wahrgenommene, wobei eine Auswahl aus den zur Verfügung stehenden Realitäten getroffen wird (Gerbner 2002a/b, 91/490). Folglich sind die Botschaften bzw. Nachrichten, die gesendet werden ein mentales Abbild von etwas und Kommunikation ist nie interpretationsfrei.

---

[12] "The concept of converging circles of information-exchange between two participants who approach, but never arrive at exactly, the same point of understanding. Convergence is the tendency for two or more individuals to move toward one point, or for one individual to move toward another, and to unite in a common interest or focus" (Rogers/Kincaid 1981, 78).

Sprachliche Zeichen sind deshalb immer mehrdeutig. Das kann wiederum zu Fehlinterpretationen führen. Interpretationen stehen deshalb im Mittelpunkt der Kommunikation, sie bilden die Grundlage.

Schließlich hat Kommunikation nach JUNGERMANN etwas mit Vertrauen zu tun, dass Voraussetzung für eine positive Verständigung ist. Vertrauen ist jedoch etwas Relatives und bietet streng genommen keine Sicherheiten,[13] da es etwas subjektiv Emotionales ist. Es gibt auch keine Möglichkeit „einen anderen Menschen zum Teilhaber von Informationen und Wahrnehmungen zu machen, die einem nur selbst bewusst zugänglich sind, außer, Informationen und Wahrnehmungen werden direkt gehandelt. Der Andere kann einem bestenfalls vertrauen oder misstrauen" (Jungermann 2004, 51-58). Ein gewisser Grad an Vertrauen ist jedoch für Menschen unentbehrlich, da ansonsten menschliches Handeln und Leben kaum möglich wäre.

1.2.3 Zusammenfassung

Anhand der Darlegungen zum Kommunikationsbegriff kann festgestellt werden, dass die Definitionen bzw. Beschreibungen zu Kommunikation immer kontextgebunden und von der jeweiligen Sicht- und Denkweise der Benutzer abhängig sind. Die Begriffe werden entsprechend entweder eindimensional, prozessual oder systemisch dargestellt. ‚Kommunikation' ist ein komplexes Phänomen. Wie auch zum Terminus ‚Kultur' existiert für den Begriff ‚Kommunikation' eine gemeinsame Schnittmenge. Ausgangspunkt jeder Form von Kommunikation ist das Kodieren, Senden, Empfangen und Dekodieren von Informationen durch die Kommunikationsteilnehmer, wobei diesen ein gemeinsamer Zeichenvorrat zur Verfügung steht, aus dem sie schöpfen können. Informationsquelle bzw. Kommunikationsteilnehmer kann jedes System sein, welches Informationen auf- und abnimmt. Informationen (Nachrichten) in Form von Signalen oder Zeichen werden über visuelle, akustische und/oder taktile Medien übertragen. Der Informationsaustausch erfolgt entweder intentional, nicht intentional, bewusst und/oder unbewusst. Kommunikation ist ein dynamischer und auf Gegenseitigkeit beruhender, sich stets verändernder Prozess, ohne Anfang und Ende, wobei Sprache das wichtigste Kommunikationsmittel als Ausdrucksmittel für Menschen ist. Sprache selbst existiert als verbales, schriftliches sowie nonverbales vollständiges und unvollständiges Zeichensystem. Substitute sind beispielsweise Musik, Tanz und bildliche Darstellungen.[14]

---

[13] Ausnahmen sind zum Beispiel Selbstvertrauen und religiöses Vertrauen. Hierbei handelt es sich um intra- oder transpersonale kommunikative Prozesse, die nicht direkt und nicht unbedingt bewusst, sondern auf mentaler und emotionaler Ebene verlaufen.

[14] Derzeit existieren nach GORDON noch weltweit etwa 6.912 Primärsprachen und 39.491 Sekundärsprachen bzw. Dialekte (Gordon 2005, 1). Es wird davon ausgegangen, dass in diesem Jahrhundert etwa 90% der jetzt noch gesprochenen Sprachen verschwunden sein werden (Breidenbach/Zukrigl 1998, 228; Kühne 2005, 7; Gadet 2003, 14-15).

Menschliche Kommunikationsprozesse stehen unter anderem in Abhängigkeit zu individuellem und kollektivem Sprach- und Weltwissen, Erfahrungen, Strategien, Situationen bzw. Kontexten sowie zu physischen, psychischen, personalen, sozialen, linguistischen, normativen oder kulturellspezifischen Faktoren der Kommunikationsteilnehmer. Aufgrund dessen ist Kommunikation auch ein sehr störanfälliges System.

1.3 Kommunikation im interkulturellen Kontext

Wie es agglomerierende und divergierende Definitionen zu den Termini ‚Kultur' und ‚Kommunikation' gibt, existieren auch für den Begriff ‚Interkulturelle Kommunikation' (Kommunikation im interkulturellen Kontext) unterschiedliche Definitionen. Die Forschung zu diesem Thema ist bis heute nicht einheitlich, so dass unterschiedliche theoretische Ansätze nebeneinander existieren, die ‚Interkulturelle Kommunikation' aus ihren jeweiligen Perspektiven analysieren und erklären. Nach GEERTZ hat das vermutlich auch damit zu tun, dass ‚Interkulturelle Kommunikation' „keine experimentelle Wissenschaft ist, die in ihren Untersuchungen nach Gesetzen, sondern eine interpretierende, die nach Bedeutungen sucht. Es geht um Erläuterungen, um das Deuten gesellschaftlicher Ausdrucksformen, die zunächst missverständlich erscheinen" (Geertz 1987, 9).

Die bisherigen Literaturrecherchen ergaben zum einen, dass die Forschung im deutschsprachigen Raum vor allem durch angloamerikanische Forschungen beeinflusst ist, und zum anderem, dass die meisten Forschungsarbeiten zu interkulturellen Themen primär von nordamerikanischen, europäischen und partiell von asiatischen Nationen/Kulturen ausgehen. Autoren, die sich mit interkulturellen Forschungen beschäftigen, sind unter anderem ASANTE, BOLTEN, CASMIR, GEERTZ, GUDYKUNST, HALL, HOFSTEDE, KARDORFF, KINAST, LANDIS, LUGER, MALETZKE, MATOBA, NISHIDA, REHBEIN, RENGER, STAROSTA, CHEN, THOMAS oder TRIANDIS (vgl. Literaturverzeichnis). Nur wenige Arbeiten zu diesem Thema existieren von Autoren aus arabischen, südamerikanischen oder afrikanischen Nationen/Kulturen. Veröffentlicht wurden diese Arbeiten in den USA, Großbritannien und Frankreich, aber selten in den Herkunftsnationen/-kulturen der Autoren. Zu nennen sind hier Autoren wie SIMO und SOW (vgl. Literaturverzeichnis). In den letzten zwanzig Jahren haben immer mehr Wissenschaftsdisziplinen[15] interkulturelle Aspekte in ihre Fachgebiete aufgenommen. Im Folgenden werden ebenso wie in den vorangegangenen beiden Kapiteln einige Ansätze zur Interkulturellen Kommuni-

[15] Zu nennen sind Anthropologie und Ethnologie, Soziologie, Kommunikationswissenschaft, Psychologie, Linguistik, Politologie, Kulturgeographie, Geschichts- und Wirtschaftswissenschaften, Philosophie, Pädagogik als auch Medizin. Wesentliche Beiträge lieferte die Psychologie, inbegriffen die Ethnopsychoanalyse, bezüglich Wahrnehmung, Bewusstsein, Unbewussten, Lernen, Gedächtnis, Denken, Motivation, Emotion und Persönlichkeit.

kation dargelegt, um einen Einblick in die Vielfalt und Komplexität zum Terminus zu geben.

1.3.1 Allgemeine Grundlagen

Bezugnehmend auf die lateinischen Wörter ‚cultus' und ‚colere' (das Bebaute, etwas bebauen) sowie auf ‚communicatio' und ‚communicare' (Mitteilung, Besprechung, Beratung, etwas mitteilen, etwas besprechen, sich beraten, etwas Gemeinsames machen) soll der Terminus ‚Kulturelle Kommunikation' eingeführt werden. Dieser würde dann soviel bedeuten wie ‚in beratender, besprechender oder mitteilender Form etwas besprechend bauen'. Verknüpft mit der lateinischen Präposition ‚inter' (zwischen, unter) könnte ‚Interkulturelle Kommunikation' terminologisch ‚zwischen Etwas, etwas austauschen' bedeuten. Bezogen auf die menschliche Ebene wäre das Etwas der Mensch, als kleinste kommunizierende Subkultur, der Informationen auf unterschiedlichen Ebenen austauscht. Der Terminus ‚Interkulturelle Kommunikation' selbst wurde 1959 von HALL E. T. durch seine ethnologischen Forschungsarbeiten zu Kultur und Kommunikation im globalen Kontext in andere wissenschaftliche Bereiche eingeführt (Hall E. T. 1959, 217-232). Im heutigen Sprachgebrauch werden darunter Interaktionen zwischen Menschen aus zwei oder mehreren Kulturen verstanden. Der Fokus liegt dabei auf kulturellen Unterschieden.

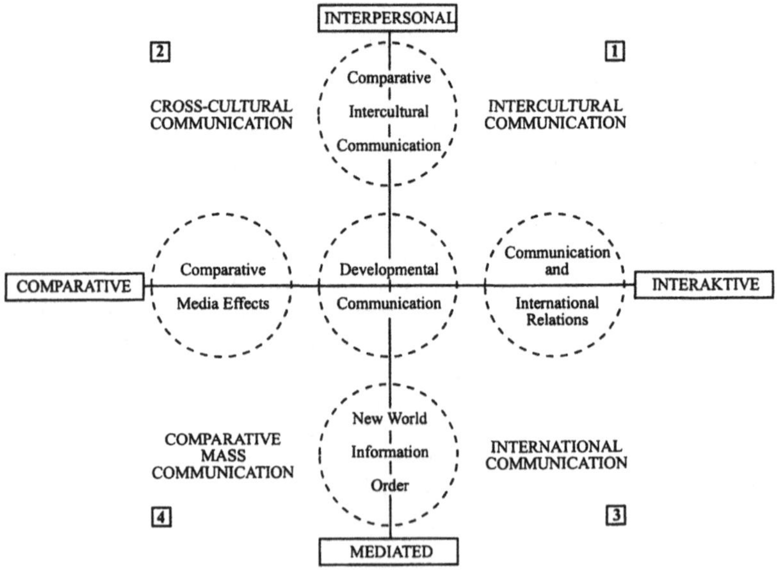

Abb. 4: Vier-Sektoren-Modell nach Asante/Gudykunst/Ting-Toomy 1988, 32; 1989, 10

Nach dem Vier-Sektoren-Modell von ASANTE und GUDYKUNST ist ‚Interkulturelle Kommunikation' von ‚Internationaler Kommunikation', ‚Transkultureller Kommunikation' und ‚Komparativer Massenkommunikation' abzugrenzen (Gudykunst/Ting-Toomy 1988, 32; Asante/Gudykunst 1989, 10).
Das Modell zeigt in zweidimensionaler Form, Möglichkeiten der Kommunikation, von denen jeweils zwei als entgegengesetzt verstanden werden. Zwischen diesen Extremen – interpersonale vs. vermittelte – komparative vs. interaktive Kommunikation – gibt es Übergangsfelder. Beispielsweise vergleicht ‚Transkulturelle Kommunikation' Muster interpersonaler Kommunikation über verschiedene Kulturen hinweg. Das Wissen aus transkulturellen Vergleichen trägt dazu bei, interkulturelle Kompetenzen effizienter zu gestalten. ‚Internationale Kommunikation' konzentriert sich auf mediative Aspekte von Kommunikation von einer Kultur zur anderen und ‚Komparative Massenkommunikation'[16] vergleicht Mediensysteme zwischen und über Kulturen hinweg. Da die jeweiligen Forschungsgebiete nicht exakt voneinander abzugrenzen sind, treten Schnittmengen auf, die Räume für weitere Forschungsfelder zulassen (Gudykunst/ Ting-Toomy 1988, 30f.; Asante/Gudykunst 1989, 10; Mody 2002, 415-418).

1.3.2 Ausgewählte Perspektiven

1.3.2.1 Anthropologische und ethnologische Perspektive

Interkulturelle Kommunikation in diesem Kontext beschäftigt sich mit den Fähigkeiten von Menschen. Wie nehmen diese beispielsweise durch Denken und Lernen ihre Lebenswelt wahr, gestalten und verändern sie diese. Für HALL E. T. und HALL M. basierend auf ihren Ausführungen zu Kultur und Kommunikation (vgl. Kapitel 1.1.2.2 und 1.2.2.1) ist Kommunikation im interkulturellen Kontext Informationsaustausch zwischen verschiedenen Systemen, die Unterschiede aufweisen. Die Unterschiedlichkeiten beruhen primär auf Unterschieden im Umgang mit der Zeit, zu der beispielsweise Rhythmus, Verteilung, Informationsdichte und –fluss, Kommunikationstempo und auch der Faktor Raum gerechnet werden. Die sich daraus ergebenden Aktionsketten sind eine ergebnisorientierte Folge von gegenseitigen Reaktionen bzw. Handlungen. Sprache an sich (verbal) spielt dabei eine untergeordnete Rolle (Hall E. T. 1964, 154-163; Hall E.T./ Hall M. 1985, 16-52). Ähnlich GEERTZ, der in seinen Ausführungen Kulturen als historisch überlieferte symbolische Bedeutungssysteme beschreibt und Kommunikation als einen Austausch von Informationen in Form von Zeichensystemen, durch die die in einem Zusammenhang stehenden phänomenologischen Äußerungen Bedeutung erhalten. Interkulturelle Kommunikation ist danach, symbolische Interaktion zwischen Kommunikationsteilnehmern, die abweichende Zeichensysteme zur Verständigung benutzen (Geertz 1987, 46f.). Beruhend auf ihren Ausführungen zu Kultur und Kommunikation ist Interkul-

---

[16] GUDYKUNST und MODY ersetzen diesen Begriff durch den Terminus ‚Development Communication', da dieser inhaltlich treffender sei, aber inhaltlich ähnlich besetzt ist (Rogers/ Hart 2002, 1-18).

turelle Kommunikation nach KROEBER UND KLUCKHOHN Austausch bzw. Interaktion zwischen Menschen aus unterschiedlichen Kulturen, die Unterschiedlichkeiten in der Sozialisierung und/oder in den Traditionen aufzeigen, welche von Generation zu Generation weitergegeben werden (vgl. Kapitel 1.1.2.3 und 1.2.2.1). Analog zu den Ausführungen von LEVI-STRAUSS zu den Termini ‚Kultur' und ‚Kommunikation' kann Kommunikation im interkulturellen Kontext als ein Austausch von materiellen und ideellen Gütern zwischen verschiedenen Gesellschaften mittels einer Sprache interpretiert werden, die sich in den Formen und Regeln des Austausches und der Zeichensysteme unterscheiden. Gesellschaften, bestehend aus Individuen und Gruppen, tauschen miteinander Dinge aus, wobei der Austausch nicht an den Grenzen von Gesellschaften (Kulturen/Nationen) aufhört. Primär unterscheidet er drei Kategorien des Austausches: den Austausch von Frauen, den Austausch von Gütern und Dienstleistungen und den Austausch von Mitteilungen. Die Tauschformen unterliegen dabei gewissen Regeln (Levi-Strauss 1965, 190f.; 1977, 92).
Anders BREIDENBACH und ZUKRIGL, für die der Terminus ‚Interkulturelle Kommunikation' nicht mehr zeitgemäß ist, da Kultur an nichts Homogenes und Lokales gebunden ist. Sie schlagen deshalb den Terminus ‚Globalkultur' als „weltweit übergeordnetes Referenzsystem" vor (Breidenbach/Zukrigl 1998, 206). Dieser Begriff würde der heutigen globalen Entwicklung gerechter werden und bestehende Probleme stärker aufgreifen. Die Globalkultur basiert auf den universellen Menschenrechten und stellt ein Kategoriensystem dar. Die Fokussierung auf kulturelle Unterschiede wie Sprache, soziale Klassen bzw. Schichten, Lebensweisen, Denkformen und Geschmäcker steht hierbei im Mittelpunkt. Die Unterschiede müssen definiert werden, da sie per Definition zu einem besseren Verstehen und gegenseitiger Anerkennung beitragen bzw. führen (Breidenbach/Zukrigl 1998, 209). Globalkultur im Sinne von Interkultureller Kommunikation ist danach Austausch zwischen subkulturellen Referenzsystemen bzw. Bedeutungssystemen unter der Agenda universeller Menschenrechte.

1.3.2.2 Soziologische Perspektive

Ausgehend von den Definitionen zu ‚Kultur' und ‚Kommunikation' ist Interkulturelle Kommunikation nach HABERMAS aus soziologischer Sicht ein Prozess der gegenseitigen Verständigung, der immer konsensorientiert verläuft, wahrhaftig als auch sachlich ist und interkulturelle Kontexte einbezieht. Basis dessen ist ein gemeinsames und verständliches Zeichensystem der Kommunikationsteilnehmer, das diese während sie kommunizieren, berücksichtigen sollten, um Verständigungsprobleme weitestgehend zu minimieren. Eine interkulturelle Interaktion ist ideal, wenn diese auf Gegenseitigkeit beruht und sich die Kommunikationsteilnehmer ohne Einschränkungen frei interpretierend über etwas in der Welt oder durch die Welt verständigen können (vgl. Habermas Teil I, Kapitel 1.1.1.2 und 1.1.2.3). Ähnlich HOFSTEDE, für den Kommunikation im interkulturellen Kontext eine auf Austausch und Verständigung angelegte

Interaktion durch Begegnungen von Menschen aus verschiedenen Kulturen ist, die jedoch unterschiedliche ererbte biologische bzw. naturbedingte Verhaltensweisen und erlernte Verhaltens-, Denk- und Gefühlmuster aufzeigen, und die durch ihre soziale und materielle Umwelt geprägt werden. Die Unterschiede im Denken, Verhalten und Fühlen basieren zum Beispiel auf den unterschiedlichen Werten. In Untersuchungen zur Kommunikationsgestaltung konnte er nachweisen, dass in so genannten „low-context cultures", zu denen die meisten westlichen Kulturen gerechnet werden, Kommunikation eher individuell, direkter und aggressiver verläuft, hingegen in so genannten „high-context cultures", zu denen eher die östlichen Kulturen zugeordnet werden, Kommunikation tendenziell kollektivistisch, weniger aggressiv und von Indirektheit geprägt ist (Hofstede/McCrae 2004, 52-88; Hofstede 2006, 148-158). Um im interkulturellen Kontext angemessen kommunizieren zu können, müssen vier Kulturdimensionen berücksichtigt werden. Zu diesen zählen: Individualismus und Kollektivismus, Machtdistanz, Vermeidung von Ungewissheit sowie Maskulinität und Feminität. Danach legen individualistische Kulturen mehr Wert auf individuelle Ziele, während kollektivistische Kulturen kollektive Ziele stärker akzentuieren. Individuelle Ziele treten dabei zu Gunsten des Kollektivs in den Hintergrund. Für Kulturen mit ausgeprägter Machtdominanz ist Ungleichheit ein wesentlicher Faktor, wobei jedoch jedes Individuum seinen gesellschaftlichen Platz innehat. Die gesellschaftliche Hierarchie ist ein Spiegel für bestehende Ungleichheiten. Indessen legen Kulturen mit schwacher Machtdistanz Wert auf Gleichheit. Kulturen mit starker Vermeidung von Unsicherheiten neigen zu Formalität, haben eine geringe Toleranz für Gruppen, die sich abweichend verhalten und reagieren ängstlicher. Als maskulin werden Kulturen charakterisiert, die den Fokus stärker auf materielle Elemente richten. Sie sind gekennzeichnet durch selbstbewusstes Auftreten sowie ungleiche Geschlechterrollen. Kulturen, bei denen Lebensqualität, Erziehung und Gleichheit der Geschlechter im Vordergrund stehen, werden als feminin bezeichnet (Hofstede 2006, 51-283; vgl. Kim 1995, 4f.; Triandis/Singels 1998, 35-48).

Anders VON DER FUHR, der den Terminus ‚Interkulturelle Kommunikation' für nicht mehr zeitgemäß hält, da dieser mit der Integration von Menschen verbunden ist. In modernen Staaten brauchen sich Menschen mit einem unterschiedlichen kulturellen Hintergrund nicht zu integrieren, da sie Bürger eines Landes, einer Nation, eines Staates sind. Deshalb findet er das Konzept bzw. die Idee der Bürgerschaft in Anlehnung an BOURDIEU sinnvoller, da es auf Emanzipation und Partizipation beruht. Hierbei werden das jeweilige kulturelle Kapital bzw. Potenzial und vorhandene psychosoziale Strukturen einbezogen. Zum kulturellen Kapital gehören beispielsweise Variablen wie Sprache, Religion, Sitten, Erziehungsweisen, Umgangsformen, Fremdbetreuung, Überlebensstrategien; zu den vorhandenen psychosozialen Strukturen Variablen wie Unternehmer- und Frauenverbände sowie religiöse Verbände. Primäres Ziel ist hierbei die Bildung einer Symbiose im Interesse aller Mitglieder einer Gemeinschaft (von der Fuhr 1998, 62ff.; Interview 2004; von der Fuhr/Becher 2003, 202-209).

1.3.2.3 Kommunikationswissenschaftliche Perspektive

Interkulturelle Kommunikation ist aus kommunikationswissenschaftlicher Sicht nach REHBEIN an das Verstehen von sprachlichem Handeln beim Anderen gebunden. Der kommunikative Kode umfasst unter anderem auch die soziale Bedeutung einer Mitteilung. Die Interpretationen von Informationen basieren auf einem gemeinsamen Wissen, wobei kulturspezifische Merkmale wie Redeverteilung, sprachliche und nichtsprachliche Signale, Gestik, Mimik, Körperhaltung, Hörerverhalten oder Alltagshandeln berücksichtigt werden müssen. Ein grundsätzliches Problem ist das Auftreten von Missverständnissen, die durch Fehler bei der Interpretation entstehen. Zum Beispiel können aufgrund unterschiedlicher sozialer Kontexte Mitteilungen unterschiedlich interpretiert und bereits bestehende Vorurteile noch verstärkt werden, oder sie entwickeln sich durch sie (Rehbein 1985, 10f.). Nach RENGER ist Interkulturelle Kommunikation ein „Prozeß der symbolischen Interaktion zwischen Individuen oder Gruppen, die erkennbare kulturelle Differenzen in ihrer Wahrnehmung und in ihrem Verhalten besitzen, wodurch die Art, die Form und das Ergebnis ihrer Begegnung beeinflußt werden“ (Renger 1994, 73). Um gesendete und empfangene Informationen kodieren und dekodieren zu können, besitzen die Kommunikationsteilnehmer eigene kulturelle Regelsysteme. Aufgrund von kulturellen internen und externen Konstellationen, unter denen eine Nachricht interpretiert wird, können erhebliche als auch unerhebliche Divergenzen auftreten, wobei manche bewusst wahrnehmbar sind, andere hingegen nicht, da sie unbewusst sich äußern. Ähnlich MALETZKE in Anlehnung an BRUCK, der Interkulturelle Kommunikation als Interaktionen zwischen Menschen aus verschiedenen Kulturen beschreibt. Diese Interaktionen beinhalten „alle Beziehungen, in denen die Beteiligten nicht ausschließlich auf ihre eigenen Kodes, Konventionen, Einstellungen und Verhaltensformen zurückgreifen, sondern in denen andere Kodes, Konventionen, Einstellungen und Alltagsverhaltensweisen erfahren werden. Dabei werden diese als fremd erlebt und/oder definiert. Interkulturell sind daher alle jene Beziehungen, in denen Eigenheit und Fremdheit, Identität und Andersartigkeit, Familarität und Bedrohung, Normalität und Neues Verhalten, Einstellung, Gefühle und Verstehen bestimmen. Interkulturell sind all jene menschlichen Beziehungen, in denen die kulturelle Systemhaftigkeit durch die Überschreitung der Systemgrenzen erfahren wird“ (Maletzke 1996, 37).

CASMIR beschreibt Interkulturelle Kommunikation als einen dialogischen, sich ständig erneuernden Prozess unter Berücksichtigung aller individuellen Vorgänge sowie institutionaler Einflüsse der Kommunikationspartner. Kommunikationsprozesse sind menschliche Prozesse und keine Prozesse zwischen Kulturen oder Institutionen, denn Kultur ist ein Ausdruck der Anpassungsfähigkeit des Menschen an seine Umwelt, womit nicht nur die Natur gemeint ist. Primäres Ziel von Kommunikation ist es, ein Gleichgewicht zwischen Individualität und dem Gefühl der Zugehörigkeit zu einer (kulturellen) Gruppe zu schaffen. Bestehende Unterschiede zwischen Menschen haben sich nur durch die kulturelle

Umwelt entwickelt, in der sie aufgewachsen sind, informiert, ausgebildet und gebildet wurden (Casmir 1994, 86ff.; 1998, 15-20). Analog beschreiben CHEN und SAROSTA Interkulturelle Kommunikation als einen auf einem Transfer von Informationen zwischen Sender und Empfänger basierenden und netzartig verknüpften Prozess, der sich ständig verändert und weder Anfang noch Ende hat. Sein Ziel ist, unter Einbeziehung bestimmter kommunikativer Regeln, Verständigung bzw. Übereinstimmung zu erreichen. Die Autoren unterscheiden drei Kommunikationsformen: 1. Self-Centered Dialogue: Ausgangspunkt der Kommunikanten ist die eigene Kultur. Die Kommunikationsteilnehmer einer anderen Kultur werden zum Beispiel durch individuelle Sicht- und Denkweisen wahrgenommen und beurteilt. 2. Dominant Dialogue: Einer der Kommunikationsteilnehmer kennt die Kultur und die Unterschiede des Anderen relativ gut. Das Wissen um Unterschiede zwischen den Kulturen wird als Vorteil genutzt, um entweder ein Individuum oder ein Gruppe zu beherrschen, indem ihnen der eigene Wille aufgezwungen wird. 3. Equal Dialogue: Diese Dialogform entspricht der Idealform von Kommunikation, die auf dem gegenseitigen Verständnis von Kulturunterschieden und kulturspezifischen Wertvorstellungen basiert (Chen/Starosta 1998, 84ff.; Starosta/Chen 2003a, 10f.). GUDYKUNST und NISHIDA definieren Interkulturelle Kommunikation ähnlich als Interaktion mit anderen Kulturen, welche im Idealfall reziprok und kooperativ verläuft. Voraussetzungen dafür sind, dass die Kommunikationsteilnehmer Nachrichten kodieren und dekodieren können. Um Störungen so gering wie möglich zu halten, müssen kulturelle, sozio- und psychokulturelle Faktoren als auch Umwelteinflüsse besonders berücksichtigt werden. Treten dennoch Störungen in der Kommunikation auf, werden diese meist auf kulturspezifische Aspekte bzw. auf die fremden, anderen kulturellen Bedingungen zurückgeführt (Gudykunst 2002a, 179-182; Gudykunst /Shapiro R. 1996, 19-45). Im Besonderen unterscheiden GUDYKUNST, NISHIDA in Anlehnung an HOFSTEDE verschiedene soziale und kommunikative Dimensionen, die die Kommunikation beeinflussen können. In interkulturellen Kontexten spielen Faktoren wie die Vermeidung von Unsicherheiten und Ängsten eine zentrale Rolle, die es zu regulieren gilt (Gudykunst/Nishida 1989, 21f.; Gudykunst 1998, 107-128; Gudykunst 2002b, 186f.).

SCHICHO definiert Interkulturelle Kommunikation als einen gegenseitigen Austausch von Nachrichten bzw. Informationen zwischen Menschen aus unterschiedlichen Kulturen. Die Kommunikationsteilnehmer verfügen hier über ein Depot von unterschiedlichem Wissen, unterschiedlichen Rollenvorstellungen, Wertesystemen, Arten und Formen von Sprachen oder sozialen Regeln. Damit Kommunikation erfolgreich ist, muss Einvernehmen zwischen den Kommunikationsteilnehmern hergestellt werden. Denn je größer die Abweichungen im Kommunikationsverhalten sind, desto größer ist der Aufwand, um einen Konsens zu schaffen. Eine Konsenssuche, die primäre Aufgabe von Interkultureller Kommunikation, kann schwierig sein, muss aber nicht zwingend zu Konflikten führen. Meist entstehen Konflikte, wenn kommunikative Handlungen, bewusst als auch unbewusst, zu unterschiedlich interpretiert werden. Das hat unter anderem damit zu tun, dass dem Anderen, dem Fremden, in der Regel die Verantwortung für das Fremd- und Anderssein auferlegt wird. Beispielsweise wird von den Anderen, den Fremden erwartet, dass sie sich integrieren oder assimilieren. Der Autor bezeichnet das als einen „ungleichen Diskurs zwischen Mächtigen und Schwachen – zwischen Erwachsenen und Kindern – zwischen Kolonisatoren und Kolonisierten – die Schwachen werden gezwungen, die schwere Verständigungsarbeit zu leisten“ (Schicho 2003, 2; vgl. Kristeva 1990, 11-41). Kommunikationsprozesse sind ideal, wenn diese symmetrisch verlaufen. Nach MATOBA sind symmetrisch-asymmetrische Beziehungen mit relativer Macht und dem sozialen Status verknüpft. Relative Macht ist unter anderem gekennzeichnet durch soziale Schicht, Fähigkeiten, Alter, Erfahrungen, Geschlecht, sozialen Status, akademische Karriere, Rasse, materiellen Reichtum und die sozialsituative Rolle. Welche Faktoren vorrangig wirken, ist von der sozialen Distanz abhängig (Matoba 2004b, 10-13; 2000, 55-70).

1.3.3 Gemeinsame Parameter Interkultureller Kommunikation

Damit Informationen ohne gravierende Fehler kodiert und dekodiert werden können, sind Faktoren von Bedeutung, die von den Kommunikationsteilnehmern berücksichtigt werden sollten. Die gemeinsamen Parameter oder Strukturmerkmale sind zwar nach herrschenden Auffassungen universell, aber kulturell inhärent und spezifisch besetzt. Zu diesen zählen unter anderem: Unbewusst- und Bewusstheit, Wahrnehmung, Denken, Gedächtnis, Motivation, Emotion, Sprache, Religion, Einstellungen, Haltungen, Werte, Wertorientierungen, Rollen- und Geschlechterbeziehungen, Weltsichten, Verhaltensmuster, soziale Gruppierungen, Beziehungen sowie Zeit- und Raumerleben.

- *Sprache* als Ausdruck der Wahrnehmung und des Denkens basiert auf einem Austausch von Erfahrungen. Sie prägt nicht nur das Bewusstsein, sondern auch das Unbewusste (Wygotski 1971, 300ff.). Durch die wechselseitigen sprachlichen Beziehungen zur Umwelt entwickelt sich Sprache und damit unter anderem auch soziale Kommunikation, die zum Beispiel die Sichtweise einer Gruppe bestimmt. Sprachen als vollständige und unvollständige Zeichensysteme präsentieren sich in Mündlichkeit und Schriftlichkeit. Mündlichkeit integriert verbale und nonverbale Konstituenten. Verbalität wird unter anderem bestimmt durch Variabeln wie Stimme, Artikulation, Sprechgeschwindigkeit, Stilistik und Kommunikationsformen. Als nonverbal gelten alle Verhaltensweisen von Menschen, die ebenso Bedeutungsinhalte vermitteln. Dazu gehören unter anderem Kinesik (Körpersprache), Proxemik (Raum, Distanz), Orientierungswinkel (der Winkel, in dem man zu einer anderen Person steht), das äußere Erscheinungsbild von Menschen, Haltung, Kopfbewegungen, Mimik, Gestik, Blickkontakt sowie auditive, visuelle, taktile, olfaktorische, gustative und emotionale Sinneseindrücke (Maletzke

1996, 72-81).[17] Es werden vollständige und unvollständige Zeichensysteme unterschieden.

- *Religion* verbunden mit dem Glauben an Gott und Götter, ist ein Glaube an eine überirdische Macht bzw. übernatürliche Mächte. Religionen spiegeln sich zum Beispiel in kultischen Handlungen und ethischen Lebensgestaltungen wider, die unter anderem in kultischen Versammlungen, rituellen Tänzen oder anderen Grenzen überschreitenden weltlichen und religiösen Vorstellungen zu Gott oder den Göttern transparent werden. Grenzen werden verstanden als Erfahrungen, die sinnlich wahrnehmbar sind. Ob Religion als Wert oder als Existenzial zu verstehen ist, bleibt eine Frage des individuellen Begreifens von Gott und Göttern (Elsas 1975, 15-82; 2002, 11ff.). Der Glaube des Menschen und damit Religion hat eine symbolische Form und wird durch gesellschaftliche Übereinkünfte manifestiert. Er hat damit eine bindende und soziale Funktion, die Gesellschaften verändern (Geertz 1991, 17/38). Größere Religionsgemeinschaften sind zum Beispiel das Juden- und Christentum, der Islam, der Buddhismus und der Hinduismus.

- Unter *Einstellungen und Haltungen* werden allgemein Werte verstanden, die das Zusammenleben von Menschen regeln, die Orientierung geben und die von Generation zu Generation übermittelt bzw. weitergeben werden. Dazu gehören zum Beispiel Weltanschauungen, Erziehung, Rollenbeziehungen, Geschlechterverhältnisse, Heiratssitten und Sexualverhalten (Renger 1994, 74).

- Unter *Verhaltensmuster* werden unter anderem Verhaltensweisen verstanden, die auf konkretem Alltagsverhalten einer Gemeinschaft basieren. Durch festgelegte Regeln wird beispielsweise das Verhalten der Mitglieder mehr oder weniger strikt reguliert. Verhaltensweisen sind Sitten, Normen, Rituale, Tabus oder Rollenzuschreibungen (Maletzke 1996, 91-99).

- *Soziale Gruppierungen und Beziehungen* werden durch Faktoren wie ethnische Zugehörigkeit, Wohlstand, Familienzugehörigkeit, Arbeit, Alter und Geschlecht bestimmt, die in einem wechselseitigen, eng strukturellen und prozessualen Verhältnis zueinander stehen, wobei das Individuum in einer Beziehung zu einer Gruppe steht und mit ihr verbunden ist (Renger 1994,

---

[17] Anders BOLTEN, der vier Ebenen der Kommunikation unterscheidet: verbale, non-, para- und extraverbale Kommunikation. Unter verbaler Kommunikation subsumiert er: Syntax, Lexik, stilistisches Textmaterial, Rhetorik, direkte und indirekte Kommunikationsstile, unter nonverbaler Kommunikation: u. a. Mimik, Gestik, Intention, Nichtintention; unter paraverbaler Kommunikation: u. a. Lautstärke, Stimmlage, Sprechrhythmus, Pausen und Akzente, unter extraverbaler Kommunikation: Zeit Ort, Kleidung, Kontext sowie taktile und olfaktorische Sinneseindrücke (Bolten 1997, 469-497).

75). Abhängig von der jeweiligen Kultur liegt der Schwerpunkt der sozialen Beziehungen dann entweder auf dem Individuum, dem Kollektiv oder in einer Mixtur beider. Für Menschen aus Europa und Nordamerika zum Beispiel sind Individualität und Selbstbestimmung primäre Kennzeichen dieser Kulturen bzw. Nationen (Kim 1995, 40). Im Gegensatz dazu steht die Unterordnung des Menschen als Individuum in die Gemeinschaft. Ein Mensch, der sich von der Gemeinschaft der ‚umma' (arabisch sprechende Kulturen) oder der ‚ubuntu' (afrikanische Kulturen) lossagt, ist nicht denkbar. Wer individuell handelt, steht außerhalb der Gemeinschaft (Horn 2000, 21).

- Die Entwicklung von *Denken* unterliegt sowohl biologischen als auch kulturellen Bedingungen, da Denken sich individuell entwickelt. Kein Individuum denkt so wie das andere, sondern nur ähnlich. MALETZKE unterscheidet folgende Denkformen:

1. Logisches oder Prälogisches Denken
Logisches Denken ist analytisch-linear-rational. Es wird als westliches Denken deklariert und somit eher westlichen Kulturen zugeordnet. Prälogisches Denken ist ganzheitlich-assoziativ-affektiv. Es wird als übriges Denken bezeichnet und den übrigen Kulturen zugeordnet.

2. Induktives oder Deduktives Denken
Induktives Denken geht nach MALTZKE vom „Einzelnen, Besonderen und Konkreten aus" hin zu „allgemeinen, theoretischen und abstrakten" Konzeptionen. Induktives Denkens sei oft bei Menschen westlicher Kulturen anzutreffen. Deduktives Denken hingegen geht erst einmal von allumfassenden oder allgemeinen Betrachtungen aus, um dann Ideen oder Tatsachen in einen vorgegebenen flexiblen Rahmen einzufügen bzw. und einzuordnen. Dieses Denken sei in allen anderen Kulturen anzutreffen (Maletzke 1996, 64).

3. Abstraktes oder Konkretes Denken
Abstraktes Denken ist gefühlsmäßig neutral, welches in Beziehung zu Gegenständen steht. Es wird eher westlichen Kulturen zugeordnet. Konkretes Denken hingegen ist bildhaft, emotional getönt und personenbezogen und wird allen übrigen Kulturen zugeordnet.

4. Alphabetisches oder Analphabetisches Denken
Durch alphabetisches Denken ist abstraktes, entpersönlichtes und unabhängiges Denken möglich. Dies äußert sich in der Schrift. Durch die Schriftlichkeit wird ein Individuum unabhängiger von der eigenen Kultur, und Kultur kann dadurch besser aufbewahrt werden. Analphabetisches Denken ist prälogisches Denken, an eine Person gebundenes Denken, es macht Individuen dadurch abhängig im Denken. Das Aufbewahren einer Kultur sei dadurch nicht möglich (Maletzke 1996, 63-72).[18]

[18] EINSTEIN (1946) über das Denken:. „Die entfesselte Kraft des Atoms hat alles verändert, nur nicht die Denkweise. So treiben wir auf eine Katastrophe ohne Vergleich zu. Wir brauchen eine substantiell neue Art des Denkens, wenn die Menschheit überleben soll" (Zitat in Braun/Hillebrand 1990, 121).

- Unter *Wahrnehmungen* werden im Allgemeinen visuelle, auditive, taktile, olfaktorische, gustative und emotionale Sinneseindrücke subsumiert, die unter anderem in Beziehung mit Sprechen, Lernen und Erinnerung stehen und subjektbezogene Erfahrungen integrieren, die „sozial und kulturell überformt" sind und „in Abhängigkeit von der Bedeutung eines Objektes" stehen (Maletzke 1996, 48-53).[19]

- Der Umgang und die Vorstellungen über *Zeit und Raum* sind gleichfalls kulturell unterschiedlich. Für bestimmte Kulturen ist Zeit zum Beispiel etwas Objektives, für andere Kulturen etwas Subjektives. Ähnliches gilt für den Begriff ‚Raum' und seine Zuordnungen wie privaten Raum, räumliche Orientierung oder interpersonale Distanz, die in jeder Kultur anders gestaltet sind (Maletzke 1996, 53-63)

Die aufgeführten Parameter werden entsprechend den jeweiligen Kulturen individuell und kollektiv verschieden definiert, die sich jedoch gegenseitig bedingen.

1.3.4 Ein Modell zur Interkulturellen Kommunikation

Das nachfolgend modifizierte Modell nach ASANTE, GUDYKUNST, LUGER, RENGER, CASMIR und DODD et al.[20] stellt einen Versuch dar, die Komplexität von Interkultureller Kommunikation aufzuzeigen. Es zeigt in komprimierter Form die wichtigsten Parameter, die in der Kommunikation im interkulturellen Kontext bedeutsam sind und in Beziehung zueinander stehen.

Die Parameter wie Sprache (verbal/nonverbal), Religion und Glaube, Gedankenmuster, Wahrnehmungen, Rollenbeziehungen, Wertorientierungen, Verhaltensmuster, psychosoziale Gruppierungen und Beziehungen, Lebensgewohnheiten, Institutionen und Organisationen sind, wie bereits dargelegt, Bestandteile aller Kulturen. Es sind so genannte Universalien, die jedoch kulturspezifisch besetzt sind und somit divergieren. Durch sie entwickeln Menschen zum Beispiel ihre kollektive und individuelle Identität. Auch werden alle wichtigen intra-, inter- und transpersonalen sowie intra-, inter- und transkulturellen kontextgebundenen Aspekte dargestellt, die für interkulturelle Kommunikation bedeutsam sind.

---

[19] Für Nationen hat die Determinante Raum-Zeiterleben kaum noch Bedeutung, da die Einheiten international standardisiert und normiert sind.

[20] Es soll hier darauf hingewiesen, dass die formalen Oberbegriffe der Autoren genutzt werden, aber nicht unbedingt die inhaltlichen Besetzungen, da beispielsweise einige der Autoren in ihren Ausführungen Menschen in Rassen klassifizieren. In Anlehnung an CAVALLI-SFORZA, BAMSHAD und OLSON ist eine Kategorisierung in menschliche Rassen nach biologischen oder sozialen Kriterien nicht möglich (Cavalli-Sforza 1999, 13-45; Bamshad/ Olson 2005, 90-97). Sie stellt ein Instrumentarium dar, das zur Abwertung und Ausgrenzung von Menschen benutzt wurde und wird (vgl. Auernheimer 2003, 91-102; Wolf 1993, 331-346).

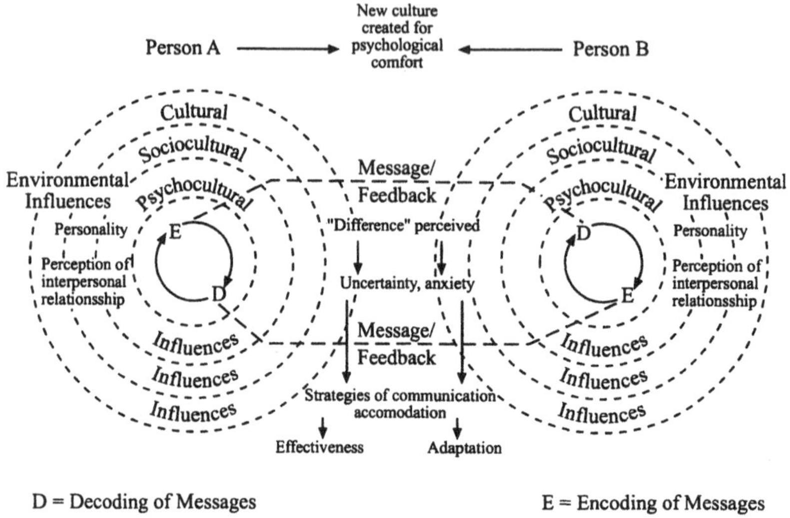

Abb. 5: Modell zur Interkulturellen Kommunikation modifiziert nach Asante/Gudykunst/Dodd/Luger/Renger et al. (1989/1991/1994)

Anhand des Modells wird auch deutlich, dass von den Kommunikationsteilnehmern nicht nur elementare Kenntnisse wie Kodierung und Dekodierung abverlangt werden. Erschwerend kommt hinzu, dass die Informationen kulturell bedingt divergierende Information enthalten (Problem der Mehrdeutigkeit). Das stellt an die Kommunikationsteilnehmer erhöhte Anforderungen, besonders in Bezug auf Wahrnehmung und Reflexion. Aufgrund der Nichtberechenbarkeit von Interaktionen und des Umstandes, dass beispielsweise Denken und Wahrnehmung der Kommunikationsteilnehmer nicht identisch sind, besteht immer die Gefahr, dass Kommunikationsprozesse unabhängig von Kulturen/Nationen durch Beeinträchtigungen oder Störungen begleitet werden. Das gilt besonders für Kommunikation im interkulturellen Kontext.

1.3.5 Interkulturelle Kommunikation vs. Transkulturelle Kommunikation

Interkulturelle Kommunikation bedeutet – wie bereits erläutert – Begegnung von Menschen aus verschiedenen Kulturen und Subkulturen, die Unterschiede aufzeigen. Interkulturelle Forschungsarbeiten beschäftigen sich deshalb mehr mit Analysen von Unterschieden und entwickelt Strategien wie diese überwunden werden können. Autoren wie WELSCH, MATOBA/SCHEIBLE[21] und

---

[21] Ihre Bedenken gegenüber dem Begriff ‚Interkulturelle Kommunikation' basieren auf einer sozialkonstruktivistischen Sichtweise von Kultur, da diese die realen gesellschaftlichen Verhältnisse und Bedingungen abbilde. Essentialistische Kulturbegriffe beschreiben Kultur als abgegrenzte Systeme mit einer „einheitlichen Kultur". Durch die Beschreibungsmerkmale, die

v. KARDORFF geben jedoch zu Bedenken, dass eine Fokussierung auf Unterschiedlichkeiten und weniger auf Gemeinsamkeiten, „die im interkulturellen Kontext oft sichtbar und erlebbar werden", dadurch eher verstärkt werden. „Diese Differenzen machen neugierig, erzeugen aber auch Angst und provozieren Ab- und Ausgrenzung, Ablehnung, Rückzug und Widerstand. Dies ist nicht erstaunlich, wenn man sich die vielfältigen Differenzen, widersprüchlichen Anforderungen und ungewohnten Verhaltenszumutungen sowie die dazu erforderliche ‚Gefühlsarbeit' vergegenwärtigt, die den beteiligten Kommunikationspartnern erhebliche Abstraktions-, Selbstdistanzierungs- und Reziprozitätsleistungen abverlangen" (Kardorff v. 1998, 54f.; vgl. Welsch 2002, 1-3). Aus genannten Gründen sowie mit Blick auf eine zukünftige globalisierte und vernetzte ‚Weltgesellschaft' erachten es die Autoren für folgerichtig, den Begriff der ‚Interkulturellen Kommunikation' durch den Terminus ‚Transkulturelle Kommunikation' abzulösen.

Das Kulturkonzept zur Transkulturellen Kommunikation basiert auf dem Kulturbegriff nach WITTGENSTEIN, den WELSCH auf moderne Gesellschaften übertragen hat. Danach ist Kultur überall dort, wo eine „Lebenspraxis" von Menschen mit unterschiedlichen Lebensformen geteilt wird. Das Konzept ist ein pragmatisches und frei von „ethnischer Fundierung und Homogenitätsansprüchen" (Welsch 1995, 39-44; 1994, 147-169). Dieses werde modernen Gesellschaftsformen ohne starre Grenzen gerechter. Bezugnehmend auf die lateinische Präposition ‚trans' (über, hin, hinüber, jenseits, hinaus als über Etwas hinweg oder hinaus) kann Transkulturelle Kommunikation auch verstanden werden als eine Art Zwischenschritt für die Entwicklung von etwas Neuem, wie beispielsweise der Entwicklung von Drittkulturen wie sie CASMIR vorschlägt. Die Entwicklung von Drittkulturen setzt jedoch eine Gleichstellung der Kommunikationsteilnehmer als Kommunikationspartner in und zwischen den jeweiligen Kulturen voraus. MATOBA in Anlehnung an CASMIR und STAROSTA/ CHEN[22] stellt in seinem 3-Schritte-Modell für Interkulturelle Kommunikation dar, wie sich aus einzelnen Kulturen Drittkulturen entwickeln können. Der 1. Schritt befasst sich unter anderem mit den Basiselementen Interkultureller Kommunikation, die es zu überwinden gilt: "Self-Awareness/Self-Concept; Interaction/Dialogue Skills; Cultural Awareness – Intercultural Communication Ethics". In dem 2. Schritt wird kommunikative Kompetenz für transkulturelle

allen Kulturen inhärent sind, würde Kultur zu feststehend bzw. starr sein und interaktive Realitäten nur ungenügend berücksichtigen (Matoba/Scheible 2004, 15).

[22] STAROSTA und CHEN beschreiben dies folgend: „Culture One is that of the birth culture. Culture Two results from exposure to and interactions with someone of a different prejudice or linguisticality. Cultuere Three represents a fusion of horizons among the respective cultural view, or blending of cultural narratives. Culture Four represents media influences as a shaper of third-culture building. And Culture Five is [...] a critique of intercultural communication's presuppositions, or toward specifying what roles intercultural communication *should* play or *could* play. The idea of sacredness, the notion that communication is inherently a moral act, is the direction in which many of the newer moments lead us" (Starosta/Chen 2003a, 11).

Kommunikationsprozesse entwickelt. Aus diesem entwickeln sich dann im 3. Schritt die Drittkulturen bzw. „Third Culture Building" (Matoba 2001, 6-10; Casmir 1999, 91-116). Drittkulturen beziehen sowohl Elemente der einen als auch der anderen Kultur bzw. mehrerer Kulturen ein. Ein Beispiel dafür ist das Konzept Europas, einer europäischen Gemeinschaft, die als Makronation/-kultur die einzelnen Lebensformen als Subnationen/ Subkulturen integriert und darüber zur Entwicklung einer europäischen Identität beitragen könnte.

1.3.6 Zusammenfassung

Zusammenfassend kann festgestellt werden, dass Kommunikation im interkulturellen Kontext bzw. ‚Interkulturelle Kommunikation' ein ebenso komplexes Phänomen ist wie die Phänomene ‚Kultur' und ‚Kommunikation'. Die Beschreibungen bzw. Betrachtungsweisen sind kontextgebunden und stehen in einem Zusammenhang zu den Ausführungen des jeweiligen Betrachters. Von den meisten Autoren wird Interkulturelle Kommunikation als Begegnung und Interaktion (face-to-face-communication) mit Menschen aus anderen Kulturen und Subkulturen verstanden. Gleichsam stützen sich die meisten Konzeptionen zur Interkulturellen Kommunikation auf anthropologische und ethnologische Forschungsergebnisse, wobei der Fokus auf Unterschiedlichkeiten und Differenzen liegt. Voraussetzungen für Kommunikation im interkulturellen Kontext sind nicht nur die Kodierung und Dekodierung von Informationen, sondern die Berücksichtigung bestimmter Faktoren. Zu diesen zählen unter anderem Sprachen (verbal/nonverbal), Religionen, Weltsichten und Rollenbeziehungen, Wertorientierungen, Verhaltensmuster, soziale Gruppierungen und Beziehungen, Gedankenmuster, Wahrnehmungen und Institutionen. Die Variablen sind zwar allen Kulturen inhärent, aber kulturspezifisch besetzt. Sie sind kontext- und situationsbezogen und verknüpft mit den individuellen und kollektiven Erfahrungen sowie den Kenntnissen der Kommunikationsteilnehmer. Sie stehen beispielsweise in Abhängigkeit zu kommunikativen Strategien und inneren und äußeren Faktoren wie psychischen, physischen, personalen, kollektiven, sozialen, politischen, normativen oder institutionellen Aspekten. Kommunikation im interkulturellen Kontext ist ein dynamisches und prozessuales Geschehen, das stetigen Veränderungen unterliegt. Das primäre Ziel von Interkultureller Kommunikation besteht darin, eine Verständigung zwischen den verschiedenen Kommunikationsteilnehmern aus unterschiedlichen Kulturen/Nationen zu erreichen.

Bedingt durch die Fokussierung auf Unterschiede und Differenzen werden diese primär wahrgenommen und treten deshalb stärker in den Vordergrund. Deswegen sind Verzerrungen, Missverständnisse, Beeinträchtigungen und/oder Störungen beständige Begleiter interkultureller Prozesse.

2. Störungen Interkultureller Kommunikation unter Berücksichtigung der Kommunikationsstörung Stottern

Anhand der Darlegungen zur Interkulturellen Kommunikation inklusive zu Kultur und Kommunikation wird deutlich, wie komplex die Phänomene sind. Aufgrund der vielen Faktoren und Bedingungen, die normalerweise in diesem Kontext zu berücksichtigen sind, können leicht Störungen auftreten. Um ein Vielfaches schwieriger werden interkulturelle Kommunikationsprozesse, wenn zu den allgemeinen Störquellen pathologisch komplexe Kommunikationsstörungen wie das Phänomen Stottern hinzukommen, eine Störung, die von situativen, personalen und individuellen Bedingungen abhängig ist. Im Folgenden sollen deshalb zunächst der Terminus der Störung sowie einige allgemeine Störfaktoren, die im Rahmen interkultureller Prozesse häufig auftreten, kurz erläutert werden, bevor die Kommunikationsstörung Stottern erörtert wird.

2.1 Allgemeine Störfaktoren Interkultureller Kommunikation

Allgemein wird unter Störung eine Unterbrechung eines Ablaufes, eine Beeinträchtigung, ein Fehler im System oder der Ordnung, eine Behinderung oder Belästigung verstanden. Eine Störung gilt als behoben, wenn die Abläufe entsprechend ihrer Funktionen wieder störungsfrei arbeiten (Wahrig 2005, 1208; Brockhaus 1998, 189). Für den kommunikativen Kontext liegt eine Störung in Anlehnung an BRAUN dann vor, wenn die Aufmerksamkeit der Kommunikationsteilnehmer auf die Störung gerichtet ist bzw. die Informationsübertragung zwischen den Kommunikationsteilnehmern dergestalt eingeschränkt ist, dass beispielsweise die Kodierung und Dekodierung von Informationen begrenzt oder überhaupt nicht möglich ist. Das Kommunizieren entspricht dann nicht mehr der Norm. Was normgerecht ist, wird zum einen durch die Gemeinschaft festgelegt, und ist andererseits vom individuellen Kommunikationsempfinden bzw. von der individuellen Kommunikationstoleranz der Kommunikationsteilnehmer abhängig. Das individuelle Kommunikationsempfinden, das beispielsweise vom Schweregrad und der zeitlichen Dauer abhängig ist, entscheidet letztlich darüber, ob eine Störung als solche wahrgenommen wird oder nicht (Braun 2002, 32f.).

Zu den häufigsten allgemeinen Störfaktoren bzw. Fehlerquellen, die im interkulturellen Kontext die Kommunikation beeinflussen können, gehören unter anderem:

- *Fehlendes bzw. fehlerhaftes Wissen über andere Kulturen/Nationen*
  Der Wissenserwerb über andere Nationen und Kulturen beruht in der Regel auf einem allgemeinen Faktenwissen (Landeskunde bzw. Kontextwissen) wie Kommunikations- und Benimmregeln. Ein Wissen über kulturelle Besonderheiten wird hierbei oftmals nicht berücksichtigt. Ein wichtiger Faktor ist

beispielsweise nach JUNGERMANN die Nichtbeachtung kommunikativer Grenzen zwischen Öffentlichkeit und Intimsphäre (Privatsphäre), die kulturspezifisch festgelegt sind (Jungermann 2005b, 12).

- *Fehlendes Verstehen*
  Verstehen als Voraussetzung für interaktives Handeln ist nach BRANDOM die Fähigkeit, im eigenen Kopf ungefähr dieselben Vorstellungen wie der Kommunikationspartner zu assoziieren bzw. zu entwickeln. Die Schwierigkeit hierbei ist jedoch, dass die Bedeutungen von Äußerungen „holistisch" verfasst werden, denn die Dekodierung einer Äußerung erfolgt nicht in einem Verhältnis von 1:1, sondern sie wird interpretiert. Zusätzlich ist sie von Faktoren wie der Bedeutung selbst, den Folgen und den Motiven für eine kommunizierende Person abhängig. Dadurch ist jede Äußerung letztlich nur durch Verweise zu dekodieren, da kaum ein Mensch in der Lage ist, bis ins Detail genau dasselbe zu denken, zu glauben etc. wie der andere. Die Bedeutung einer Äußerung kann deshalb immer nur sprecherrelativ angegeben werden. „Worte im Munde einer Person bedeuten im Allgemeinen nicht dasselbe wie im Munde einer anderen Person" (Brandom 2001, 46-67).

- *Beurteilungsfehler*
  Beurteilungsfehler sind Fehler, die zum Beispiel durch Gefühle der Überlegenheit oder durch Stereotypisierung gegenüber anderen entstehen. Die eigentlichen Ursachen hierfür sind unbekannt. Vermutet werden nach CHEN und STAROSTA unter anderem individuelle oder kollektive Minderwertigkeitsgefühle. Bei Überlegenheitsgefühlen glauben Individuen oder Kollektive, dass sie anderen Kulturen gegenüber überlegen seien. Die Interpretation und Beurteilung des Gegenübers ist aber auch von Kulturstandards abhängig. Ähnliches gilt für Stereotypisierungen. Hierbei werden Andere (Individuen und Kollektive) durch Andere charakterisiert. Der erste Eindruck ist hierbei entscheidend (Chen/Starosta 1998, 134f./252-266).

- *Vorurteile*
  Bei Vorurteilen handelt es sich um vorweggenommene Meinungen zu einer Tatsache ohne deren Überprüfung auf Wahrheit. Ihre Funktionen bestehen unter anderem darin, das eigene individuelle oder kollektive Selbstwertgefühl zu erhöhen. Ursachen können nach BRAUN und HILLEBRAND sein a) ein biologisches Erbe (soziobiologische Theorien), b) eine neurotische Störung der Persönlichkeit wie Ich-Schwäche und Lebensangst, die sich in Aggressionen, menschenfeindlichem Verhalten oder in einer unreflektierten Hinwendung zu Autoritäten äußert (individual- oder persönlichkeitspsychologische Theorien), c) Erziehungsmittel, indem Kinder bereits in einem sehr frühen Alter lernen, Vorurteile gegenüber anderen Menschen zu entwickeln, um zum Beispiel an der eigenen Kultur festhalten zu können, die sich dann unter anderem in Stereotypen artikulieren (Theorien der kulturellen Vermittlung)

oder d) in der Entwicklung von Normen (Gruppennormtheorien), die aus unterschiedlichen Gründen zwanghaft und reflexartig aus nichtigem Grund in Erscheinung treten können (Braun/Hillebrand 1990, 121f.).

- *Fehlende oder mangelnde Identitätsentwicklung*
  Seit der Mexiko-Konferenz der UNESCO im Jahre 1982 zur Kulturpolitik steht der Begriff der interkulturellen Identität im Mittelpunkt des menschlichen Daseins, welcher ein zentraler Faktor in der Entwicklung von Individuen als auch von Kollektiven darstellt. Damit verbunden ist der Begriff der Anerkennung, die nach TAYLOR die Anerkennung eines Menschen durch andere meint, denn der Mensch sei kein Atom, sondern ein soziales und politisches Wesen, dessen individuelle Persönlichkeit sich immer in einem sozialen und kulturellen Kontext entfaltet (Taylor 1993, 35ff.).
  Die Anerkennung des Menschen ist wiederum verknüpft mit der Würde des Menschen, wie sie in Artikel 1 der Allgemeinen Menschenrechtserklärung deklariert ist. Nach HALL St. gibt es keine Identität aufgrund der Zugehörigkeit zu einer bestimmten Gruppe, da Identität sich aus dem ableite, was jemand nicht ist. Das eine bleibt unweigerlich an das andere gebunden und erst zusammen bilden sie das Verhältnis, aus dem sich Identitäten entwickeln (Hall St. 1994, 34).

- *Mangelnde individuelle und kollektive Selbst- und Fremdreflexion (-wahrnehmung)*
  Selbst- und Fremdwahrnehmung setzen eine bewusste Reflexion bzw. Beobachtung von eigenem Verhalten, eigener seelischer Zustände sowie von Bewusstseinsinhalten voraus. Fehlen diese Fähigkeiten bzw. sind diese nur ungenügend entwickelt, kann das zu fehlendem Respekt und zu differenten Erwartungshaltungen gegenüber anderen führen. Nach AUERNHEIMER sind die Ursachen hierfür vielschichtig und können beispielsweise durch ungleiche Lebenserfahrungen und Vorstellungswelten der Kommunikationsteilnehmer oder Verständigungsschwierigkeiten ausgelöst werden (Auernheimer 2002, 184).

- *Selektionsfehler (Auswahlfehler)*
  Nach CASMIR entstehen Selektionsfehler durch „the perceptions of individuals, their personalities as reflected in apperceptual styles, form a critical criterion for the selection of those to be trained, and they influence the abilty to be trained successfully“ (Casmir 1985, 49). Treten genannte Variablen im Vorfeld auf, provozieren diese oft Stereotypen und Schemata, aus denen sich Vorurteile und Konflikte entwickeln können, deren Abbau aber gleichzeitig Konfliktlösungen darstellt.

Die wichtigsten Ursachen für Störungen im interkulturellen Kontext sind nach HALL E. T. und HALL M. jedoch unzureichende Kenntnisse von Verhaltensmustern der Anderen, Übertragungen der eigenen Regeln bzw. der eigenen Normen auf andere individuelle oder kollektive Systeme, Ablehnung von anderen Regelsystemen, die dem eigenen Regelsystem widersprechen, sowie einschneidende Veränderungen im Wertesystem einer Gemeinschaft, die das System in Frage stellen, wie beispielsweise Wirtschaftskrisen, Kriege oder politische Umstürze. Genannte Faktoren können sowohl bewusst als auch unbewusst auftreten (Hall E.T. / Hall M. 1985, 18).

2.2 Kommunikationsstörung Stottern

Die oben genannten Störfaktoren und Ursachen können in interkulturellen Kommunikationssituationen mehr oder weniger immer auftreten. Kompliziert bzw. schwieriger werden interkulturelle Kommunikationskontexte, wenn zu diesen allgemeinen Störfaktoren Phänomene wie das ‚Stottern' hinzukommen, welches im Folgenden dargelegt werden soll. Die Erläuterungen dazu erfolgen primär aus der hiesigen Nation/Kultur unter Berücksichtigung vorwiegend angloamerikanischer Literatur, da diese seit den letzten 30 Jahren ätiologische und therapeutische Ansätze entscheidend geprägt und verändert hat.

2.2.1 Historischer Exkurs zum Stottern

Nach NATKE soll das Phänomen Stottern bereits 2000 v. Chr. in Ägypten bekannt gewesen sein. Die abgebildete ägyptische Hieroglyphe auf der Titelseite seines Buches soll Stottern symbolisieren. Ebenso soll in einem chinesischen Gedicht (ca. 500 v. Chr.) Stottern beschrieben worden sein (Natke 2005, 1/88f.). Es wird berichtet, dass Herodot (490-430 v. Chr.) über eine stotternde Stimme schrieb, im ‚Corpus Hippocraticum' (400-200 v. Chr.) werden erste denkbare Ursachen dargelegt, und Aristoteles (384-322 v. Chr.) soll eine erste Begriffsbestimmung bezüglich des Stotterns vorgenommen haben (Braun 2002, 208; 1997a, 10-14). Demosthenes, ein Redner der Antike, soll gestottert und mit Kieselsteinen als Sprechhilfe sein Stottern überwunden haben (Ham 2000, 13; Bundesstottererhilfe e. V. 2005, 2). Im 2. Buch Moses 4, 10 der Bibel wird angeführt, dass Moses sich selbst für „nicht beredt" hielt, da er „eine schwere Sprache und eine schwere Zunge" hatte (Bibel 2. Buch Moses 4, 10). Es wird vermutet, dass er gestottert hat (vgl. Brosch/Pirsig 2001, 97-99). Inwieweit es sich bei den dargelegten Beispielen tatsächlich um Stottern handelt, ist nicht eindeutig zu beantworten. Unter Umständen können auch andere Störungsbilder in Betracht kommen, die eine ähnliche Symptomatik wie das Stottern zeigen.

2.2.2 Bezeichnungen und Klassifikationen

In der deutschen Sprachpathologie existieren eine Reihe von verschiedenen Bezeichnungen[23] für das Wort ‚Stottern' wie Balbuties, Dysphemie, Spasmo-

[23] Bezeichnungen verweisen nach BUßMANN auf die Beziehungen zwischen sprachlichem Ausdruck und einem Gegendstand, die etwas bezeichnen (Bußmann 1990, 139/166/632).

phemie, Dysarthria syllabaris, neurogenes/traumatisches, psychogenes oder idiopathisches[24] Stottern (Kollbrunner 2004, 4). Die wohl geläufigste Bezeichnung ist jedoch einfach Stottern.[25] Die sprachlichen Wurzeln des Stotterns führen nach WAHRIG in der deutschen Sprache auf das niederdeutsche Wort ‚Stoten' zurück, was ‚an etwas stoßen' bedeutet (Wahrig 2005, 1209). In Übertragung auf das Sprechen würde es sich um ein Sprechen handeln, welches stockend wiedergegeben und für die Hörer als Unflüssigkeit wahrgenommen wird.

Unklarheit herrscht in der Literatur darüber, unter welchem Oberbegriff Stottern zu subsumieren ist. Einige Autoren benennen Stottern als eine Redeflussunterbrechung (Stoll, Becker), Redestörung (Grohnfeldt, Westrich), Störung der Redefähigkeit (Iven), Redeflussstörung (Mielke, Grohnfeldt, Johannsen, Natke, Kohlbrunner, Katz-Bernstein, Hansen/Iven, Wendlandt, Indikationskatalog der gesetzlichen Krankenkassen), Redeflussunterbrechung (Schindler), Redeauffäligkeit (Westrich), Redeunterbrechung (Becker), Redeverlaufsstörung (Iwert), Sprechflüssigkeitsstörung oder Sprechstörung (Fiedler, Johannsen/Schulze, Baumgartner, Weikert, Pape, Wendlandt, Neumann), Sprechflussstörung (Sandrieser/ Schneider), Sprechablaufsstörung (Wingate), Sprechablaufsstörung (Knura, Johannsen, Fiedler/Standop), als eine Redeflussunterbrechung basierend auf einer Verhaltens- bzw. Emotionsstörung (WHO)[26], andere als Sprach- und Sprechstörung (Motsch, Kocks, Katz-Bernstein, Schoor, Scherer), Sprechbehinderung (Bundesvereinigung Stottererselbsthilfe, Schoenaker), Sprechflussbehinderung (Elstner), Sprachbehinderung (Benecken), und wieder andere als Stimmverweigerungsstörung (Rieber), Neuromotorische Sprechkontrollstörung (Guiter, Starke), Neurophysiologische Störung (Weikert), Störung der Sprechbewegung (Starke), Konversationsstörung bzw. eine Sprechpausenstörung im Sinne einer Sprach- und Kommunikationsbeeinträchtigung (Bindel), Performanzstörung (Werner), Interaktionsstörung (Krause), oder Kommunikationsstörung (Braun, Deuse, Wendlandt, Katz-Bernstein).

Begriffe hingegen sind gedankliche Konzeptionen von Gegenständen oder Sachverhalten, die durch Abstraktionen gewonnen werden. Durch bestimmte Eigenschaften, die in Beziehung zu einander stehen, können sie klassifiziert werden. Sie selbst werden durch Bezeichnungen repräsentiert (Bußmann 1990, 128).

[24] ‚Idiopathisch' bedeutet: von sich selbst entstandenes Stottern, ohne offensichtlichen Anlass im Sinne von sich selbst entwickelt (development stuttering).

[25] Nach der WHO wird Stottern als ‚Stuttering' oder ‚Stammering' bezeichnet (WHO 2005, ICD-10).

[26] F 98.5 Stuttering [stammering]: "Speech that is characterized by it should be classified as a disorder only if its severity is such as to markedly disturb the fluency of speech". Stottern wird hier subsumiert unter die "behavioural and emotional disorders with onset usually occurring in childhood and adolescence" (WHO, 2004, ICD-10, 1).

Von den meisten Autoren wird Stottern unter dem Oberbegriff der Störungen, weniger unter dem der Unterbrechungen und Behinderungen subsumiert und den Rede(fluss)- oder Sprechstörungen zugeordnet. Im Zentrum steht entweder das äußere Erscheinungsbild (das Sprechen, der Sprechausgang) oder vermutliche Ursachen. Autoren wie BRAUN, DEUSE, WENDLANDT, KATZ-BERNSTEIN oder MOTSCH subsumieren das Phänomen unter dem Begriff der individuell bedingten Kommunikations- bzw. Interaktionsstörungen (vgl. Braun 2002, 208; Deuse 1992, 235; Krause 1981, 70; Wendlandt 2000, 43; Katz-Bernstein/Subellok 2002, 41-52; Motsch 1996, 73-95), da Stottern wie bereits angeführt am häufigsten von situativen Kontextbedingungen sowie verbalen, intra- und interpersonalen Faktoren abhängig ist, was sich beispielsweise in der Variabilität der Symptomatik zeigt.

2.2.3 Definitionen des Stotterns

Die Sichtung der Literatur ergab, dass es eine Vielfalt von Definitionen zum Stottern gibt, die im Folgenden teilweise dargelegt werden sollen. Danach ist Stottern unter anderem:

- eine Unterbrechung des Redeflusses, die gekennzeichnet ist durch Wiederholungen und/oder Dehnungen und/oder Blockaden vor oder während des Sprechens (Schindler 1998, 12).

- eine Störung der Sprechflüssigkeit, die charakterisiert ist durch Wiederholungen, Dehnungen und Blockierungen des Sprechens (Weikert 2000, 37-44; 2003, 161).

- eine Unterbrechung im Fluss des verbalen Ausdrucks, die gekennzeichnet ist durch unfreiwillige, hörbare oder stille Wiederholungen und Dehnungen von Äußerungen kurzer Sprachelemente (Sandrieser/Schneider in Anlehnung an Wingate 2001, 2).

- eine Redeflussstörung, Sprechablaufstörung oder eine Störung der Sprechflüssigkeit, bei der es auffallend häufig zu Unterbrechungen im Redefluss kommt. Eine Person, die stottert, weiß genau, was sie sagen möchte, ist aber im Augenblick des Stotterns unfähig das zu sagen, was sie will, da die Artikulationsbewegungen die Umsetzung nicht ermöglichen bzw. die artikulatorische Zeitspanne, die normalerweise für eine Äußerung benötigt wird, überschritten wird (Johannsen in Anlehnung an Natke 2003, 151; Hansen/Iven 2004, 22; einschränkend Baumgartner 2002, 180 in Anlehnung an Starkweather 1984/1990 für den Fall, dass Stottern auf die gestörte Sprechflüssigkeit reduziert wird).

- eine Störung des Redeflusses, die sich in unregelmäßigen und unwillkürlichen Wiederholungen oder Blockaden zeigt, und oft mit einer Kommunikationsstörung verbunden ist (Wendlandt 2000, 43; 1984, 12).

- eine auffallende Unterbrechung des Sprechablaufes, die charakterisiert ist durch ein plötzliches Stocken vor einem Wort, einer Silbe oder einem Laut und die häufig von einer nicht physiologischen Atmung und Fehlkoordinationen der am Sprechakt beteiligten Muskelgruppen begleitet wird (Fiedler/ Standop 1994, 1).

- eine Performanzstörung, die charakterisiert ist durch ein Auseinanderfallen der synchronisierten Funktionskreise und Steuerungs- und Regelungsabläufe von Atmung, Phonation und Artikulation (Werner 1992, 222).

- „eine Sprechpausenstörung als Pausenfüllung" bzw. eine Unterbrechungsabwehr, die ein sozial sinnvolles Verhalten gegen Überforderungen darstellt, da die Funktionen der Sprechpausenfüllung und Unterbrechungsabwehr gestört sind (Bindel 1992, 349; 2001, 91).

- eine geringfügige, neurologisch bedingte motorische Fehlleistung bzw. eine Störung der Sprechbewegung, wobei die taktile, proprozeptive und kinästhetische Wahrnehmung eingeschränkt ist. Stottern ist nicht psychologisch bedingt und tritt situativ unabhängig auf (Starke 2005a, 3; 1999, 2).

- eine durch ständige Affektkontrolle bewirkte Interaktionsstörung (Krause 1981, 68).

- eine Störung der Redeweise, die situativ abhängig ist und sich in einer blockierenden Art und Weise äußert (Westrich 1992, 360).

- eine Redeflussstörung, die vermutlich bedingt ist durch eine „Überbelastung des Sprechtempos infolge von eventuellen primären Störungen, infolge von zu schneller Abstraktion der Sprache und/oder infolge der Verkümmerung und Vernachlässigung von metakommunikativen Hilfssystemen wie Mimik, Gestik, Prosodie und Körpersprache. [...] Defizite und Störungen im kognitiven, motorischen und affektiven Bereich erschweren den Vorgang des Spracherwerbs" (Katz-Bernstein 1992, 9).

- eine kommunikativ reaktive Sprachstörung, die oft situativ abhängig ist (Braun 2002, 208).

- eine neurophysiologische Störung des Sprechens bzw. des Sprechapparates, bei der das Sprachzentrum der linken Hemisphäre nicht richtig arbeitet aufgrund fehlerhafter Nervenverbindungen. Diese führt zu hirnstrukturellen Veränderungen und ist vermutlich genetisch bedingt (Neumann 2005a, 30ff.; Gudenberg 2005, 1-23;).

Anhand der dargelegten Begriffsbestimmungen kann zusammenfassend festgestellt werden, dass Stottern entsprechend den jeweiligen Perspektiven definiert oder beschrieben wird. Dabei wird meist auf das äußere Erscheinungsbild und/ oder auf ätiologische Hypothesen Bezug genommen.

2.2.4 Epidemiologie

Stottern beginnt meist in der frühen Kindheit in einem Alter von 2-6 bzw. 3-5 Jahren. Die Altersangaben in der Literatur schwanken und beziehen sich zum einem auf Längsstudien, die ANDREWS et al. (1965/1985) und MANSSON (1997) mit Kindern unternommen haben. ANDREWS kam in seinen Studien zu dem Ergebnis, dass 50 Prozent der untersuchten stotternden Schüler vor dem 4. Lebensjahr, 74 Prozent vor dem 6. Lebensjahr und fast 100 Prozent vor dem 12. Lebensjahr stotterten. Diese Angaben werden durch WINGATE (1983) und MANNSON (1997) bestätigt, die in ihren jeweiligen Untersuchungen feststellten, dass 85 Prozent der von ihnen untersuchten Kinder vor dem 6. Lebensjahr zu stottern begannen. Die Angaben zur Inzidenz sind jedoch schwankend. Im Durchschnitt wird eine Inzidenzrate von 4-5 Prozent bei Kindern angenommen (Andrews et al. 1965; 1985, 1-12; Braun 1992, 137; 2006, 1f.; Natke 2000/2005, 10ff.; Mansson 1997 in Natke 2005, 10; Wingate 1983, 255-263). Studien mit Jugendlichen und Erwachsenen sind nicht bekannt. Es wird jedoch angenommen, dass das Stottern bis zur Pubertät soweit remittiert, dass nur etwa ein Prozent der erwachsenen Bevölkerung noch stottert. Von den derzeit etwa 264-330 Millionen Kindern würden weltweit dann noch 66 Millionen Erwachsene stottern.
Unter Einbeziehung der Geschlechterverteilung stottern mehr männliche als weibliche Personen. Die Zahlen hierzu sind auch nicht eindeutig. In der Querverteilung wird ein Verhältnis von 1:3 bzw. 1:4[27] bei erwachsenen Frauen und Männern sowie Jugendlichen angenommen, bei Mädchen und Jungen ein Verhältnis von 1:2 (Natke 2000/2005, 11; Johannsen 2003, 153; Braun 1992, 137; Stottererselbsthilfe 2005, 3). In den Untersuchungen von ANDREWS ließen sich beim beginnenden Stottern keine geschlechtsspezifischen Unterschiede feststellen (Andrews 1985, 1-12). Weshalb der Unterschied zwischen den Geschlechtern besteht, ist unbekannt. Es wird angenommen, dass Mädchen schneller remittieren als Jungen, da sie zum Beispiel weniger Auffälligkeiten während der Sprachentwicklung zeigen.

---

[27] Der Bundesverband der Stotterselbsthilfe e. V. (2005) gibt ein Verhältnis von 1:4 (20 Prozent weiblich, 80 Prozent männlich) an.

2.2.5 Symptomatik des Stotterns

In Theorie und Praxis wird sich dem Phänomen auf der Symptomebene genähert, da Stottern nicht eindeutig zu definieren und zu klassifizieren ist. Ausgangspunkt sind hierbei die Sprechunflüssigkeiten.

In der Literatur werden die Sprechunflüssigkeiten überwiegend zunächst in funktionelle, also normale und symptomatische Sprechunflüssigkeiten differenziert. Funktionelle bzw. normale Sprechunflüssigkeiten sind nach SANDRIESER/SCHNEIDER, BRAUN und HANSEN/IVEN unter anderem gekennzeichnet durch Wiederholungen ganzer Wörter oder Satzteile, gefüllte (Interjektionen) und ungefüllte (Zäsuren) Pausen, funktionelle Dehnungen zum Zweck der Betonung, Satzabbrüche und -korrekturen sowie Floskeln und Einschübe (Revisionen), die ohne Anstrengungen vollzogen werden. Diese Art der Sprechunflüssigkeiten hält allgemein nicht länger als sechs Monate an (Sandrieser/Schneider 2001, 7-10; Braun 2002, 211; Hansen/Iven 2004, 14). Anders SCHOOR, der eine Differenzierung zwischen normalen und auffälligen Sprechunflüssigkeiten vornimmt, zwischen sehr auffälligen Sprech- und Sprechermerkmalen (Primärsymptomatik) sowie zusätzlichen auffällige individuellen und interpersonellen Merkmalen als Sekundärsymptomatik (Schoor 1992, 114).

Die symptomatischen Sprechunflüssigkeiten sind in der Literatur nicht einheitlich beschrieben und klassifiziert. Im Folgenden sollen deshalb, die Symptomklassifikationen dargelegt werden, die am häufigsten in der Literatur gefunden wurden.

- NATKE in Anlehnung an SEEMANN, VAN RIPER und GIUTAR differenziert im Vorfeld die Arten des Stotterns in grenzwertiges, beginnendes, intermediäres und fortgeschrittenes Stottern (Natke 2005, 50). Beim fortgeschrittenen Stottern, dem eigentlichen Stottern, wird eine Unterscheidung zwischen äußeren und inneren Symptomen bzw. offenen und verdeckten Symptomen vorgenommen. Die äußeren Symptome werden differenziert in die Kernsymptome (Kernverhalten) und die Sekundärsymptomatik. Zu den Kernsymptomen zählen Repetitionen, Prolongationen und Blocks, die von bestimmten phonetischen und syntaktischen Eigenschaften sowie dem Informationsgehalt eines Wortes abhängig sein können. Die Sekundärsymptomatik selbst ist abhängig von den Kernsymptomen und wird als Reaktion auf das Kernverhalten beschrieben. Zum einen gehören dazu Mitbewegungen, Atemverschiebungen sowie Flucht- oder Vermeidungsverhalten, zum anderen innere Symptome, die sich einer direkten Beobachtung entziehen. Merkmale dieser Symptomgruppe sind unter anderem Gefühle, Reaktionen und Einstellungen zum Stottern wie Angst oder Scham (Natke 2005, 15-25/50; Seemann 1965, 287-303).

- Ähnlich SANDRIESER und SCHNEIDER, die jedoch vorab zwischen symptomatischen Unflüssigkeiten und stottertypischer Symptomatik differenzieren. Zu den symptomatischen Unflüssigkeiten rechnen sie Laut-, Silben- und Teilwortwiederholungen, Dehnungen, Verlängerungen,[28] Prolongationen sowie Blockierungen, Blocks und Stopps. Genannte Symptome gehen einher mit einem Anstrengungs- und Ankämpfungsverhalten, treten unfreiwillig auf und werden vom Sprecher als Kontrollverlust erlebt. Zwar entsprechen die Symptome den Kernsymptomen des Stotterns, werden aber den normalen Sprechunflüssigkeiten zugeordnet, wenn sie vereinzelt auftreten. Erst in Verbindung mit den Begleitsymptomen, die ebenso als Reaktion auf das Stottern verstanden werden, sind ausreichende Anhaltspunkte für ein Stottern gegeben. Zu den Begleitsymptomen zählen unter anderem psychische Anspannung, Sprechangst, Vermeidungsverhalten, physische Anspannung oder motorische Mitbewegungen (Sandrieser/ Schneider 2001, 7-12).

- Etwas anders JOHANNSEN, der die Symptomatik des Stotterns in eine ‚eigentliche Stottersymptomatik', sprachliche und nichtsprachliche Begleitsymptome sowie in verdeckte Symptome klassifiziert. Zu den eigentlichen Stottersymptomen zählen Wiederholungen von Lauten und Silben, Dehnungen von Lauten, Blockierungen, ungewöhnliche Pausen zwischen Lauten und Silben eines Wortes, Pausen zwischen Wörtern, Dehnungen zwischen stimmlosen Lauten und Wörtern sowie Neubeginn mit Revisionen (Satzumstellungen). Sprachliche Begleitsymptome sind Starter (Wörter, Phrasen), Flicklaute und -wörter, Umformulierungen, Ersetzungen oder Umschreibungen. Zu den nichtsprachliche Begleitsymptomen zählen beispielsweise motorische Mitbewegungen, Störung der Atmung, inspiratorisches Sprechen oder Phonation. Zu den verdeckten Symptomen, die unter anderem als Folgeerscheinungen des Stotterns auftreten, werden unter anderem negative Gefühle, Reaktion und Einstellungen auf das Stottern selbst gerechnet (Johannsen 2003, 151/152).

- Im Evaluationsprogramm der STOTTERER-SELBSTHILFE e.V. in Anlehnung an YARUSS (1998) wird zwischen stottertypischen und stotteruntypischen Unflüssigkeiten differenziert. Stottertypische Unflüssigkeiten sind durch Wiederholungen von einsilbigen Wörtern, Silben- und Lautwiederholungen, Prolongationen und Blocks gekennzeichnet. Pausen im Wort gelten dann als Symptom, wenn sie länger als 300 ms andauern (geschätzter Wert) oder eine Glottisunterbrechung hörbar ist. Hingegen gelten Wiederholungen von mehrsilbigen Wörtern, Satzteilwiederholungen, unvollendete Wörter, Revisionen und Interjektionen wie Korrekturen, Starter und Floskeln als nor-

---

[28] Ein Laut dauert länger an, wenn er der erwarteten Artikulationsdauer nicht entspricht, die bei Normalsprechern zwischen 5 bis 6 Silben in der Sekunde liegt (Sandrieser/Schneider 2001, 7-10).

male Sprechunflüssigkeiten (PEVOS, Evaluationsfragebogen, Bundesvereinigung der Stotterer-Selbsthilfe e.V. 2004, 44; Yaruss et al. 1998, 62-76, vgl. Pape-Neumann 2004, 18-23).

Klassifizierungsmodelle wie die von BRAUN, WEIKERT, FIEDLER/ STANDOP oder HAM differenzieren die Symptomatik des Stotterns in Primär- und Sekundärsymptome (Braun 2002, 210; Weikert 2003, 161; Fiedler/Standop 1994, 2ff.; Ham 2000, 40). In ihren Beschreibungen gehen sie von der Sprech- bzw. Sprachproduktion als Basis aus. Die äußeren bzw. sprecherischen Symptome sind gekennzeichnet durch „überzufällig häufig auftretende Unterbrechungen des Sprechablaufs bzw. Redeflusses, die plötzlich ungewollt und unbeherrschbar in Form von angespannten schnellrhythmischen Wiederholungen (Kloni) von Lauten, Silben, Wörtern und Satzteilen auffällig werden oder als gepresste Stockungen vor einem Laut, einer Silbe, einem Wort oder Satz (Toni) ein flüssiges Sprechen verhindern" (Braun 2002, 210). Anhand des formalen Auftretens werden diese dann in klonisches, tonisches, klonisch-tonisches und tonisch-klonisches Stottern klassifiziert.[29] Das klonische Stottern ist gekennzeichnet durch eine „kurze, rasch aufeinander folgende, teilweise verkrampfte oder gepresste Laut- und Silbeniterationen, die durch schnelle kurzfristige Wechsel zwischen Kontraktionen und Entspannungen der Artikulationsmuskulatur entstehen" wie zum Beispiel ‚T-t-t-t-tisch', ‚S-s-s-s-sonne', 'W-w-wind' oder ‚h-h-heute' (Braun 2002, 210). Die tonischen Sprechunflüssigkeiten hingegen sind durch eine „verkrampfte oder gepresste Laut- und/ oder Silbenblockierungen, und -prolongationen, die durch relativ lang andauernde Kontraktionen der Sprechmuskulatur" wie ‚K...lasse' oder ‚G...ießk...anne' oder ‚P..ickel' charakterisiert. Das Sprechen kann hier mit sehr großen Anstrengungen verbunden sein (Braun 2002, 210; Ham 1986/2000, 40).
Die beschriebenen Symptome entsprechen den Kern- bzw. Primärsymptomen des Stotterns.

Die Primärsymptome werden entsprechend ihrer Art und in Abgrenzung zu funktionellen Sprechunflüssigkeiten (normale Sprechunflüssigkeiten während der Sprachentwicklung) in beginnende und chronisch-manifeste Unflüssigkeiten bzw. in beginnendes und chronisch-manifestes Stottern differenziert. Die nachfolgende Tabelle von BRAUN zeigt in einer Übersicht die Primärsymptomatik des beginnenden und chronischen Stotterns in Abgrenzung zu den funktionellen Sprechunflüssigkeiten.

[29] FERNAU-HORN nennt noch das kaschierte (innere) Stottern als weitere Kategorie. Das kaschierte Stottern wird heute nicht mehr als eigenständige Form betrachtet, sondern den Vermeidungsstrategien zugeordnet (Fernau-Horn 1962, 200-203).

Sprechunflüssigkeiten	Funktionell	Symptomatisch	
		Beginnend	Chronisch
- Wiederholungen von			
• Satzteile, Phrasen	X		X
• mehrsilbige Wörter			X
• einsilbige Wörter	X	X	X
• Wortteile		X	X
• Silben	X		X
• Silbe mit Schwa-Laut		X	X
• Laute		X	X
- Neubeginn	X		X
- Umstellungen	X		X
- Überarbeitung	X		X
- Abbruch			X
- Verbesserungen	X		
- Umschreibungen	X		X
- Lauteinschübe	X		X
- Starter, Flickwörter			X
- Pausen: vor/im Satz	X	> 0,3 Sek.	X
- Interjektionen	X	X	
- Blockaden			X
- Dehnungen	< 1 Sek.	> 1 Sek.	
• Anstieg der Tonhöhe		X	X
• Anstieg der Lautstärke		X	X
- Verspannungen im Mund-, Gesichts- und Halsbereich		X	X
- Krampfartige Bewegungen der Gesichtsmuskulatur, Sprechanstrengung			X

Tab. 1: Differenzierung von funktionellen und symptomatischen Sprechunflüssigkeiten (Braun 2002, 211)

Zu den Primärsymptomen des beginnenden Stotterns zählen Wiederholungen (Iterationen) von einsilbigen Wörtern, Wortteilen, Silben mit Schwa-Laut und Lauten allgemein, Interjektionen sowie Pausen, die länger als 300 ms (0,3 Sek.) währen, Dehnungen, die länger als eine Sekunde anhalten, verbunden mit einem Anstieg der Tonhöhe und Lautstärke, sowie Verspannungen im Mund-, Gesichts- und Halsbereich.

Das chronisch-manifeste Stottern ist gekennzeichnet durch Iterationen von Satzteilen und Phrasen, mehr- und einsilbigen Wörtern, Wortteilen, Silben, Silben mit Schwa-Laut und Lauten an sich, Neubeginn von Äußerungen die charakterisiert sind durch Umstellungen, Überarbeitungen, Abbrüche und Umschreibungen, Embolophonien wie Starter, Flickwörter und Pausen,[30] die länger als 300 ms andauern, Blockaden und Dehnungen mit einem Anstieg der Tonhöhe und der Lautstärke sowie begleitender körperlicher Sekundärsymptomatik (Braun 2002, 211). Eine ähnliche Beschreibung der Primärsymptome und Differenzierung nehmen WENDTLANDT, WEIKERT, HAM und FIEDLER/STANDOP vor (Wendlandt 2000, 50f.; Weikert 2003, 161; Ham 2000; Fiedler/Standop 1994, 3ff.; vgl. Rommel 2001, 25-33).

Mit den Primärsymptomen sind die Sekundärsymptome verzahnt, die im Allgemeinen vom Schweregrad des Stotterns abhängig sind. Der Schweregrad rangiert in der Regel zwischen leicht bis schwer, ist individuell und steht in Abhängigkeit zu Faktoren wie Kommunikationspartner und/oder Kommunikationssituation. Die Sekundärsymptome treten entweder als Begleit- und/oder Folgeerscheinungen des Stotterns auf und werden in der Literatur nicht einheitlich dargestellt. Es ließen sich jedoch folgende gemeinsame Anhaltspunkte finden: Auffälligkeiten der Atmung, Stimme und Artikulation, monotone Prosodie oder erhöhtes Sprechtempo, motorische Begleiterscheinungen wie körperliche Mitbewegungen, orofaziale Dysfunktionen, linguistische Auffälligkeiten wie Störungen der Phonetik, Syntax, Lexik und/oder Semantik, auditive Wahrnehmungsstörungen, vegetative Reaktionen wie Schwitzen und Erröten, Störungsbewusstsein, Störungserwartung, Situations- und Wortängste, Störung des Selbstkonzeptes, Anstrengungsverhalten, Vermeidungsverhalten, gestörter Blickkontakt und eingeschränkte kommunikative Kompetenzen. In manchen Fällen kann sich die Interaktion auf Ja- und Nein-Antworten beschränken, Fragen werden nur noch in schriftlicher Form gestellt und der Kontakt zur Umwelt kann vollständig abbrechen mit der Folge einer sozialen Isolierung. Bestimmte Einflüsse wie Erschöpfung, steigende Zuhörerzahl, Zeitdruck oder das Bemühen flüssig zu sprechen, können Stottern provozieren bzw. verstärken. Hingegen können Faktoren wie wiederholendes Lesen, Simultan-, Chor- und Schattensprechen, rhythmisches Sprechen, Singen, Verlangsamung, Stimmlagenänderungen, Flüstern oder Monologe Stottern reduzieren (Braun 2002, 211; Weikert 2003, 161; Ham 2000, 46; Fiedler/Standop 1994, 3; Wendlandt 2000, 51).

---

[30] Nach FUCHS S. sind die Wörter beispielsweise im Deutschen durchschnittlich 2-3silbig, Das Verhältnis von betonten (Hyperartikulation) zu unbetonten (Hypoartikulation) Silben ist etwa 1:2. Die Anfangssilbe ist in der Regel akzentuiert. Eine betonte Silbe ist etwa 200 ms lang, eine unbetonte etwa 50-100 ms. Nach diesen Angaben würden Normalsprecher ca. 300-360 Silben pro Minute artikulieren. Pausen sind in der Berechnung nicht enthalten. Die Sprechproben beinhalten auch Nonsenswörter, über die Sprechende nicht nachzudenken brauchen. Betonung, Nichtbetonung und Pausen bestimmen die Sprechgeschwindigkeit. Ein objektives Kriterium für die Sprechgeschwindigkeit gibt es jedoch nicht. Maßgeblich ist immer noch die Verständlichkeit, die individuell und von den jeweiligen Sprachen abhängig ist (Fuchs S. 2005, Interview; 1997, 15).

Zusammenfassend kann festgestellt werden, dass nach mehrheitlich übereinstimmenden Angaben in der Literatur die Kern- bzw. Primärsymptome auf der Sprechebene durch drei grundlegende Parameter gekennzeichnet sind:

- Unterbrechungen, die als Unterbrechungen gelten, wenn sie unabhängig ihrer Art willkürlich, ungewollt und unkontrolliert auftreten.
- Pausen, die als stottertypische Pausen gelten, wenn sie länger als 300 ms andauern.
- Glottisunterbrechungen, die hörbar oder nicht hörbar sein können.

Die Art der Unterbrechung des Sprechablaufs ist durch Wiederholungen von einsilbigen Wörtern, durch Silben- und Lautwiederholungen, durch Prolongationen und Blocks gekennzeichnet. Bezüglich der Sekundärsymptome sind keine gemeinsamen Parameter erkennbar. Das hat vielleicht damit zu tun, dass jedes Stottern individuell und inkonstant ist. Es gibt kein gleiches Stottern und somit auch keine vergleichbaren, objektivierbaren Kriterien bezüglich der Symptome.[31] Es wird auch nicht immer gestottert. Stottern ist eher eine Mixtur aus fließenden und nicht fließenden verbalen sowie nonverbalen Sprechanteilen.

2.2.6 Ätiologie des Stotterns

Die Sichtung der Literatur zur Ätiologie des Stotterns ergab, dass eine Vielfalt von verursachenden Hypothesen bzw. Erklärungsansätzen wie organisch-konstitutionelle, lerntheoretische, psycholinguistische, interaktionistische bis hin zu psychologisch und sozialen existieren. Aufgrund der Vielfalt vermuteter Ursachen können diese nicht in Gänze aufgeführt werden. Deshalb werden einige Klassifikationsmodelle dargelegt, die auch heute noch Anwendung finden.

Im Klassifikationsmodell nach KNURA werden die Ursachen des Stotterns nach Theorien systematisiert. Zu nennen sind:

- *Dysphemietheorien*
  Ursache des Stotterns ist hier eine umfassende hirnorganische bzw. konstitutionelle Funktionsstörung aufgrund von familiären Dispositionen, Stoffwechselstörungen, minimaler frühkindlicher Hirnschädigung oder von Beeinträchtigungen der auditiven oder propriozeptiven Kontrollfunktionen.

- *Neurosetheorien*
  Die Ursache des Stotterns basiert auf verdrängten, unbewussten seelischen Konflikten der frühen Kindheit, deren Auslöser Angstreaktionen sind aufgrund von beispielsweise gestörten Eltern-Kind-Beziehungen, Furcht vor Unvollkommenheit, überhöhten Anforderungen durch die Gesellschaft oder dem Streben nach einem idealisierten Bild.

---

[31] Zum Nachweis der Regelhaftigkeit der Symptome: siehe BRAUN 2002, 214.

- *Lerntheorien*
  Ursache des Stotterns ist ein gelerntes Fehlverhalten, das beispielsweise durch den Konsistenzeffekt (Stottern vollzieht sich in gleicher Weise und bei gleichen Wörtern), den Adaptionseffekt (Verringerung der Symptome beim wiederholten Lesen), der Vorhersagbarkeit (Menschen, die stottern, können vorhersagen, wann sie stottern) und durch Umweltreaktionen (zu Beginn des Stotterns sind keine physischen oder psychischen Unterschiede zu anderen Kindern festzustellen, sondern nur in der Reaktion der Umwelt auf ein Stottern) begründet wird (Knura 1982, 41-46).

Anders MIELKE et al., die die Ursachen des Stotterns nach möglichen Bedingungen und Autoren klassifizieren. Sie unterscheiden hierbei fünf Bedingungen:

- *Genetische Bedingungen*, die auf Beobachtungen der Zwillingsforschung (Kid, Seemann) und einem gehäuftem familiären Auftreten (Andrews, Bloodstein) beruhen

- *Hirnfunktionale Bedingungen* unter besonderer Berücksichtigung von neuromuskulären Koordinationsstörungen (Becker, Wlassowa, Fiedler/Standop), zerebraler Sprachdominanz (Aram, Seemann) und Wahrnehmungsstörungen (van Riper)

- *Vegetative Einflüsse bzw. Bedingungen* unter besonderer Berücksichtigung der vegetativen Steuerung (Lingwall, Schulze, Mielke)

- *Psychische Bedingungen,* die auf Antrieb, Gemüt und Temperament reduziert werden und Grundlage der jeweiligen Verursachungsdiagnose sind wie zum Beispiel Angstneurose (Stockert), Erwartungsneurose (Homburger), Ausdrucksneurose (Schneider), Kontaktneurose (Arnold) oder allgemein ungelöste Konflikte (Barbara, Murphey/Fitzsimons)

- *Psychosoziale Bedingungen,* die sich auf die Annahme gründen, dass der Mensch ein Produkt seiner Anlagen und seiner Umwelt sei. Auslöser hierfür sind beispielsweise die Eltern-Kind-Beziehungen (Jehle, Randoll), gesellschaftliche Rangfolgen (Krause), soziale Positionen der Eltern (Teichmann) oder psychische Überforderungen (zitiert nach Mielke et al. 1993, 35-44).

Eine etwas andere Einteilung nimmt NATKE in Anlehnung an BLOODSTEIN und STARKWEATHER vor. Er unterteilt die Ursachen in Neurotische Reaktionen, Lerntheorien, Breakdown-Theorien und in Multikausale bzw. Multifaktorielle Theorien (Natke 2005, 67-77, Bloodstein 1997, 59-104; 1985, 171-186).

Eine umfassende Übersicht zu den möglichen Ursachen des Stotterns gibt das ätiologische Modell der Erklärungsansätze nach BRAUN (Braun 2002, 215;

2006, 218). Das Modell ist in acht Erklärungskomplexe bzw. Module gegliedert, die nicht hierarchisch geordnet sind und alle bekannten, möglichen Ursachen bzw. auslösenden Bedingungen integrieren. Das Modell kann jederzeit durch weitere bzw. andere Module modifiziert werden, so dass der aktuelle Forschungsstand, besonders im interkulturellen Kontext, jederzeit Berücksichtigung finden kann. Das Modell unterscheidet folgende Module:

- *Psychodynamisches/Psychosoziales Modul*
  Die Ursachen des Stotterns basieren hier auf verdrängten Vorgängen im Unbewussten und können zum Beispiel Symptom eines gestörten frühkindlichen Triebkonfliktes, eines Verdrängungsprozesses (Barrau 1982), einer elementaren oralen Fixierung (Anzieu 1982), einer Ichbehauptungsschwäche, einer gestörten Affektregulation, eines Ambivalenzkonfliktes (Barbara 1960), einer Sprechangstneurose (Fernau-Horn 1969), einer neurotischen Störung bzw. Neurose (Schottky 2000) aufgrund familiendynamischer Bedingungen (Kollbrunner 2004; Shoenaker 2000) oder Ausdruck einer psychosozialen Persönlichkeitsstörung (Kocks 1992) sein.

- *Lerntheoretisches Modul*
  Lerntheoretische Erklärungsansätze gehen allgemein davon aus, dass Stottern ein erlerntes sprachliches Fehlverhalten ist, welches durch responte bzw. reaktive Faktoren (S-O-R) oder konditionierte bzw. operante Faktoren (R-K-C) verursacht, bedingt oder ausgelöst wird. Stottern wird hier als ein Verhalten betrachtet, das auf der „S-O-R-K-C-Verhaltensgleichung" (vgl. Braun 1997a, 195f.)[32] basiert. Ursache des Stotterns kann hier beispielsweise ein gelerntes sprachliches Vermeidungs- und Fluchtverhalten (Starkweather 1997), ein erwartungsmotiviertes Vermeidungsverhalten aufgrund von Angst (Kanfer 1969, Wendlandt 1980), eine vorweggenommenes Anstrengungsreaktionen in Bezug auf das Sprechenwollen (Bloodstein 1985) oder ein durch operante Konditionierungsvorgänge erlerntes Verhalten zwischen Eltern und Kind (Brutten 1986, Costello 1984) sein.

- *Physiologisch/Phonetisches Modul*
  Die Verursachung des Stotterns wird hier auf das Sprechen an sich (Atmung, Phonation, Artikulation) zurückgeführt. Danach können diesem Modul alle ätiologischen Theorien oder auslösenden Bedingungen zugeordnet werden, die die Ursachen des Stotterns in einem der drei Bereiche vermuten, wie unter anderem eine spastische Koordinationsneurose, eine reaktive Koordinationsstörung der lautlichen Rede (Werner 1992) oder ein verkrampfter bzw. angespannter zeitlich nicht übereinstimmender Verlauf von Atmung, Stimmgebung und Artikulation (van Riper 1982, Kent 1985).

---

[32] S=Stimulus (Reiz), O=Organismus, R=Reaktion (Response), K=Kontingenz, C=Konsequenz (Braun 1997a, 195).

- *Entwicklungstheoretisches Modul*
  Vermutete Ursachen des Stotterns werden hier von entwicklungsbedingten Sprech- und Redeunflüssigkeiten abgeleitet. Stottern kann hier entweder Symptom einer entwicklungsbedingten fixierten Redeflussstörung, einer Störung des Gleichgewichtes zwischen Anforderung und Aufnahmevermögen in der Sprachentwicklung oder Symptom einer familiären Sprachschwäche sein. Hierzu gehören die Diagnose-Theorie (Johnson 1959), die Theorie der dialogischen Verunsicherung (Westrich 1977) und die Theorie des gestörten Sprachkreises (Wyatt 1973).

- *Neuropsychologisches/Neurophysiologisches Modul*
  Die Ursachen des Stotterns beruhen hier auf wechselseitigen Störungen von „zentralnervösen Prozessen und psychischen bzw. sprachlichen Funktionen" (Braun 1997a, 368). Ursache des Stotterns kann unter anderem eine Störung der neuromuskulären bzw. neuromotorischen Koordination (Schulze/Johannsen 1986, Fiedler 1994, Natke 2005, Starke 2005), eine Störung der Autoregulation des Sprechens (Fiedler 1993), Symptom einer Hemisphärenambivalenz, wie der Doppelwertigkeit der rechten und linken Hälfte des Groß- und Kleinhirns, (Johannsen/Victor 1986, Fiedler 1992, Natke 2005), eine Teilleistungsstörung im hierarchisch sequentiell organisierten System der Sprachproduktion (Graichen 1989), eine Wahrnehmungsstörung in Folge auditiver Feedback-Interferenzen (van Riper 1982, Fiedler/Standop 1986, Fiedler 1992) oder ein strukturelles Defizit im linken Teil der Präzentralwindung (Neumann 2005) sein.

- *Kognitionstheoretisches Modul*
  Ursache für das Stottern sind hier gestörte mentale Prozesse, die beispielsweise auf irrationalen Störungsvorstellungen oder unangemessenen Emotionen beruhen, und die einen Einfluss auf die Informationsverarbeitung haben, so dass Informationen nicht mehr ‚realistisch' verarbeitet werden können, weil das ‚Was' und ‚Wie' des Denkens gestört ist. Ätiologische Annahmen, die diesem Modul zu geordnet werden können, sind unter anderem die eingebildete Vorstellung, nicht sprechen zu können (Bindel 1996), eine Überbewertung des Denkens und Sprechens, aufgrund eines gestörten Selbstkonzepts oder unrealistisch eingeschätzte Sprechsituationen (Ellis 1997) oder eine generelle kognitiv linguistische Störung (Hamre 1985).

- *Psycholinguistisches Modul*
  Generell werden hier die Ursachen in einer Dysfunktion mentaler Systeme vermutet, die für Sprache, Sprachproduktion sowie Sprachrezeption zuständig sind. Die Ursachen des Stotterns liegen hier in einem gestörten Verhältnis von Sprechen und Denken. Entsprechend kann Stottern Symptom einer assoziativen Aphasie, einer Denk- oder Kodierungsstörung, einer Störung im unmittelbaren lexikalischen Zugriff, einer Selbstblockierung des Denkens und

Sprechens, einer Störung der Prosodie (Wingate 1988), einer Dysfunktion der linguistischen Segmentierung (Moore/Haynes 1980) oder einer generellen linguistischen Störung (Cooper 1977, Gregory 1979) sein.

- *Interaktionistisch kommunikationstheoretisches Modul*
  Die verursachenden Faktoren bzw. auslösenden Bedingungen des Stotterns werden hier mit einem gestörten Verhältnis der Interaktion zwischen Kind und Bezugspersonen begründet. Vermutete Ursachen des Stotterns sind hier unter anderem Störungen der Interaktion (Scherer 1995), Störungen der dysfunktionalen Kommunikationsstrukturen (Folge und Ausdruck), Störungen der erlebnisbedingten unangepassten sprachlichen Reaktionen auf Aktionen und Reaktionen der Umwelt oder Störungen der familiären Beziehungsmuster (zitiert nach Braun 1997a; 2002, 215-218; 2006, 217-221).

Eine Differenzierung in disponierende und auslösende Faktoren wie beispielsweise JOHANNSEN vorschlägt[33], nimmt BRAUN explizit nicht vor. Vermutlich deswegen, da auf die Frage, nach den Ursachen für die Entstehung des Stotterns derzeit immer noch keine Antworten vorliegen.

Zusammenfassend kann festgestellt werden, dass eine einheitliche Annahme zu den Ursachen des Stotterns nicht existiert. Nach BRAUN können lediglich wechselseitige „Zusammenhänge zwischen Stottern und disponierenden, verursachenden, auslösenden sowie aufrechterhaltenden Bedingungen" (Braun 2002, 214) ausgemacht, aber keine exakten Aussagen zu den Ursachen selbst getroffen werden. Es wird daher angenommen, dass es nicht eine einzige Ursache des Stotterns, sondern durch Faktoren und Bedingungen beeinflusstes Ursachenbündel gibt, das zur Entstehung von Stottern beiträgt (multifaktorielle Theorie). Ein Faktorenbündel integriert dann beispielsweise genetische Dispositionen im Sinne einer Veranlagung, physiologische (organische), psycholinguistische und psychosoziale Einflüsse (Motsch 1990/1992, Johannsen 2003, Hansen/Iven 2004, Katz-Bernstein 2002, Braun 2006). Derzeit treten die Theorien in den Vordergrund, die primär von einer genetischen bzw. erblichen Verursachung (etwa 70 Prozent der Experten) sowie einer organisch bedingten Prädisposition des Stotterns ausgehen (Gudenberg 2005, 1-23; Neumann 2005a, 35). Rein psychologische, kommunikativ interaktive oder entwicklungsbedingte Ursachen werden ausgeschlossen (Neumann et al. 2005a, 30-35).

[33] Zu den disponierenden Faktoren gehören unter anderem „Vererbung, prä-, peri- und postnatale Einflüsse oder frühkindliche Entwicklungsbedingungen" als Folge einer Wahrnehmungs-, Autoregulations- oder Lateralisationsstörung und/oder einer neuromotorischen Koordinationsstörung. Zu den auslösenden Faktoren in Verbindung mit stabilisierenden, chronifizierenden und generalisierenden Größen zählen alle Faktoren, die dem Stottern unmittelbar vorausgehen oder mit ihm zusammenfallen. Unterschieden werden hierbei mono-kausale und idiographische ätiologische Faktoren (Johannsen 2003, 154-158).

Anders KOLLBRUNNER, der eine erbliche oder konstituelle Verursachung des Stotterns ausschließt (Kollbrunner 2004, 139-252; 281).

2.2.7 Behandlungsansätze unter Berücksichtigung des Modells der ‚Therapeutischen Wirkfaktoren' nach BRAUN

Im Laufe der Zeit wurde eine Fülle von Behandlungsansätzen zum Stottern entwickelt, die medizinische, pädagogische und psychologische Provenienz haben. Derzeit existieren etwa 250 bis 300 bekannte Sprechhilfen, -techniken, Methoden und Verfahren in Deutschland, die teilweise normiert, methodenkombiniert und einzelfallorientierend oft nach ätiologischen Aspekten ausgerichtet sind.[34] Anhand des Modells der Therapeutischen Wirkfaktoren, welches Teil der Konstruktiven Komplextherapie des Stotterns ist, sollen verschiedene Behandlungsansätze zum Stottern aufgezeigt werden.[35]
Die Grundlagen der Konstruktiven Komplextherapie sind eine historische Analyse vieler Stottertherapien durch BRAUN und der Versuch, pädagogisches und therapeutisches Handeln zu einem therapeutisch orientierten pädagogischen Behandlungsansatz zu verknüpfen.[36]
Das Modell der ‚Therapeutischen Wirkfaktoren' ist in vier Komponenten bzw. in therapeutische Wirkfaktoren (BRAUN) gegliedert: die Entfaltung der Sprechkompetenz, die kognitive und affektive Verarbeitung und die Gestaltung der kommunikativen Beziehung. Die Komponenten sind nicht hierarchisch angeordnet, sondern sie stehen in einer gleichrangigen und gleichwertigen Beziehung zueinander. Den Komponenten zugeordnet sind die Verstehens-, Bewältigungs-, Erlebnis- und Beziehungsperspektiven. Diese Perspektiven stellen die therapeutischen Veränderungsprozesse dar. Sie sind mit allen Komponenten bzw. Wirk-

[34] Sprechhilfen nach BRAUN führen zu einer direkten Modifikation des Stotterns. Sprechtechniken sind kombinierte Mittel und integrieren verschiedene Sprechtechniken und/oder –hilfen. Standardisierte oder normierte Verfahren sind komplexe Mittel, die theoretisch begründet sind und auf Erfahrungen beruhen. Methodenkombinierte Verfahren sind Mittel, die verschiedene Methoden miteinander verknüpfen (Braun 1997a, 337f.).

[35] Die Konstruktive Komplextherapie des Stotterns besteht aus zwei Teilen, dem Modell der ‚Therapeutischen Wirkfaktoren' und dem ‚Therapeutischen Stufenmodell'.

[36] Die beiden in der Sprachheilpädagogik auftretenden, sich gegenseitig beeinflussenden Positionen sind einerseits Erziehung und Unterricht, die der therapeutischen Behandlung dienen, und andererseits die Therapie, die der Erziehung und dem Unterricht dient. Diese wurden von BRAUN durch zwei Grunddimensionen erweitert. Zum einen ist das die therapeutische Prozessorientierung (therapeutisch-pädagogisches Handeln berücksichtigt ständige Veränderungen, ist flexibel genug, auf Beziehungsstrukturen einzugehen, hinterfragt und analysiert therapeutische Methoden und orientiert sich an der Eigendynamik eines jeden Individuums) und zum anderen ist das die finale Förderorientierung (therapeutisch-pädagogisches Handeln orientiert sich an den individuellen Zielen und stellt auf die jeweiligen individuellen Bedürfnisse der Menschen ab). Aus diesen Grundgedanken entwickelte BRAUN das Modell der ‚Therapeutischen Wirkfaktoren' (Braun 1997a, 363f.; Iqbal Bhatti 2002, 6).

faktoren verknüpft und können gleichzeitig wirken. Zum Beispiel muss bei der Entfaltung von Sprechkompetenz Stottern nicht nur bewältigt, sondern auch verstanden, erlebt und in Beziehung gesetzt werden. Im Mittelpunkt des Modells stehen jedoch die Menschen, die stottern und die Bezugspersonen (z. B., die Eltern der Kinder, die stottern).[37] Die primäre Aufgabe der Beteiligten besteht darin, aktiv am Behandlungsprozess teilzunehmen und diesen gemeinsam mit den Therapeuten/Pathologen zu gestalten. Die Beteiligten stehen in einem wechselseitigen Verhältnis zueinander. Dieses Vorgehen wird auch als kooperatives Handeln bezeichnet. Hauptziel ist die Selbstorganisation und -regulation des Stotterns durch die Menschen, die stottern, und die Bezugspersonen. Selbstorganisation und Selbstregulation sind Schlüsselfunktionen, denn die Menschen, die stottern, sollen lernen, den Behandlungsprozess selbst zu gestalten und zu bestimmen. Demgemäß bestehen die Aufgaben der Therapeuten vorrangig darin, bei der Selbstorganisation und Selbstregulation des Stotterns behilflich zu sein, indem sie unter anderem ihr Wissen und ihre Erfahrungen zur Verfügung zu stellen, und ihr Auftreten von Akzeptanz, Empathie und Verständnis geprägt ist. Sie fungieren stärker als Begleiter im Hintergrund.

Die Komponenten als therapeutische Wirkfaktoren beinhalten die Zielsetzungen und die therapeutischen Module, die in sich abgeschlossene therapeutische Einheiten darstellen. Alle Hilfen, Techniken, Methoden und Verfahren, die in das Modell als Behandlungsansatz integriert werden können, sind therapeutische Module. Module, die eine methodische, systematische oder komplexe Struktur besitzen, können in Untermodule zerlegt werden und entsprechend ihrer Wirkweise den jeweiligen Komponenten zugeordnet. Auch wenn die Zerlegung und Zuordnung der komplexen Module in die jeweiligen Komponenten nicht immer eindeutig ist, stellt dies kein unmittelbares Problem für eine Behandlung dar, da jede Behandlung neu konzipiert, strukturiert und systematisiert wird, um den individuellen Bedürfnissen der Menschen, die stottern, und ihrer Bezugspersonen gerecht zu werden.

- Die *Entfaltung der Sprechkompetenz* als eine der vier Komponenten umfasst all das, was mit Sprechen zu tun hat, wozu die Grundlagen des Sprechens und unflüssige Sprechanteile gehören. Zielstellungen sind hier unter anderem Aneignung von Wissen über allgemeine Grundlagen des Sprechens wie Haltung, Atmung, Stimme und Artikulation anhand der jeweiligen Standardaussprache, Hörbildung, Eigen- und Fremdwahrnehmung, Aneignung eines flüssigen Sprechens bzw. einer neuen Sprechweise, Selbstkontrolle des Sprechens, Selbstkorrektur, Modifikation des Stotterns oder strukturierte Kodierung des Sprechvorgangs. Entsprechend den Zielstellungen können hier alle Techniken, Hilfen, Methoden und Verfahren als therapeutische Module integriert werden, die mit

[37] Usuelle Oberbegriffe für Menschen, die stottern, sind ‚Stotterer', ‚Stotterin', ‚Stotternde', ‚Patienten' oder ‚Kunden'.

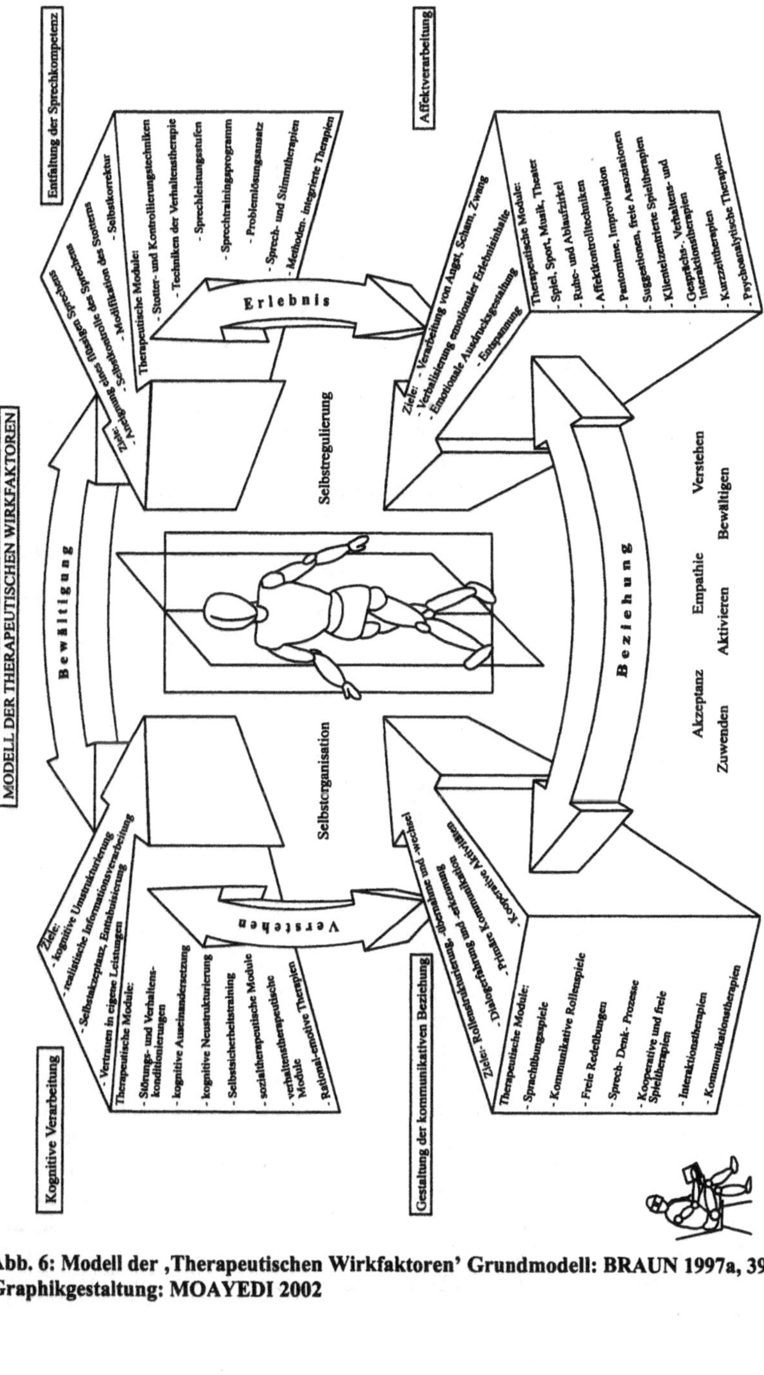

Abb. 6: Modell der ,Therapeutischen Wirkfaktoren' Grundmodell: BRAUN 1997a, 397; Graphikgestaltung: MOAYEDI 2002

dem Sprechakt in Verbindung stehen. Dazu zählen Übungen zur Haltung, Atmung, Stimme und Artikulation aus der klassischen Sprecherziehung nach KRECH/KRECH, ADERHOLD, FIUKOWSKI, COBLENZER oder MUHAR Atem- und Bewegungstechniken nach MIDDENDORF, BLEY oder MIELKE, Zwerchfellmethode nach DEL FERRO, Stimmtechniken des Gospel-, Soul- oder Jazzgesangs nach BRÜCK, Progressive Muskelentspannung nach JACOBSON, die Akzentmethode nach SMITH, die Nasalierungsmethode nach PAHN, die Funktionelle oder Dynamische Stimmtherapie nach HERMANN-RÖTTGEN, die Artikulationstherapie nach VAN RIPER, Techniken der Verhaltenstherapie wie Masking, verzögertes auditives Feedback (DAF), Unisono-Sprechen, Schatten- und Taktsprechen, rhythmisierendes, akzentuierendes, atemreguliertes, spannungsauflösendes, prolongiertes Sprechen, Fading, Biofeedbacktraining der Sprechmuskulatur, positive oder negative Verstärkung oder Shaping, die Stotter- und Kontrollierungstechniken nach PRÜß und PERKINS, die koordinierte Stotterkontrolle nach JACOBSEN, die Myofunktionelle Therapie nach GARLINER, Sprechleistungsstufen nach WLASSOWA, BECKER, PAWLOWA-ZAHALKOVA oder STOLL, Mini-KIDS-Programm nach SANDRIESER/SCHNEIDER, Sprech- und Stimmtherapien nach HAM, HAUSDÖRFER oder RICHTER, das Systematic Fluency Training nach RANDOLL, das Sprechtrainingsprogramm und In-vivo-Methode nach WENDLANDT, die Problemlösungsansätze nach VAN RIPER und DELL, die Intensiv-Modifikation Stottern (IMS) nach ZÜCKNER oder die Sprechmodule der Doetinchemer Methode nach SCHOENAKER, der Globalen Stottertherapie nach ROBERTS, der Kommunikationstherapie nach MOTSCH und ZOPF, der Kombinationstherapien nach GUTZMANN oder KRECH, der Interaktionstherapie nach KATZ-BERNSTEIN, des dreistufigen psychologisch-pädagogischen Ansatzes nach IWERT, des methoden-integrierten Therapieprogramms nach DEUSE oder HANSEN/ IVEN, der Kasseler Stottertherapie nach GUDENBERG et al. oder der pädagogischen Sprechtherapie nach PAPE.

- Die Komponente der *kognitiven Verarbeitung* integriert alle mentalen Vorgänge und Strukturen bzw. Prozesse des Wahrnehmens, Schlussfolgerns, Erinnerns, Denkens, Problemlösens und Entscheidens (Zimbardo 1996, 275-317), die mit Stottern in Zusammenhang stehen, und die entweder als Folge- oder Begleiterscheinung oder als Ursache in Betracht kommen. Zielstellungen der kognitiven Verarbeitung sind unter anderem das Zustandekommen von Einsichten in Bedeutung und Zusammenhänge des Stotterns, eine realistische Informationsverarbeitung, die kognitive Umstrukturierung der Störungsvorstellung und des Störungsbewusstseins, ein Umdenken und Umdeuten einhergehend mit Um- bzw. Neubewertung (Entwicklung neuer Sichtweisen) und die Enttabuisierung des Stotterns. Des Weiteren zählen zu den Zielstellungen auch das Ablassen von kognitiven Verzerrungen, die Ablenkung vom Stottern bzw. vom Sprechvorgang und die Entwicklung von Selbstakzeptanz, Selbstwahrnehmung, Selbsteinschätzung, Selbstvertrauen, Selbstsicherheit oder Selbstbewusstsein. Im Rahmen dieser Komponente kommen alle Ansätze in Betracht, die bei der kognitiven Verarbeitung von Stottern hilfreich sind, wie das Selbstsicherheitstraining nach WENDLANDT, das Verhaltens- und Sozialmodul der Doetinchemer Methode nach SCHOENAKER, die kognitive Auseinandersetzung nach LENZ, die kognitive Neustrukturierung nach MEICHENBAUM oder die rational-emotiven Therapien nach KEßLER, ELLIS, WERTENBROCH oder WIDLAK (vgl. Literaturverzeichnis).

- Die Komponente bzw. der Wirkfaktor der *affektiven Verarbeitung* integriert alle emotionalen Faktoren wie Gefühle oder Stimmungen, die hinsichtlich des Stotterns auftreten können. Ziele hier sind unter anderem die Reduktion von Affekten durch emotionales Abreagieren, die Be- und Verarbeitung von Angst, Furcht, Scham, Zwang oder Hemmungen durch emotionale Selbsterfahrung, die Verbalisierung emotionaler Erlebnisinhalte, Ausdrucksgestaltung oder Körpererleben durch Entspannung und Bewegung. Unter dieser Komponente sind alle Hilfen, Techniken, Methoden und Verfahren subsumiert, die bei der emotionalen Auseinandersetzung und bei der Be- und Verarbeitung des Stotterns hilfreich sind. In Betracht kommen unter anderem allgemeine Module wie Tanz, Musik, Gesang, Theater, Zeichnen, Formen, Basteln oder Malen, der Ruhe- und Ablaufzirkel nach FERNAU-HORN, das Atem- und Entspannungstraining nach IWERT und KRUSE, Affektkontrolltechniken wie die Progressive Muskelentspannung nach JACOBSON, die ganzheitliche Eutonisierung nach SCHLAFFHORST/ANDERSON, autogenes Training nach SCHULTZ, Sprechtechniken zur Normalisierung des Ausdruckverhaltens wie Pantomime, Improvisation, Schauspiel und Gebärdensprache, die Interaktionstherapie und Sensibilisierungstechniken für affektive Zustände und Erregungen nach KRAUSE, Suggestionen und freie Assoziationen, die Autosuggestion nach RICHTER, die Techniken der Gesprächs- und Verhaltenstherapie nach WESTRICH, die psychologisch orientierten Spieltherapien wie Sceno-Spiel oder Psychodrama, die analytischen Kinder- und Jugendpsychotherapien, integrierte Kurztherapien, psychoanalytische Therapien für Erwachsene nach JUNG und FREUD, tiefenpsychologische Verfahren wie Hypnose, fokussierende Elternberatung nach KRAUSE, die Präventionstherapie nach IRWIN und die Dynamische Stottertherapie (DST) nach KOLLBRUNNER.

- Die *Gestaltung der kommunikativen Beziehung* als vierte Komponente bezieht alle Faktoren ein, die mit dem Erwerb von Kommunikations- und Handlungskompetenzen im Zusammenhang stehen. Menschen, die stottern, ziehen sich oft aufgrund von lang andauernden negativen kommunikativen Erfahrungen mehr oder weniger aus dem Kommunikationsgeschehen zurück. Ihre kommunikativen Kompetenzen können dadurch zum Teil erheblich eingeschränkt sein. Primäre Ziele sind deshalb die Wiederherstellung der Rede-, Gesprächs- und Dialogfähigkeit durch die Förderung der primären Kommunikation, durch Dialogerfahrungen, Rollenübernahme und -wechsel, kooperative Aktivitäten, Erhalt von

Sicherheit im Umgang mit anderen Kommunikationsteilnehmern und aktives Zuhören. Dieser Komponente bzw. diesem Wirkfaktor können alle Ansätze zugeordnet werden, die zur Wiederherstellung bzw. zur Entwicklung von kommunikativen Fähigkeiten in alltäglichen und besonderen kommunikativen Situationen beitragen. Module, die hier in Betracht kommen, sind unter anderem kommunikative Sprachübungsspiele wie das Steine-Gong-Spiel, freie Sprechübungen wie Diskussionen, Gespräche, Vorträge oder Referate, Übungen zur Förderung von Sprech-Denkprozessen, kommunikative Rollenspiele wie Interaktionsspiele im Unterricht, Kommunikationsmodule der Sprechleistungsstufen nach STOLL und der methoden-integrierten Therapie nach DEUSE, Kommunikationstraining in Alltagssituationen nach VAN RIPER und WENDLANDT, die szenische Improvisation nach WENDLANDT, die pädagogische Kommunikationstherapie nach MOTSCH, die Interaktions- bzw. Kommunikationstherapie nach BAUMGARTNER und KATZ-BERNSTEIN, das interaktionsorientierte Konzept nach WESTRICH, die präventive Kommunikationstherapie nach IRWIN, die kooperative bzw. freie Spieltherapie nach BENECKEN und die fokussierende Elternberatung nach KRAUSE.

Die Therapie selbst wird nach einer ausführlichen Diagnostik auf die individuellen Bedürfnisse der Menschen, die stottern, und die ihrer Bezugspersonen abgestimmt. Die Diagnostik orientiert sich dabei an den vier therapeutischen Wirkfaktoren. Gemeinsam wird dabei erarbeitet, mit welcher Komponente und welchen Modulen oder Untermodulen die therapeutische Arbeit begonnen werden soll. Das bedeutet jedoch nicht, dass die einmal ausgewählte Komponente bzw. der einmal ausgewählte Wirkfaktor konsequent ‚abgearbeitet' werden muss, um sich dann der nächsten zuzuwenden. Erscheint es angebracht oder notwendig, können sich Therapeuten/Pathologen und die Menschen, die stottern, entsprechend der Phase des therapeutisch pädagogischen Prozesses in allen vier Komponenten bzw. Wirkfaktoren auf unterschiedlichen Ebenen bewegen.

2.3 Zusammenfassung

Die wichtigsten allgemeinen Störfaktoren im interkulturellen Kontext, die sowohl bewusst als auch unbewusst auftreten, sind fehlendes bzw. fehlerhaftes Wissen über andere Kulturen/Nationen, Beurteilungsfehler, fehlendes Verstehen, Vorurteile, Auswahlfehler, mangelnde individuelle und kollektive Selbst- und Fremdreflexion sowie eine fehlende, mangelnde oder ungenügende Identitätsentwicklung.

Von den meisten Autoren wird Stottern unter dem Begriff der Sprech- bzw. Redeflussstörungen und weniger unter den der Kommunikationsstörungen subsumiert. Entsprechend den jeweiligen Sichtweisen wird Stottern unterschiedlich beschrieben bzw. definiert. Eine Einheitlichkeit bezüglich der Symptomatik ist nicht erkennbar. Primär orientiert man sich hierbei an der äußeren Symptomatik.

Die Ursachen des Stotterns sind nach wie vor unbekannt, es wird aber eine multifaktorielle Verursachung angenommen, obwohl die derzeitige Entwicklung in der Wissenschaft eine andere ist.
Ähnliches gilt für die Behandlungsansätze, die sich entweder an ätiologischen Annahmen oder an der Symptomatik des Stotterns orientieren.

Die gesichteten Ansätze zur Ätiologie und Therapie bzw. Behandlung des Stotterns stützen sich im Wesentlichen auf die in dieser Kultur bzw. Nation entwickelten Konzeptionen unter Einbeziehung meist angloamerikanischer Ansätze. Ätiologische und therapeutische Forschungs- und Erfahrungsberichte mit interkulturellem Bezug waren nur marginal zu finden, wie beispielsweise in den Berichten von WENDLANDT, ÜNSAL, KRACHT, LÜDTKE et al, ROMANENKO, STALDER, LATTERMANN/SHENKER, JEHLE, RANDOLL, BETA/LÜCK oder in denen des deutschen BUNDESVERBANDS DER STOTTER-SELBSTHILFE E.V. (Kieselsteine 2003, 1-5; 2004, 1-3; vgl. Literaturverzeichnis). Hinweise zu Ätiologien und Behandlungsansätzen, die interkulturelle Aspekte nicht nur aus den so genannten westlichen Kulturen gleichwertig berücksichtigen bzw. diese integrieren, wurden ebenso kaum gefunden.

3. Interkulturelle Kompetenz

Anhand der Darlegungen zum Stottern und zur Interkulturellen Kommunikation wird deutlich wie komplex und vielschichtig die jeweiligen Phänomene allein im nationalen/kulturellen Kontext sind. Eingebettet in interkulturelle Zusammenhänge gewinnen diese zunehmend an Komplexität. Dadurch wird auch deutlich, welche Anforderungen hierbei an die Kommunikationsteilnehmer gestellt werden, insbesondere an Menschen, die in diesen Bereichen professionell[38] und fachbezogen arbeiten. Folgend soll deshalb aufgezeigt werden, welche Kompetenzen Menschen im interkulturellen Kontext benötigen.

Das Studium der Literatur ergab, dass eine Vielfalt von divergierenden Beschreibungen sowie Konzeptionen, Methoden und Trainingseinheiten zur Interkulturellen Kompetenz existiert. Die Forschungsarbeiten zur Interkulturellen Kompetenz stützen sich ebenso wie die Forschungsarbeiten zu Interkultureller Kommunikation und Stottern meist auf angloamerikanische Forschungen. Von Sprach- und Sprechtherapeuten, Sprech- und Sprachpathologen und Logopäden, die primär mit Menschen zusammenarbeiten, die stottern, konnte kaum Literatur zum Thema gefunden werden.
Die gesichteten Konzeptionen sind oftmals pädagogisch, psychologisch und ökonomisch ausgerichtet. Diese wurden dann entsprechend ihrer ursprünglichen Herkunft entweder der kommunikationswissenschaftlichen oder der soziologischen Perspektive zugeordnet.

3.1 Allgemeine Grundlagen

Etymologisch ist der Terminus ‚Kompetenz' vom Lateinischen ‚competentia' und ‚competere' (das Zusammentreffen, Stimmen, Entsprechung) abgeleitet worden, was soviel wie Zuständigkeit, Sachverstand, Befugnis, Urteilsfähigkeit, Befähigung, Fähigkeit, sachständig im Gegensatz zu Inkompetenz bedeutet (Wahrig 2005, 756; Brockhaus 1997, 247). Im heutigen allgemeinen als auch wissenschaftlichen Sprachgebrauch werden unter ‚Kompetenzen' allgemein Fähigkeiten verstanden, die Menschen als Potenziale zur Verfügung stehen und Handlungsmöglichkeiten eröffnen. Hierbei werden vier Grundkompetenzen unterschieden: soziale, fachliche, methodische und personale Kompetenzen. Für Kommunikation im interkulturellen Kontext werden jedoch Interkulturelle Kompetenzen bzw. Fähigkeiten benötigt, die häufig unter dem Terminus der Schlüsselqualifikationen subsumiert werden. Zu den Schlüsselqualifikationen zählen unter anderem: Fachkompetenz, Sprachkompetenz, soziale und emotionale Kompetenz, mündliche Kompetenz und Methodenkompetenz. Nicht alle Fähigkeiten werden immer gebraucht, deshalb sind sie kontextgebunden (vgl. Müller 1999).

---

[38] vgl. Iven 1994, 61-62

Der Terminus ‚Interkulturelle Kompetenz' wurde von HINZ-ROMMEL (1994) in den deutschsprachigen pädagogischen Diskurs eingeführt. Der Autor stützt sich auf die Beschreibungen zur kommunikativen Kompetenz nach GUMPERZ und HYMES (Gumperz 1964, 137-153; Hymes 1964, 1-34). Kommunikative Kompetenz bedeutet allgemein Sprachfähigkeit und integriert unter anderem linguistische, psychische und soziale Aspekte von Sprache. Sprechen selbst wird als „symbolvermitteltes Handeln" verstanden (Bußmann 1990, 393f.). Häufig verwendete Synonyme für Interkulturelle Kompetenz sind beispielsweise Interkulturelles Lernen, Interkulturelle Kommunikationskompetenz sowie Interkulturelle Handlungskompetenz. Die Forschungen in diesem Bereich richten ihren Fokus auf die Auflösung von kommunikativen Missverständnissen bzw. Störungen im interkulturellen Kontext. Das Hauptaugenmerk ist hierbei auf das Verstehen gerichtet. Wie in Kapitel 1.2 zur Kommunikation dargelegt, sind die Kodierung und Dekodierung von Informationen nie identisch, da jeder Kommunikationsteilnehmer dies individuell vornimmt, so dass die anderen nie das verstehen, was verstanden werden soll. Für interkulturell Kommunizierende kann Kommunikation auch deshalb erschwerend sein, da noch Faktoren wie Sprachen (verbal/nonverbal), Religion, Weltsichten oder Wertorientierungen (vgl. Kapitel 1.3.5) berücksichtigt werden müssen.

3.2 Ausgewählte Perspektiven

3.2.1 Anthropologische und ethnologische Perspektive

Auf der Grundlage der Beschreibungen zu Kultur und Kommunikation ist Interkulturelle Kompetenz nach GEERTZ die Aneignung von Wissen und Verstehen. Störungen, die zwischen den Kulturen durch unterschiedliche Bedeutungssysteme wie Riten, Glaubensvorstellungen, Zeremonien, Zeit oder Geschlechterverteilung auftreten können, werden durch den Umstand bedingt, dass diese Systeme erfahrungsfern sind (Geertz 1987, 289ff.). Voraussetzung für Interkulturelle Kompetenz ist nach LEVI-STRAUSS analog zu GEERTZ die Aneignung von Wissen und Verstehen. Differenzen im interkulturellen Kontext treten auf, wenn weder die eigenen Handlungen und Verhaltensweisen noch die Handlungen und Verhaltensweisen der anderen in das jeweils eigene System übernommen werden können und dadurch gewohnte Handlungs- und Denkmodelle eingeschränkt werden. Fremde, andere Gesellschaften werden dann als Bedrohung erlebt, da keine alternativen Strategien zur Verfügung stehen. Primäres Ziel von Interkultureller Kompetenz ist deshalb die Überbrückung von gesellschaftlichen Differenzen (Levi-Strauss 1976, 321f.; 1985, 58f.). Nach HALL E. T. in Anlehnung an seine Ausführungen zu Kultur und Kommunikation (vgl. Teil I, Kapitel 1.1.2.2; 1.2.2 und 1.3.2) wird ein Zusammenleben beispielsweise durch soziale Systeme geregelt, die durch Kommunikation gestaltet werden. Entsprechend benötigen Menschen – unabhängig vom Kontext – vorrangig kommunikative Kompetenzen. Nach BREIDENBACH und ZUKRIGL benötigen die Kommunikationsteilnehmer bzw. die Mitglieder einer zukünftigen Weltgemeinschaft zur Überwindung von Differenzen ein globales Referenzsystem, zu dem beispielsweise Konsensfähigkeit, gegenseitiges Verstehen und Anerkennung zählen. Genannte Faktoren bilden die Basis von Interkultureller Kompetenz. Das Primärziel besteht im Erhalt der kulturellen Vielfalt (Breidenbach/Zukrigl 1998, 226-228).

3.2.2 Soziologische Perspektive

HOFSTEDE definiert ‚Interkulturelle Kompetenz' als eine Art Fähigkeit zur Überbrückung von kulturdifferenzierenden Merkmalen. Eines der grundlegenden Axiome zur Überwindung von Differenzen ist die Aneignung von Wissen zur Informationsgewinnung, indem beispielsweise Kulturunterschiede ermittelt und transparent gemacht werden, um geeignete Strategien entwickeln zu können. Zum Wissen zählt beispielsweise Wissen zu individualistischen und kollektivistischen Formen des Zusammenlebens, zur Verteilung von Autoritäten und Machtdistanzen, zur Geschlechterverteilung und zum Umgang mit Sicherheiten und Unsicherheiten. Ebenso wird ein Wissen über persönliche Ähnlichkeiten benötigt, um Übertragungsmöglichkeiten auf andere zu reduzieren sowie ein Wissen um alternative Varianten der Interpretation, damit man, kompetent kommunizieren kann (Hofstede 2006, 439-473; vgl. Kapitel 1.2.2.2 und 1.3.2.2). In ähnlicher Weise beschreibt HINZ-ROMMEL Interkulturelle (Handlungs)Kompetenz als die Fähigkeit, angemessen und erfolgreich in fremdkulturellen Umgebungen oder mit Angehörigen einer anderen Kultur zu kommunizieren. Interkulturelle Kompetenz umfasst jedoch nicht nur den kommunikativen Aspekt, sondern ebenso den Wissens-, Handlungs- und Interaktionsaspekt, zu denen Faktoren wie Interaktionsfreudigkeit, Selbstsicherheit, Stresstoleranz, die Fähigkeit, Widersprüche auszuhalten, Empathie, eigene kulturelle Bewusstheit und Sprachkenntnisse zählen. Weniger bedeutsam ist für ihn ein Wissen über die jeweiligen Kulturen an sich (Landeskunde), da dies eher zu Stereotypisierungen führen könnte. Fremdheit könne zum Beispiel nur durch Verstehen von psychischen Prozessen wie Spaltung und Übertragung abgebaut werden. Die Vermittlung Interkultureller Kompetenz sei jedoch schwierig, da die Aneignung von Handlungskompetenzen erst durch einen „umfassenden, reflexiven, bewussten und andauernden Prozess" gelingt. Ausdrücklich weist er darauf hin, dass Kommunikationsteilnehmer mit einem anderen kulturellen Hintergrund (Migrationshintergrund) nicht automatisch interkulturell kompetenter seien als Kommunikationsteilnehmer ohne diesen Hintergrund. Teilkompetenzen wie Sprache und Kulturkenntnisse erachtet er als alleinige Variablen für nicht ausreichend, um interkulturell kompetent zu kommunizieren (Hinz-Rommel 1994, 56-74; 1998, 15-20). Nach CASTRO VARELA verfügen diejenigen über Interkulturelle Kompetenz, die kulturelle Unterschiede verstehen, anerkennen und tolerieren und kulturelle Einflüsse auf eigenes und fremdes Erleben und Verhalten erkennen können. Dazu benötigen die Kommunikationsteilnehmer unter anderem Fähigkeiten zum Perspektivwechsel, zur Reflexion von Differenzen, um Machtunterschiede, die eigene Herkunft und Identität zu erkennen, Fähigkeiten zur

Interpretation von Gesprächsstilen und im Umgang mit vorgefassten Meinungen.[39] Handlungskompetenz ist auch hier ein wesentlicher Bestandteil Interkultureller Kompetenz, da sie die Fähigkeit involviert, sich verunsichern zu lassen (Castro Verela et al. 1998, 11-13; 2002, 35-48). Primäres Ziel Interkultureller Kompetenz ist die Anerkennung von Vielfältigkeit und Pluralität, damit diese nicht als Defizite betrachtet werden, sondern als Ressourcen, die das Leben bereichern. Ausgangspunkt für Interkulturelle Kompetenz nach LEENEN et al. sind interkulturelle Begegnungen. Der Terminus ‚Kompetenz' wird als ein Reservoir für Wissen, Fähigkeiten und Fertigkeiten beschrieben, das einem Individuum oder einem Kollektiv zur Verfügung steht, und auf das in bestimmten Situationen zur Aufklärung von Differenzen zurückgegriffen werden kann. Interkulturelle Kompetenz wird charakterisiert als „ein Bündel von Fähigkeiten, die einen produktiven Umgang mit der Komplexität kultureller Überschneidungssituationen erlauben" (Leenen et al. 2002, 90). Davon ausgehend werden vier Bereiche Interkultureller Kompetenz unterschieden, die für diesen Kontext relevant sind:

1. allgemeine Persönlichkeitseigenschaften wie Belastbarkeit, Unsicherheits- und Ambiguitätstoleranz, kognitive Flexibilität, emotionale Elastizität und personale Autonomie;
2. soziale Kompetenzen wie Selbst-, Partner- und Interaktionsbezogenheit;
3. spezifische Kulturfähigkeiten wie Sprache, interkulturelle Vorerfahrungen, besonders mit der eigenen Kultur, und spezielles Deutungswissen zum Beispiel über Rituale oder Tabus;
4. allgemeine kulturelle Fähigkeiten wie Wissen über Bewusstheit, Denken, Vertrauen im Umgang mit anderen sowie Wissen über Akkulturationsvorgänge und Kulturdifferenzen.

Interkulturelle Kompetenz wird nicht als Zusatzkompetenz aufgefasst, sondern als eine spezifische Qualifikation zum professionellen Umgang mit den Anforderungen im interkulturellen Kontext (Leenen et al. 2002, 91ff.; vgl. Bolten 2001, 80-105).

Anders BENDER-SZYMANSKI, die Interkulturelle Kompetenz beschreibt „als das infinite Bemühen des kulturgebundenen Menschen um die Nutzung des Potenzials seiner Kulturfähigkeit, auf Unvertrautes (Fremdes) nicht nur mit Inklusion und Exklusion zu reagieren, sondern neue Erfahrungen auch über ethisch-nationale Grenzen hinweg kreativ zu verarbeiten, dass die Interessen der Beteiligten durch Abwägung aller Gesichtspunkte zu einem schonenden Ausgleich gebracht werden können, und dies auf der individuellen wie auf der insti-

[39] Bezüglich der Variable Macht bzw. Machtunterschiede gibt CASMIR folgendes zu bedenken: „Im Zeitalter der Informations-Macht und Informations-Kontrolle wird Kommunikation oft als ein Machtmittel betrachtet und missbraucht, als ein Mittel zur Erschaffung und Erhaltung von Kontrolle über andere Menschen. Das ist etwas, was in fast allen Kulturgruppen zu finden ist" (Casmir 1998, 20; 1985, 58-66).

tutionellen Ebene" (Bender-Szymanski 2002, 156).[40] Die Kulturfähigkeit des Menschen sei ein integraler Bestandteil und als eine interaktive „entwicklungsfähige kollektive Ressource für Kommunikation und Handeln" zu verstehen (Bender-Szymanski 2002, 154). Teilkompetenzen, die im interkulturellen Kontext benötigt werden, sind beispielsweise kognitive, affektive, soziale und moralische Aspekte. Zu den kognitiven Teilkompetenzen zählt die Autorin unter anderem: Problemerkennung, angemessene Situationsinterpretation, Attributation, Selbstwirksamkeitserwartungen und angemessene Konfliktlösungsvorstellungen. Alle Teilkompetenzen sind veränderbare Variablen. Interkulturelle Kompetenz ist dynamisch, dadurch stets veränderlich, und wird dort benötigt, wo Differenzen zwischen Menschen aus unterschiedlichen Kulturen auftreten (Bender-Szymanski 2002, 156-158). Das Konzept beruht auf dem Begriff der ‚kommunikativen Kompetenz' nach CHOMSKY, der mit diesem die Fähigkeit des Menschen definiert, aus einer endlichen Menge an sprachlichen Zeichen und Verknüpfungsregeln eine unendliche Menge von Äußerungen zu enkodieren und zu dekodieren. Das Wissen darüber ist ein unbewusst mental erworbenes Wissen in den jeweiligen Ausgangssprachen (Chomsky 1972, 62f.).
In Anlehnung an die Ausführungen zum Konzept der Bürgerschaft nach VON DER FUHR leben Menschen aus unterschiedlichen Kulturen in einer Nation zusammen. Deshalb benötigen sie keine interkulturelle Kompetenz, sondern Bürgerkompetenz. Die wichtigsten Kompetenzen, die Bürger einer Nation benötigen sind: Wissen über Bürgerschaft; Wissen um Integrität (Gemeinnützliche Interessen haben Vorrang, gruppennützliche Interessen hingegen sind nicht erwünscht.); Einfühlungsvermögen zur Überwindung von kulturellen Differenzen (Gemeinsame Interessen sind maßgeblich) sowie Wissen um gesellschaftliche Standpunkte, um politisch und persönlich keine Einschränkungen hinnehmen zu müssen, oder um eine Zusammenarbeit mit Organisationen zu verweigern, die sich außerhalb des bürgerlichen Gesetzes bewegen (von der Fuhr 2004, Interview).

3.2.3 Kommunikationswissenschaftliche Perspektive

Die Grundlage von ‚Interkultureller Kompetenz' bzw. ‚interkulturell kommunikativer Kompetenz' bilden nach GUDYKUNST Störungen, die im Rahmen interkultureller Kommunikation auftreten. Er unterscheidet dabei drei relevante Faktoren, die zu Störungen in diesem Kontext führen. Zum einen ist dies eine ineffektive Kommunikation mit Menschen, die nicht der eigenen Kultur angehören, zum anderem sind das ungenügende Kenntnisse über kommunikative Regeln hinsichtlich anderer Kulturen sowie unzureichende kommunikative Fertigkeiten, um mit Menschen aus anderen Kulturen partizipierend zu kommunizie-

[40] Den Terminus ‚Kultur' definiert sie in Anlehnung an RÖHMHILD als ein dynamisches Konstrukt, das kein fest angeordnetes Denk- und Handlungssystem darstellt (Bender-Szymanski 2002, 156).

ren. Diese drei Faktoren stellen gleichzeitig ein Grundkonzept zum Erlernen basaler interkultureller Kompetenzen dar, die kurz erläutert werden sollen:

1. Die Motivation mit den Anderen, den Fremden, effektiv und angemessen zu kommunizieren: Die Kommunikationsteilnehmer werden aufgrund von verschiedenen Bedürfnissen wie dem Bedürfnis nach Sicherheit, Vorhersagbarkeit des Verhaltens der Anderen, Gruppenzugehörigkeit, diffuser Angstvermeidung, Vorstellung einer gemeinsamen Alltagswelt, symbolischer und materieller Gratifikation und Aufrechterhaltung des eigenen Selbstbildes motiviert zu kommunizieren. Als nachteilig erweisen sich Regulierungen von Bedürfnissen, da diese nicht vorweggenommen bzw. aufrechterhalten werden können. Die Kommunikation wäre dann zu verkrampft. Zu den Regulierungsfaktoren gehören unter anderem Verhaltensvorhersagen, diffuse Angstvermeidung und Aufrechterhaltung des eigenen Selbstbildes.

2. Wissen um die Erfordernisse einer angemessenen Kommunikation: Um mit Kommunikationsteilnehmern aus anderen Kulturen effektiv zu kommunizieren, benötigt man einerseits Wissen über Fertigkeiten und Wissen über andere Kulturen, und andererseits Wissen über Unterschiede von Gruppen, persönliche Ähnlichkeiten sowie alternative Interpretationsmöglichkeiten.

3. Kommunikative Fertigkeiten: Damit Menschen bewusster miteinander kommunizieren können, benötigen sie Fertigkeiten bzw. Fähigkeiten zu denen Toleranz von Ambiguitäten, Angstmanagement, Empathie, Respekt, Rollenverhalten, Wissen und kommunikative Anpassung zählen. Diese Fertigkeiten bzw. Fähigkeiten sind für eine Kommunikation im interkulturellen Kontext erforderlich, um zum Beispiel Ängste und Unsicherheiten leichter und schneller zu reduzieren. Nach GUDYKUNST sind sprachliche Kenntnisse weniger bedeutsam als das Wissen über kommunikative Regeln und Fertigkeiten (Gudykunst 2002b, 183-224; 1985, 155-173; vgl. auch Kontos 2000, 17-24; Hofstede 2006, 492-497; Wiseman 2002, 207-224).

Dieser Ansatz integriert sowohl kommunikative Kompetenzen als auch Handlungskompetenzen wie Motivation, Offenheit, Empathie, Toleranz gegenüber Ambiguitäten, Verstehen und Selbstreflexion. Nach diesem Ansatz kommunizieren diejenigen im interkulturellen Kontext am effektivsten, die das andere fremde Verhalten nicht nur vor dem eigenen Hintergrund interpretieren, sondern über Handlungen und Situationen metakommunikativ reflektieren und eigenes Handeln verändern. In ähnlicher Weise beschreibt LUCHTENBERG interkulturelle Kompetenz. Damit Kommunikationsteilnehmer kompetent im interkulturellen Kontext kommunizieren können, müssen sie neun kommunikative Kernfähigkeiten berücksichtigen. Dazu zählen Konfliktvermeidung und -absicherung, Verständnissicherung, Fähigkeit zur Metakommunikation und Reparation, flexibles sprachliches und interaktives Verhalten, Akzeptanz sprachlicher

Fehler, Alternativformulierungen und Verhaltensmuster, Einbeziehung auch nonverbaler Interaktionsstrategien, Empathie und Bereitschaft zu ungewohnten Deutungsmustern (Luchtenberg 1994, 49-66). Die Aneignung von kommunikativen Kompetenzen in diesem Kontext erachtet LUCHTENBERG jedoch für bedeutsamer als eine Aneignung von Handlungskompetenzen.

In Anlehnung an HABERMAS und WATZLAWICK geht AUERNHEIMER auch von primär kommunikativen Missverständnissen bzw. Schwierigkeiten aus. Diese wiederum entstehen aber durch die unterschiedlichen Erwartungshaltungen der jeweiligen Kommunikationsteilnehmer und können im interkulturellen Kontext kulminiert auftreten, wobei sie meist nicht sofort bemerkt werden. Deshalb unterscheidet er vier Dimensionen bzw. Faktoren, die Einfluss auf die Erwartungshaltungen der Kommunikationsteilnehmer haben können. Das sind die „Machtdimension, die Dimension der Kollektiverfahrungen, die Dimension gegenseitiger Fremdbilder und die kulturelle Dimension“ (Auernheimer 2002, 184ff.). Neben diesem Wissen benötigen die Kommunikationsteilnehmer aber auch ein Grundwissen über andere Kulturen als auch ein bewusstes Wissen über Fertigkeiten wie Wahrnehmungen, Denken, Handeln und Selbstreflexion. Das Wissen, welches im interkulturellen Kontext jeweils benötigt wird, ist von der persönlich fachlichen Qualifikation (der Profession und Professionalität) und von den Rahmenbedingungen abhängig. Wichtige Teilkompetenzen, die unter dem Begriff ‚Interkulturelle Kompetenz' subsumiert werden, sind des Weiteren a) Sensibilisierung für Kommunikationsprozesse, hierzu sind Fähigkeiten wie Perspektivübernahme, mehrdimensionales Hören, systemische Sichtweise und Metakommunikation notwendig b) Sensibilisierung für Machtsymmetrien, Diskriminierungserfahrungen, Stereotype und Vorurteile, Lernen divergierende Kulturmuster auszuhalten und kooperativ zu verarbeiten und Akzeptanz von Fremdheit. Ein Verstehen im engeren Sinn sei nicht bindend erforderlich, da dadurch „falsche Sicherheiten“ suggeriert würden, die zu neuen Missverständnissen führen könnten (Auernheimer 2002, 200-203; 2003, 137-142).

Interkulturelle Kompetenz ist nach MATOBA/SCHEIBLE primäres Ziel von Interkultureller Kommunikation, die als eine Teilkompetenz der sozialen Kompetenz verstanden wird. Die Autoren definieren den Begriff ‚soziale Kompetenz' als „produktive Kooperation mit fremdkulturellen Interaktionspartnern mittels Kommunikation“, bei der sich die Kommunikationsteilnehmer in Abhängigkeit zu den kommunikativen Situationen angemessen verhalten und verständigen müssen (Matoba/Scheible 2004, 12). Kommunikativ produktive Kooperation beruht auf dem Dialog, der alle Aspekte menschlicher Kommunikation wie Reziprozitätsaspekt, linguistische Aspekte und Beziehungsaspekte berücksichtigt. Alle Kommunikationsteilnehmer benötigen lediglich ein gemeinsames Zeichensystem. Schwierig sind nur der kommunikative Einstieg und die Bereitschaft zu Verhaltensänderungen, da die Entscheidungen hierfür nicht immer individuell getroffen, sondern auch durch die Gemeinschaften mitbestimmt werden. Letztlich geht es darum, Wissen in einen sozialen Kontext zu stellen und entsprechendes Verhalten im Gespräch auszuhandeln (Matoba/ Scheible 2004, 24; Kapitel 3.5.1).

Nach FISCHER V. in Anlehnung an CHOMSKY ist ‚Interkulturelle Kompetenz' soziale Kompetenz bzw. Beziehungskompetenz, die kommunikativ und interaktiv zwischen den Kommunikationsteilnehmern stattfindet. Kommunikationsteilnehmer sind Fachleute, die mit Menschen mit Migrationshintergrund sowie kulturell different zusammengesetzten Gruppen professionell arbeiten. Interkulturelle Kompetenz integriert handlungsbezogene, kognitive und emotionale Aspekte und Teilkompetenzen, die vier Ebenen zugeordnet sind: der Ich-, Wir- Sach- und Organisationsebene. Unter der Wir-Ebene werden folgende soziale Kompetenzen zusammengefasst: Sprachkompetenz, Akzeptanz, Empathie, Rollenstrukturen, Ambiguitätstoleranz und Fähigkeiten zur Konfliktmediation. Unter der Sachebene Wissen versteht FISCHER V. Migrationsgeschichte, Länderdaten, soziale Konstrukte wie Rasse oder Ethnie und Kommunikationsprobleme (Fischer V. 2005, 10-15; Chomsky 1977, 11-48; 51ff.). Die Methoden zur Umsetzung interkultureller Ziele sind unter anderem Methoden zur Beratung, Konfliktmediation und Organisationsentwicklung. Interkulturelle Kommunikation selbst ist organisatorisch in einen historisch gesellschaftlichen Kontext („Referenzrahmen") eingebunden, der auf Werten beruht und einen Spiegel der Gesellschaft darstellt (Fischer V. 2005, 2f.).

3.3 Konzeption für Experten mit Schwerpunkt Stottern

Wie eingangs kurz dargelegt, wurden keine Konzeptionen für Experten mit Schwerpunkt Stottern gefunden. Die existierenden Konzeptionen sind in der Regel auf Professionen mit pädagogischem, psychologischem, kommunikationstheoretischem und wirtschaftlichem Fokus zugeschnitten und können deshalb nicht ohne weiteres auf kommunikationspathologische Berufe übertragen werden, außer Konzepte, wie das der Interkulturellen Handlungskompetenz für Sonderpädagogen nach JONACH und RÖHNER-MÜNCH (Jonach/ Röhner-Münch 2000, 349-356).
Ein mögliches Konzept für Fachleute mit Schwerpunkt Stottern könnten der ‚Dialogprozess' nach MATOBA und das ‚Therapeutische Stufenmodell' nach BRAUN sein.

3.3.1 Dialogprozess nach MATOBA

Der Dialogprozess und die modifizierten Formen des Dialogprozesses basieren auf dem Dialog der Antike, auf traditionellen Kommunikationsformen wie dem ‚Amaphakathi' oder ‚Palaver' in afrikanischen Kulturen, auf den kommunikativen Theorien des Quanten- und Chaosphysikers BOHM und des Religionsphilosophen BUBER, auf den konstruktivistisch, kommunikationstheoretischen und systemischen Ansätzen von PEARCE oder HABERMAS, die kognitiv linguistischen Ansätze von WHORF und SAPIR und auf den dialogischen Ansätzen von ELLINOR und GERARD, HARTKEMEYER und DHORITY. Das Konzept ‚Dialogprozess' wird seit 1992 am Massachusetts Institute of Technology stärker für den wirtschaftlichen Kontext und seit 1999 von MATOBA an der Universität Witten/Herdecke für den interkulturellen Kontext erforscht.

Der ‚Dialogprozess' basiert auf der These, dass Menschen, trotz moderner Technologien und schneller Informationsvermittlung, oftmals nicht in der Lage sind, miteinander produktiv zu kommunizieren. Das führt immer häufiger zu Missverständnissen bzw. Störungen, die unter anderem damit begründet werden, dass die heutige Entwicklung in allen Lebensbereichen in einem zu schnellen Tempo verläuft. Die durch das rasante Tempo bedingten Veränderungen seien so gravierend, dass dies bei Individuen und Kollektiven zunehmend zu Verunsicherungen führe. Nach BOHM liegt das beispielsweise an einem „ernsten und weit verbreiteten Defekt im Prozess des menschlichen Denkens" (Bohm/Nichol 1996, 4). Um Veränderungen im Denken zu bewirken – nicht nur im interkulturellen Kontext – müssen die bis dato bestehenden Entwicklungen bewusst verlangsamt und analysiert werden, damit eine andere Art des Denkens initiiert werden kann. Eine Möglichkeit bietet der ‚Dialogprozess'.

Der Dialog ist ein Gruppenprozess. Dazu treffen sich die Teilnehmer in bestimmten variablen Zeitabständen. Der ‚Dialogprozess' beginnt mit einem ‚check-in', endet mit einem ‚check-out', wobei eine Sitzung etwa 90-120 Minuten dauert. Die Kommunikationsteilnehmer sitzen dazu in einem Kreis, durch den symbolisch Hierarchien aufgehoben werden. Anfangs wird der Dialogprozess durch einen ‚Facilator' begleitet.[41] Die Aufgaben eines ‚Facilitators' (Begleiters) bestehen beispielsweise in einer Einführung in den Dialog selbst, den Darlegungen und Erläuterungen der zehn Maximen bzw. der Kernfähigkeiten und darin, während des Dialogs darauf zu achten, dass der ‚Dialogprozess' als Dialog geführt wird und nicht in eine Diskussion oder Debatte abgleitet. ‚Facilator' kann jeder sein. Zu den zehn Maximen bzw. Regeln des ‚Dialogprozesses' zählen nach MATOBA et al. ‚radikaler gegenseitiger Respekt', ‚Sprechen von Herzen' (authentisches Sprechen), aktives Zuhören, eine lernende und offene Haltung einnehmen, eigene Meinungen und Annahmen nicht begründen und verteidigen, Annahmen, Denken und Fühlen in der Schwebe halten, gegenseitiges Beobachten (Propriozeption des Denkens) sowie Verlangsamung der Kommunikation (Matoba 2002, 8; 2004b, 12; Jungermann/Morawski/Rubenbauer 2005a, 265f.).[42] In den anfänglichen Treffen wählen die Teilnehmer

---

[41] Der Fokus liegt dabei auf dem Terminus ‚Begleitung' und nicht auf ‚Führung'.

[42] Zu den Kernfähigkeiten (zehn Regeln) zählen nach HARTKEMEYER et al.: 1. Haltung eines Lerners verkörpern, 2. Radikaler Respekt, 3. Offenheit, 4. Sprich mit Herzen, 5. Zuhören, 6. Verlangsamung, 7. Annahmen und Bewertungen suspendieren, 8. Produktives Plädie-

vor Ort spontan etwa drei bis fünf Maximen aus. Die Maximen können durch die Teilnehmer jederzeit durch neue Maximen ersetzt werden. Wenn in einem Dialog alle Maximen gleichzeitig von den Kommunikationsteilnehmern angewendet werden können, gilt dies als Ideal. Als dialogische Insignien gibt es eine Klangschale und einen Redestein, die sich in der Mitte des Kreises befinden. Mit der Klangschale wird der Dialogprozess eröffnet, beendet und verlangsamt. Gewinnt beispielsweise der Dialog dergestalt an Tempo, dass aktives Zuhören oder Eigenreflexionen nicht mehr möglich sind, kann die Klangschale als Unterbrechungsinstrument eingesetzt werden. Möchte ein Kommunikationsteilnehmer seine Gedanken äußern, nimmt dieser den Redestein, denn Sprech- bzw. Rederecht hat nur die Person mit dem Stein. Manchmal können lange Redepausen durch Nachdenken entstehen, und manchmal können lange Zuhörphasen eintreten, weil eine Person den Redestein aus unterschiedlichen Gründen nicht aus der Hand geben will. Eine Dialogteilnehmerin beschreibt den ‚Dialogprozess' nach einem zweiwöchigen Dialogprojekt an der University of Namibia wie folgt:

> "Personally I think it is a great method to communication. It is so great to have everyone listening when you talk. I cannot explain the feeling one gets when holding the stone. It gives you total power and the ideas and thoughts just start flooding. Things you thought you'll never tell anyone seem easy to say. You just talk without expectations for you know someone's listening. It gives you the feeling that what ever you talked about is confidential and that you don't have to worry about what other people will think or say. Once you hold the stone you just want to talk and talk until you run out of ideas. It makes you aware of things you didn't have time for or things you didn't care about. It arroses a feeling you never knew exist, makes you care and want to help. Forces you to want to help. Overall the method makes you listen properly and care for things you didn't before or at least that's what it make me feel and I have no regrets. It worked and surely I'm thinking about trying it at home with my family, at home for we lack communication proper communication" (2004, Interview).

Als Ideal gilt eine Gruppengröße von 20-40 Kommunikationsteilnehmern, da diese einen guten gesellschaftlichen Querschnitt darstellt. Der ‚Dialogprozess' ist auch mit kleinen Gruppen sowie mit zwei Teilnehmern als kleinster Gruppe möglich.

Um von einem erfolgreichen Dialogprozess zu sprechen, müssen nach MATOBA und ELLIONOR/GERARD vier aufeinander folgende Entwicklungsschritte durchlaufen werden:

---

ren, 9. Eine erkundende Haltung üben und 10. Den Beobachter beobachten (Hartkemeyer/ Hartkemeyer/Dhority 2001, 78-95).

- *Pseudogemeinschaft:* Die Gruppenmitglieder lernen einander kennen. Der Fokus wird hier noch mehr auf Ähnlichkeiten als auf Unterschiede gerichtet.

- *Chaos:* Die Teilnehmer richten ihre Sichtweisen mehr und mehr auf Unterschiede und Nichtübereinstimmung. Dies wird ermöglicht, da ein gewachsenes Vertrauen beide Kriterien zulässt.

- *Leere:* Die Kommunikationsteilnehmer suchen nach einer gemeinsamen kollektiven Identität und regeln, welche Normen für alle Gruppenmitglieder akzeptabel sind.

- *Gemeinschaft:* Die Gruppe hat für den Augenblick ihre kollektive Identität gefunden. Es besteht Übereinstimmung bezüglich der Normen, damit die Gemeinschaft bestehen kann. Die Teilnehmer sind in der Lage von ihren Unterschiedlichkeiten zu partizipieren (Ellinor/Gerard 2000, 145; Matoba 2004b, 10-13).

Der Dialogprozess kann als themengebundener und nicht themengebundener (generativer oder strategischer) Dialog geführt werden. Die Teilnehmer verwenden ein gemeinsames Zeichensystem bzw. eine gemeinsame Sprache während eines Dialoges. Der Dialog ist für eine Dauer von zwei Jahren gedacht, da kognitive und emotionale Veränderungen ihrer Zeit bedürfen.

Der Kommunikationsansatz ermöglicht unter anderem gemeinsames, kreatives, reflexives und neues Denken sowie die Aufdeckung von unbewussten Anteilen der Kommunikation. Dadurch können Potenziale und Ressourcen der beteiligten Kommunikationsteilnehmer aktiviert werden, um beispielsweise neue Perspektiven des Miteinanders zu entwickeln. Nach MATOBA ist das Erlernen von Dialogkompetenz ein Prozess der Selbstbefreiung von einer begrenzten Kommunikationssicht. „Dialogische Kommunikation mit Andersartigkeiten ist möglich, wenn Dialogkompetenz jenseits aller kulturellen Determinierungen und Einschränkungen vollendet werden kann“ (Matoba 2004, Interview). In einem Dialog gibt es keinen Gewinner, da dieser nach BOHM auf einer gemeinschaftlichen Teilhabe beruht. Dabei wird nicht versucht, den eigenen Standpunkt durchzusetzen, oder sich gegeneinander auszuspielen oder zu bekämpfen (Bohm 1998, 34).

3.3.2 Therapeutisches Stufenmodell nach BRAUN

Für Experten, die ihren Fokus auf das Phänomen Stottern gelegt haben und nach dem Modell der therapeutischen Wirkfaktoren arbeiten (was aber nicht zwingend erforderlich ist), hat BRAUN das ‚Problemorientierte therapeutische Stufenmodell' als eine diagnostische Handreichung entwickelt.

1. Problemdefinition „Stottern"
individuelles Problem – subjektive Störungstheorie

2. Problemanalyse
Erscheinungsform und Symptomwahrnehmung
kognitive Verarbeitung und emotionale Reaktion
funktionale kommunikativ-pragmatische Bedeutung
lebensgeschichtliche Bedingungen

3. Erklärungshypothesen

4. Therapeutische Strategie
Richtlinie für die Festlegung des Einsatzes von einer oder mehreren Methoden im Hinblick auf ein therapeutische Ziel

keine hinreichende Erklärung	hinreichende Erklärung
störungsübergreifend basal	störungsspezifisch differentiell

Änderungsbereiche
Veränderungsprozesse

Entfaltung kommunikativer Kompetenz Kognitive Umstrukturierung Affektreduktion Selbstakzeptanz Selbstattributation von Erfolg Körpererfahrung	Aufbau flüssigen Sprechens Veränderung des Stotterns (Verflüssigung) Entwicklung der Artikulationsfertigkeit Modifikation der Prosodie Modifikation des Atmungsverhaltens Entspannung und Körpererfahrung Vermittlung von Gesprächs- und Dialogstrategien

5. Therapeutische Beziehung und therapeutische Methoden

störungsübergreifend	störungsspezifisch
Methoden zur Entspannung und Körperwahrnehmung Methoden zur Veränderung von Überzeugungen und Denkgewohnheiten Methoden zur unbewussten Informationsverarbeitung Methoden zum Selbstsicherheitstraining Methoden zur Verhaltensveränderung: Shaping, Modellernen, Desensibilisierung	Sprechhilfen Sprechtechniken Standardisierte Verfahren bzw. methodische Systeme Methodenkombinationen

6. Therapeutische Interventionen und Wirkfaktoren
Konkrete Aktionen, Instruktionen etc.

Abb. 7: Problemorientiertes therapeutisches Stufenmodell (Braun 2002, 301; 2006, 330)

Ausgangspunkt des Stufenmodells ist eine Kurzanamnese mit Angaben zur Person (Alter, Wohnort und Beruf, Überweisungsinstitution, durchgeführte Untersuchungen, persönliche und allgemeine Entwicklung, Beginn und Dauer von bisherigen therapeutischen Maßnahmen).
In einem weiteren Schritt (Schritt 1 im Modell) wird dann gemeinsam mit den Menschen, die stottern und/oder mit den Bezugspersonen (besonders bei Kindern) versucht, eine Ausgangsdefinition für das Stottern zu finden (individuelle Problemdefinition). Individuelle Bezeichnungen, die für das Stottern angegeben werden, sind unter anderem ‚Sprechstörung', ‚Sprachfehler', ‚Sprachkrankheit', ‚Sprachbehinderung', ‚Stolpern' und ‚Holpern'.[43] Folgend wird dann nach den ätiologischen Vermutungen (individuell subjektive Störungstheorie) gefragt. Genannt werden beispielsweise Atem- und Zwerchfellstörungen, Störungen der Stimmgebung, verspannte Muskeln, familiäre, emotionale, genetische oder neurologische Dispositionen oder kognitive Störungen wie Denkblockaden oder die Vorstellung, nicht flüssig sprechen zu können (‚Stottern entwickelt sich im Kopf'). Die Antworten unterliegen dabei keiner Bewertung.
Darauf folgt die Analyse des Stotterns (Problemanalyse) anhand der Komponenten des Modells der ‚Therapeutischen Wirkfaktoren' mit den folgenden Gesichtspunkten (vgl. Kapitel 2.2.7):

a) *‚Erscheinungsform' und ‚Symptomwahrnehmung'*: Das Stottern wird hier anhand des jeweiligen Klassifikationsmodells untersucht und analysiert. Wird beispielsweise der Einteilung in Primär- und Sekundärsymptomatik gefolgt, kann das Stottern auf der sichtbaren Symptomebene in klonisches, tonisches, klonisch-tonisches, tonisch-klonisches und kaschiertes Stottern oder in Wiederholungen und Blockaden unterteilt werden. Entsprechend wird mit der Sekundärsymptomatik verfahren, zu der Haltung Atmung, Stimme, Artikulation oder Motorik zählen.

b) *‚Kognitive Verarbeitung' und ‚emotionale Reaktion'*: Im Rahmen der ‚kognitiven Verarbeitung' soll beispielsweise in Erfahrung gebracht werden, ob Informationen realistisch verarbeitet werden, ein Störungsbewusstsein, Anstrengungsverhalten oder eine Störungserwartung vorliegen und wie die Einstellungen, die Selbstwahrnehmung oder das Selbstkonzept zum Stottern sind. Die Untersuchungen der ‚emotionalen Reaktionen' des Stotterns beziehen sich zum Beispiel auf vorhandene Sprechangst, Scham, Hemmungen, intrapersonale oder psychosoziale ungelöste Konflikte, Stressauslöser, Umgang mit eigenen Emotionen, emotionale Selbsterfahrung oder emotionale Ausdrucksgestaltung.

c) *‚Kommunikativ-pragmatische' Bedeutung*: Untersucht werden hier beispielsweise grundlegende kommunikative und sprachliche Fähigkeiten,

---

[43] Diese Bezeichnungen ‚Holpern' und ‚Stolpern' werden häufig von Kindern verwendet.

Dialogerfahrungen, kooperative Aktivitäten und aktives Zuhören und deren Funktion und Bedeutung für die Kommunikation und Pragmatik.

d) *Lebensgeschichtlichen Bedingungen*: In die Untersuchung werden hier alle Informationen einbezogen, die für das Problem Stottern relevant sind, beispielsweise psychosoziale oder kulturspezifische Faktoren, zu denen Mehrsprachigkeit, Lebenseinstellungen und -haltungen, Glaubensvorstellungen, Werte, Denkformen, Wahrnehmungen oder Rollen- und Geschlechterbeziehungen gehören. Ein Wissen über genannte Faktoren ist auch deshalb bedeutsam, weil es Behandlungsprozesse vereinfachen kann.

Aus den zur Verfügung stehenden Informationen und nach einer Differentialdiagnose zu physiologisch bedingten Sprechunflüssigkeiten und zu anderen Störungsbildern wie Poltern, Mutismus, Logophobien oder neurologisch bedingten Störungen wie Dysarthrien, Dysphasien, Epilepsien und Zerebralparesen werden dann erste Erklärungshypothesen abgeleitet (Schritt 3), die sich entweder auf bekannte ätiologischen Theorien und Hypothesen oder auf neue Erkenntnisse beziehen. Eine Abklärung ist bedeutsam, da eine Nichtabgrenzung Auswirkungen auf das weitere therapeutische Vorgehen hat.

Aus den daraus resultierenden Informationen wird dann eine erste therapeutische und pädagogische Strategie entwickelt (Schritt 4 und 5), die sich entweder an hinreichenden (konzeptuellen) oder an unzureichenden (prozeduralen) Erklärungen orientiert. Entsprechend dem Erklärungsansatz und der Entscheidung, ob entweder eine spezifisch differentielle oder eine übergreifende basale Störung vorliegt, wird gemeinsam mit den Menschen, die stottern, überlegt, welches therapeutische Vorgehen angebracht erscheint. Gibt es zunächst hinreichende Erklärungen, und ist zum Beispiel eine spezifisch differentielle Störung erkennbar, kann mit der Modifikation von Haltung, Atmung, Stimme, Artikulation, Prosodie oder der Modifikation des Stottern selbst (flüssigeres Stottern) mittels Entspannungs-, Atem- oder Artikulationsübungen, stotterspezifischen Übungen oder Übungen zu Gesprächs- und Dialogstrategien begonnen werden. Als Behandlungsansatz können alle Sprechhilfen, Sprechtechniken, Methoden und Verfahren genutzt werden, die bei der Bewältigung genannter Problemstellungen behilflich sein können. Liegen keine hinreichenden Erklärungen vor und ist eine übergreifende basale Störung zu vermuten, wird eine Auswahl entsprechend dem individuellen Erscheinungsbild aus den bereits genannten vier Schwerpunkten getroffen. Nach BRAUN kann dann beispielsweise mit der „Entfaltung kommunikativer Kompetenz, kognitiven Umstrukturierung, Affektreduktion, Selbstakzeptanz, Selbstattribution von Erfolg oder Körpererfahrung" als Änderungsbereiche begonnen werden (Braun 1997a, 367; 1999, 371; 2002, 301; 2006, 328f.). Verwendet werden können alle Behandlungsansätze oder Module einzelner Methoden und Verfahren, die „zur Entspannung, zur Körperwahrnehmung, zur Veränderung von Überzeugungen und Denkgewohnheiten,

zur unbewussten Informationsverarbeitung, zum Selbstsicherheitstraining oder zur Verhaltensänderung" beitragen (Braun 1997a, 367; 1999, 371; 2002, 301; Iqbal Bhatti 2002, 6-11; vgl. Teil I, Kapitel 2.2.7).
Nachfolgend überlegen und entscheiden dann die Therapeuten/Pathologen gemeinsam mit den Menschen, die stottern und den Bezugspersonen, welches strategische Vorgehen (direkt, indirekt oder indirekt-direkt) angebracht erscheint und mit welchem der Wirkfaktoren die Behandlung begonnen wird.

Auf der letzten Stufe, dem praktischen, therapeutisch pädagogischen Vorgehen, wird nach den grundlegenden kommunikativen Regeln vorgegangen, zu denen beispielsweise „aktives Zuhören, kognitives und emotionales Verstehen, Informieren, Aktivieren, Einüben, Konfrontieren und Rückkoppeln" gehören (Braun 1997a, 369; 1999, 372; 2002, 302). Wichtigstes Kriterium für die Gestaltung und den Ausgang einer Therapie ist nach BRAUN jedoch die „Art der therapeutischen Beziehung" zwischen dem Mensch, der stottert und den Therapeuten/Pathologen (Braun 1997a, 28-31; 1997b, 366-369; 1999, 366-373; 2002, 294-302; 2006, 328-331; Iqbal Bhatti 2002, 11-14).

Für die neuen Nutzer des ‚Therapeutischen Stufenmodells' können anfangs Unsicherheiten dahingehend auftreten, aus den vorgeschlagenen therapeutischen Instruktionen (störungsübergreifende oder störungsspezifische Vorgehensweise) und aus den zur Verfügung stehenden Behandlungsansätzen, die richtige Auswahl zu treffen, da oft sowohl störungsübergreifende als auch störungsspezifische Erklärungen zugleich vorliegen. Eine eindeutige Abgrenzung aufgrund des Syndromcharakters des Stotterns ist teilweise schwierig. Die praktischen Erfahrungen haben gleichfalls gezeigt, dass es sinnvoller ist, die Diagnose nicht sofort mit einer gezielten diagnostischen Erhebung des Stotterns zu beginnen, sondern mit Gesprächen über Beweggründe und lebensgeschichtliche Umstände. Denn die Menschen, die beispielsweise in die logopädische Praxis kommen, möchten über sich sprechen und sich verstanden fühlen. Diese Gespräche haben eine vertrauensbildende Wirkung und schaffen eine gute zwischenmenschliche Ebene. Die Therapeuten/Pathologen erhalten dadurch auch einen ersten Eindruck in die Biographien und Lebensumstände, die meistens eine nicht unwesentliche Rolle spielen.

3.4 Zusammenfassung

Mit dem Terminus ‚Interkulturelle Kompetenz' assoziiert man, dass Menschen verschiedener Kulturen besondere Fähigkeiten bzw. Kompetenzen benötigen, um miteinander kommunizieren zu können. Nach mehrheitlicher Auffassung der Autoren basiert der Begriff ‚Interkulturelle Kompetenz' auf dynamischen Kulturkonzepten und integriert ein Bündel von Teilkompetenzen. Dazu gehören beispielsweise kommunikative, soziale und reflexive Kompetenzen und Handlungskompetenzen. Den Teilkompetenzen zugeordnet sind unter anderem Fähigkeiten wie die Fähigkeit zur Akzeptanz, zur Anerkennung und zum Respekt gegenüber Ambiguitäten, zur Empathie, Flexibilität und Selbst- und Fremdwahrnehmung, zur Offenheit, zur Sensibilität, zur Reflexion des eigenen Denkens, die Fähigkeit zum Handeln und zu einem Verhalten unter Einbeziehung des Anderen oder die Fähigkeit, Angst und Unsicherheiten auszuhalten. Genannte Fähigkeiten und Teilkompetenzen müssen den Kommunikationsteilnehmern nicht ständig zur Verfügung stehen, da sie vom Kontext abhängen. Der Terminus impliziert gleichfalls ‚Interkulturelles Lernen' und die Fragestellung, ob ‚Interkulturelle Kompetenz' erlernbar ist.

Die Konzeptionen zur Interkulturellen Kompetenz im deutschsprachigen Raum sind meistens fachbezogen. Der Fokus ist dabei auf Professionen mit den Schwerpunkten wie Pädagogik, Sozialarbeit, Entwicklungshilfe, Wirtschaftsmanagement oder Psychotherapie gerichtet. Diese sind für die sprach- und sprechtherapeutische bzw. sprach- und sprechpathologische Praxis nur bedingt nutzbar. Der ‚Dialogprozess' als Kommunikationsansatz für den interkulturellen Kontext integriert Fähigkeiten wie Offenheit, Respekt, Vertrauen, Verstehen, Identität, Eigenverantwortung und Kreativität. Unbewusste Anteile der Kommunikation, die die Kommunikation beeinflussen bzw. bestimmen können, werden ebenso berücksichtigt. Das ‚Therapeutische Stufenmodell' stellt eine diagnostische und therapeutische Handreichung für Experten zum Phänomen ‚Stottern' dar.

TEIL II

EMPIRISCHE UNTERSUCHUNG

1. Thesen der empirischen Untersuchung

Aufgrund der theoretischen Ausführungen und der empirischen Untersuchung ergeben sich folgende Fragestellungen und Thesen für diese Arbeit:

1. Es wird angenommen, dass Stottern ein Phänomen darstellt, das im internationalen/interkulturellen Kontext weltweit bekannt ist. Demzufolge wird auch angenommen, dass es überall Bezeichnungen, Klassifikationen, Definitionen, epidemiologische Beobachtungen, Symptombeschreibungen, Ätiologien und Behandlungsansätze für das Phänomen gibt. Dabei wird unterstellt, dass das Phänomen ‚Stottern' von den Befragten unterschiedlich beschrieben werden wird. Der Umgang der Umwelt mit den Menschen, die stottern, wird vermutlich analoge Antworten aufzeigen.

2. In der Regel wird Stottern als Sprech- und Redeflussstörung definiert (vgl. Teil I, Kapitel 2.2). Demgegenüber wird in der vorliegenden Arbeit davon ausgegangen, dass ‚Stottern' ein Phänomen ist, das die generell zu beobachtbaren Ebenen der Kommunikation wie Sprechen, Kognition, Affekte/Emotionen sowie die Gestaltung der kommunikativen Beziehungen umfasst. Diese verschiedenen Ebenen beeinflussen sich gegenseitig und haben Auswirkungen auf andere Kommunikationsteilnehmer (vgl. Braun 1997a, 2002, 2006). Deshalb wird angenommen, dass Stottern im interkulturellen Kontext nicht nur ein Problem des Sprechens darstellt, sondern ein Problem der gesamten Kommunikation ist.

3. Das ‚Modell der Therapeutischen Wirkfaktoren', das Teil der ‚Konstruktiven Komplextherapie' ist, basiert auf den vier wesentlichen Ebenen der Kommunikation. Mit der Deklaration der vier wesentlichen Kommunikationsebenen zu vier Wirkfaktoren, wird ein universeller Rahmen für die Behandlung des Stotterns eröffnet. Analog lassen sich alle beobachtbaren Behandlungsansätze und Zielstellungen des Stotterns widerspruchslos in das Modell einordnen und den entsprechenden Wirkfaktoren zuordnen.

4. Mit zunehmender Globalisierung und durch die historisch bedingten kolonialen Beziehungen der Nationen/Kulturen untereinander ist ein intensiver und reger, nicht nur wissenschaftlicher Austausch zwischen den Experten für Stottern anzunehmen. Dieser Austausch führt durch die ausgeprägte Dominanz auf wissenschaftlichem Gebiet zu einer Internationalisierung bestimmter Behandlungsansätze. Deswegen weisen die Behandlungsansätze teilweise Übereinstimmungen auf. Kulturspezifische Ansätze werden dadurch benachteiligt.

5. Schließlich wird festgestellt, dass den Befragten die Termini ‚Interkulturelle Kommunikation', ‚Kultur' und ‚Kommunikation' und auch die Formen des Zusammenlebens bekannt sind. Diese werden von ihnen

unterschiedlich und kontextgebunden beschrieben. Redundanzen im engeren Sinn sind nicht feststellbar. Es gibt lediglich entsprechend der Termini Schnittmengen, die elementare Methodenbestandteile als kleinste gemeinsame Nenner aufzeigen.

Zur Stützung, Verifizierung bzw. Falsifizierung der oben angeführten Thesen und zur Beantwortung der Fragestellung, inwieweit das Braunsche Modell einen international/interkulturell möglichen Ansatz zur Behandlung des Stotterns darstellt, wurde eine weltweite Untersuchung durchgeführt.

2. Methodisches Vorgehen

Nach den theoretischen Ausführungen zum Phänomen ‚Stottern' und den daraus resultierenden Fragestellungen und Thesen wird im Folgenden das methodische Vorgehen der Studie dargestellt. Dazu werden in Kapitel 2.1 dieses Teils zunächst die Möglichkeiten qualitativer und quantitativer Forschungsmethoden geprüft und die Gründe dargelegt, weshalb eine Untersuchung per Fragebogen als Erhebungsmethode gewählt wurde. In Kapitel 2.2 wird der Fragebogen in Form und Inhalt und in Kapitel 2.3 dessen Evaluierung (Pre-Tests und Modifikation zur Qualitätssicherung) erläutert.

2.1 Qualitative und quantitative Forschungsmethoden

Datenerhebungen zu interkulturellen Zusammenhänge bzw. damit über kulturelle Grenzen hinweg sind oft nicht eindeutig der quantitativen oder qualitativen Forschungsrichtung zuzuordnen, weil beispielsweise unterschiedliche Denk- und Handlungsmodelle berücksichtigt werden müssen. Deswegen werden in diesem Kontext qualitative und quantitative Forschungsmethoden häufig miteinander kombiniert, wobei im Nachhinein eine methodische Auswahl getroffen wird, die sich mehr an der Praxis orientiert. CRESWELL bezeichnet dieses methodische Herangehen treffend als Forschungspragmatismus (Creswell 2002/2003, 208-227).

Die vorliegende Studie erfolgte in einem internationalen bzw. interkulturellen Kontext. Um auf die jeweiligen kulturellen Besonderheiten eingehen zu können, bot sich hierbei eine schriftliche Erhebung in Form einer Befragung besonders an. Der Fragebogen als Erhebungsinstrument im interkulturellen Kontext wurde aus folgenden Gründen gewählt:

- Das Erhebungsinstrument ist global bekannt.

- Eine große Anzahl von Befragungsteilnehmern (die Gesamtheit der Befragten) ist erreichbar, besonders durch die Nutzung von E-Mails.

- Eine Fragebogenerhebung ist relativ kostengünstig und mit einem geringen Personalaufwand verbunden.

Es wurde ein einheitlicher und teilstandardisierter Fragebogen erstellt, der sowohl qualitative als auch quantitative Aspekte aufweist und eine Vergleichbarkeit der Daten im interkulturellen Kontext gestattet sowie einen kultursensiblen Umgang gewährleistet. Ein standardisierter Fragebogen für eine Datenerhebung im interkulturellen Kontext erschien nicht günstig, da vorgefertigte Antwortmöglichkeiten zu eingeschränkten Antworten bzw. Fehlantworten führen können und dadurch kulturelle Hintergründe nicht ausreichend berücksichtigt werden.

Andere Methoden (Interviews) kamen aus Kosten- und Zeitgründen nicht in Betracht ebenso wenig Inhaltsanalysen, da das Anliegen dieser Arbeit nicht darin besteht, einen interkulturellen Vergleich von Therapiekonzepten zu erstellen.

Der Entwicklung des Fragebogens sind offene und elaborierte Einzelinterviews mit ausgewählten Befragten und Experteninterviews vorausgegangen, die Ende 2002/Anfang 2003 stattfanden. Zweck der Interviews war die Schaffung eines Erhebungsrahmens. Das Erhebungsinstrument Fragebogen und das Begleitschreiben wurden dann in einer zweiten Stufe gezielt von März bis Dezember 2003 entwickelt, übersetzt und in der jeweiligen Übersetzung (deutsch, englisch, französisch, spanisch) vorgetestet, um die Gefahr sprachlicher Missverständnisse zu minimieren.

2.2 Fragebogen

2.2.1 Fragebogen (Form)

Die Erhebung der Daten erfolgte durch einen teilstandardisierten[44] Fragebogen mit folgendem Aufbau (vgl. Anhang I, Fragebogen):

1. Die Überschrift stellt das übergreifende Thema dar.

2. Die Anleitung enthält einen Hinweis zur Beantwortung der Fragen, zum einen für die elektronische Variante und zum anderen für die nicht elektronische Variante.

3. Der eigentliche Fragenkatalog: Die Fragen sind in drei Fragenkomplexe gegliedert.

    a) Der erste Teil des Fragebogens bezieht sich auf soziographische und allgemeine Angaben (fünf Fragen).

    b) Der zweite Fragenkomplex enthält vierundzwanzig Fragen zum Thema ‚Stottern'.

    c) Der dritte Komplex besteht aus zwei Fragen zum Thema ‚Interkulturelle Kommunikation', wobei die erste Frage fünf Teilaspekte einschließt.

Insgesamt wurden somit 35 Fragen gestellt. Der Zeitaufwand für die Beantwortung wurde auf 30-45 Minuten geschätzt.

[44] Bei einem teilstandardisierten Fragebogen sind die Fragen generell genau formuliert und die Reihenfolge ist festgelegt. Jedoch werden den Befragten die Antworten offen gelassen. Eine Festlegung auf Alternativantworten gibt es nicht. Hingegen sind bei einem standardisierten Fragebogen die Fragen, deren Reihenfolge und Alternativantworten formuliert und festgelegt (Kirchhoff et al.2003, 19-27; Mayer 2004, 89-96).

Als Fragetypen wurden offene, halboffene Fragen, Fragen mit Mehrfachnennungen sowie geschlossene Fragen verwendet. Jeder Fragetyp hat nach DIEKMANN und MAYER seine besonderen Vorteile, die gezielt genutzt wurden:

- *Offene Fragen* haben keine Antwortvorgaben. Die Befragten wurden hierbei gebeten, die gestellten Fragen ungezwungen und frei zu beantworten, um ihre eigenen Vorstellungen und Begrifflichkeiten für Dinge und Zustände benutzen zu können. Denn gerade die individuelle Anwendung von Begriffen, persönliche Beschreibungen bzw. das individuelle Wissen und die praktischen Erfahrungen sind für diese Arbeit von besonderer Bedeutung. Die Beantwortung von offenen Fragen ist für die Befragten nicht immer sehr attraktiv, da die Antworten formuliert und niedergeschrieben werden müssen und ein größerer zeitlicher Aufwand erforderlich ist.

- *Halboffene Fragen*, so genannte Hybridfragen, stellen einen Kompromiss zwischen geschlossenen und offenen Fragen dar, weil die Antwortkategorie ‚Sonstiges' oder ‚Andere' aufgenommen wird. Die Befragten beantworten die halboffenen Fragen wie offene Fragen.

- *Fragen mit Mehrfachnennungen* sind ähnlich formuliert. Sie können suggestiv abgefasst werden, so dass nur eine Antwort sinnvoll erscheint. Das kann jedoch nicht generalisiert werden, da es auch Fragen mit Mehrfachnennungen gibt, die sowohl als geschlossen als auch als offen charakterisiert werden können.

- *Geschlossene Fragen* hingegen geben die Antwortkategorien vor. Die Befragten müssen sich zwischen festen Alternativantworten entscheiden. Von Vorteil für die Befragten sind hierbei eine relativ leichte Beantwortbarkeit der Fragen und ein geringerer Zeitaufwand gegenüber offenen Fragen, wodurch eine größere Objektivität gewährleistet ist. Dies gilt analog für die Datenauswertung (Diekmann 2004, 408f.; Mayer 2004, 89ff.).

Die Tabelle (folgende Seite) zeigt in einer Übersicht die Fragenkomplexe und die Anordnung der Fragen. Im Fragebogen überwiegen offene und halboffene Fragen sowie Fragen mit Mehrfachnennungen. Diese erscheinen für eine Befragung im interkulturellen Kontext besonders geeignet, weil sie kulturunabhängig beantwortet werden können, es sei denn, die Frageformen und/oder -inhalte sind kulturell tabuisiert. Eine Einschränkung würde im interkulturellen Kontext zu missverständlichen Ergebnissen führen, weil zum Beispiel Uniformität in den Vordergrund treten könnte.

F.- TYP	Offene Fragen	Halboffene Fragen	Fragen mit Mehrfachnennungen	Geschlossene Fragen
1. T E I L	1.1. Institution 1.2. Nation/Kultur 1.3. Beruf 1.4. Alter			1.5. Geschlecht: • Weiblich • Männlich
2. T E I L	2.4. Gesellschaftlicher Umgang mit Menschen, die stottern 2.5. Definitionen 2.6. Symptomatik 2.7. Ätiologie 2.11. Behandlungs-sprachen 2.12. Intrakulturelle Behandlungsziele 2.14. Intrakulturelle Behandlungsergebnisse 2.16. Behandlungsdauer 2.18. Prozentualer Anteil 2.21. Beginn des Stotterns	2.8. Intrakulturelle Behandlungsansätze • Keine • Wenn Ja,... 2.9. Kulturspezifische Behandlungsansätze • Keine • Wenn Ja,... 2.10. Interkulturelle Behandlungsansätze • Wenn Nein, ... • Wenn Ja, ... 2.13. Interkulturelle Zielsetzungen • Nein • Wenn Ja, ... 2.15. Interkulturelle Ergebnisse • Nein • Wenn Ja, ... 2.22. Bildungsstatus • In der Institution • Im Allgemeinen 2.23. Sozialstatus • In Ihrer Institution • Im Allgemeinen 2.24. Stigmatisierende Erkrankungen und Stottern • Nein, ... • Ja, ...	2.2. Bezeichnungen • 'Stottern' • Andere Namen - welche... • Kein Name • Ich weiß nicht 2.3. Klassifikation • Krankheit - Nein - Wenn Ja, ... • Beeinträchtigung - Nein - Wenn Ja, ... • Störung - Nein - Wenn Ja, ... • Behinderung - Nein - Wenn Ja, ... • Andere • Ich weiß nicht 2.17. Versorgungslage • Ambulant • Stationär • Beratungsstellen • Selbsthilfegruppen • Einbindung in den Unterricht • Andere • Keine • Ich weiß nicht	2.1. Bekanntheit • Ja • Nein • Ich weiß nicht 2.19. Anteil • Kinder • Jugendliche • Erwachsene • Ich weiß nicht 2.20. Geschlecht • Weiblich • Männlich • Ich weiß nicht
3. T E I L	3.1. Beschreibungen • Kultur • Nation • Staat • Kommunikation • Interkulturelle Kommunikation		3.2. Zusammenleben • Kultur • Nation • Staat • Land • Gesellschaft • Sonstiges	

Tab. 1: Zuordnung der Fragen zu Fragetypen und Fragenkomplexen

2.2.2 Fragebogen (Inhalt)

Es werden drei Fragenkomplexe unterschieden: ein allgemeiner, ein stotterspezifischer und ein interkultureller Frageteil. Diesen Komplexen sind die Fragen, die nachfolgend erläutert werden, inhaltlich zugeordnet.

1. Der erste Teil enthält fünf allgemeine Fragen zu den Befragten selbst. Das sind Fragen zur Institution, zum Beruf, zur Herkunft (Nation/Kultur), zum Alter und Geschlecht. Die Fragen zielen auf die Sozialisation, die zum Beispiel Aufschlüsse darüber geben könnte, welche (Berufs-)Gruppen und/oder welche Organisationen sich mit Stottern beschäftigen, in welchen Institutionen Behandlungen des Stotterns stattfinden und in welche größeren Institutionen die Befragten integriert sind.

2. Der zweite Teil des Fragebogens beinhaltet ausschließlich Fragen zum Thema ‚Stottern'. Der Aufbau dieses Fragenkomplexes zeigt Ähnlichkeiten mit der Gliederung des theoretischen Teils (vgl. Teil I, Kapitel 2.2).[45] Die Zielstellungen der einzelnen Fragen sind konkret folgende:

   - Mittels der Fragen 2.1. und 2.2. sollte zum einen geklärt werden, inwieweit Stottern tatsächlich ein Phänomen ist, das weltweit auftritt (Universalitätsthese des Stotterns), da die Angaben in der Literatur hierzu unterschiedlich sind. Zum anderen sollte geprüft werden, ob die verwendeten Bezeichnungen der Befragten wirklich ‚Stottern' bedeuten oder eventuell etwas Anderes beschreiben.

   - Durch Frage 2.3. sollte herausgefunden werden, unter welchem Oberbegriff das Phänomen ‚Stottern' subsumiert wird (Klassifikation) und ob es eine einheitliche Verwendung von Begrifflichkeiten gibt.

   - Mit Hilfe der Frage 2.5. sollte untersucht werden, wie der Begriff ‚Stottern' von den Befragten im individuellen interkulturellen Kontext definiert wird, da hierzu bisher kaum Literatur gefunden werden konnte. Es wurde dabei unterstellt, dass das Phänomen von den Befragten unterschiedlich beschrieben wird. Diese Frage ist mit Frage 2.3. verknüpft, weil durch die Ein- bzw. Zuordnung des Stotterns bereits eine Klassifikation vorgenommen wird.

   - Bei den Fragen 2.18. bis 2.21. handelt es sich um Fragen zur Epidemiologie, durch die Kenntnisse zur Inzidenz, Geschlechterverteilung und zum

---

[45] So entspricht zum Beispiel die Frage 2.3. zur Begriffsbezeichnung dem Kapitel 2.2.2 des ersten Teils, die Frage 2.5. zu den Definitionen dem Kapitel 2.2.3, die Fragen 2.18. bis 2.21. zur Epidemiologie dem Kapitel 2.2.4, die Frage 2.6. zur Symptomatik dem Kapitel 2.2.5, die Frage 2.7. zur Ätiologie dem Kapitel 2.2.6 und die Fragen 2.8. bis 2.16. den Behandlungsansätzen dem Kapitel.2.2.7.

Beginn des Stotterns im interkulturellen Kontext erlangt werden sollten, da auch hier kaum Daten existieren. Durch die Frage 2.21. sollte Einblick in Erfahrungen gebracht werden, inwieweit die physiologisch bedingten Sprechunflüssigkeiten während der Sprachentwicklung ein weltweites Phänomen darstellen, und ob diese zum ‚beginnenden Stottern, abgegrenzt werden.

- Die Symptomatik des Stotterns wurde bisher in Deutschland nicht einheitlich beschrieben. Durch Frage 2.6. sollte beleuchtet werden, welche Symptomatik in anderen Nationen/Kulturen bezüglich des Stotterns zu beobachten ist, ob ähnliche Klassifizierungen vorgenommen werden und inwiefern kulturübergreifende Symptome erkennbar sind.

- Das Studium der Literatur ergab eine Vielfalt von ätiologischen Erklärungsansätzen sowie das Stottern bedingenden und/oder auslösenden Faktoren, die unterschiedlich klassifiziert werden (vgl. Teil I, Kapitel 2.2.6). Mit Frage 2.7. sollte untersucht werden, welche Ursachen, Faktoren bzw. Bedingungen für die Entstehung und Aufrechterhaltung des Stotterns vermutet werden bzw. eine Rolle spielen. Für den interkulturellen Kontext konnte hierzu nur wenig Literatur gefunden werden.

- Die Fragen 2.8. bis 2.16. befassen sich mit den Behandlungsansätzen, den Behandlungszielen, den Behandlungsergebnissen, der Behandlungsdauer sowie den Behandlungssprachen des Stotterns aus intra- und interkultureller Perspektive. Mit Hilfe der Fragen 2.8. bis 2.10. sollten zum einen Erkenntnisse darüber gewonnen werden, welche intrakulturellen und kulturspezifischen Behandlungsstrategien bezüglich des Stotterns global bekannt sind. Zum anderen sollte festgestellt werden, ob kulturspezifische Ressourcen für eine Behandlung des Stotterns berücksichtigt und genutzt werden. Frage 2.11. sollte in Erfahrung bringen, ob muttersprachliche Kenntnisse der professionellen Experten (Therapeuten) eine zwingende Voraussetzung für eine Behandlung des Stotterns vor Ort darstellen oder ob eine gemeinsame Verkehrssprache zur Verständigung ausreichend erscheint. Falls beide Mittel nicht zur Verfügung stehen, wird bisweilen ein Dolmetscher in die Settings einbezogen. Sich daraus ergebende Fragen sind: Welche Konsequenzen hat ein Dolmetscher oder eine Dolmetscherin für das therapeutische Setting? Welche Probleme können sich daraus ergeben?

Die Fragen 2.12. und 2.13. sollten Kenntnis darüber geben, welche Zielsetzungen bei der Behandlung des Stotterns bekannt sind und, ob kulturelle Aspekte hierbei berücksichtigt werden. Durch die Fragen 2.14. bis 2.16. sollten prognostische Kenntnisse zu den Behandlungsergebnissen des Stotterns erlangt werden. In diesem Zusammenhang sollte auch der Begriff der ‚Heilung' näher untersucht werden. Welche Bedeutung hat der

Begriff, und wie wird beispielsweise seitens der Selbsthilfe-Experten und/ oder der professionellen Experten (Therapeuten) interkulturell damit umgegangen?

- Die Fragen 2.4., 2.17. und 2.22. bis 2.24. stellen Fragen zum gesellschaftlichen Umgang mit dem Stottern. Der Fragenkomplex beinhaltet Fragen zur Versorgungslage und Infrastruktur im Gesundheitswesen, zum gesellschaftlichen Umgang mit dem Stottern im Allgemeinen und Besonderen (stigmatisierende Infektionserkrankungen wie HIV/AIDS), zum Bildungs- und Sozialstatus. Mit den Fragen 2.22. und 2.23. zum Bildungs- und Sozialstatus sollten untersucht werden, ob Menschen, die stottern, unabhängig von ihrer sozial-ökonomischen Herkunft und Bildung, Zugriff auf Informationen und auf therapeutische und beratende Angebote haben und, ob diese von ihnen genutzt werden können? Diese Fragen sind verknüpft mit der Frage 2.17. zum Versorgungsangebot für Menschen, die stottern. Frage 2.24. zum Thema ‚Stottern' und Infektionserkrankungen wie HIV/AIDS zählt zu den sensiblen Fragen, mit deren Hilfe Kenntnisse darüber gewonnen werden sollten, wie zum Beispiel die Gesellschaft (inklusive derjenigen, die stottern) mit Menschen umgeht, die stottern, und an einer stigmatisierenden Infektionserkrankung erkrankt sind.

3. Der dritte Fragenkomplex zum Thema ‚Interkulturelle Kommunikation' beinhaltet Fragen zu den Begriffen ‚Kultur', ‚Nation', ‚Staat', ‚Kommunikation' und ‚Interkulturelle Kommunikation' (Frage 3.1.) und zu Formen des Zusammenlebens von Menschen (Frage 3.2.). Wie bereits im theoretischen Teil dargelegt, ist der Begriff Interkulturelle Kommunikation verknüpft mit den Begriffen ‚Kultur', ‚Kommunikation' und ‚Kommunikation im interkulturellen Kontext' (vgl. Teil I, Kapitel 1), mit Störungen von interkultureller Kommunikation (vgl. Teil I, Kapitel 2) und mit dem Erwerb bzw. Erlernen von interkulturellen Kompetenzen (vgl. Teil I, Kapitel 3). Dieser Teil des Fragebogens greift die Thematik des ersten Teils noch einmal aus der Perspektive der Befragten auf und sollte die Ausführungen des ersten Teils entweder stützen, modifizieren oder widerlegen. Durch die Fragestellungen sollten Kenntnisse darüber gewonnen werden, wie die Begriffe im interkulturellen Kontext benutzt werden, ob der Begriff ‚Interkulturelle Kommunikation' noch zeitgemäß ist oder ob neue Begrifflichkeiten benötigt werden.

2.2.3 Motivierung der Befragten

Um die Befragten zum Ausfüllen des Fragebogens zu motivieren, der den Rahmen dieser Arbeit stellt, wurde der Fragebogen so konzipiert, dass die Beantwortung der Fragen erleichtert wird. Durch die eingangs allgemein formulierten Fragen, die sogenannten ‚Eisbrecherfragen', den Wechsel zwischen offenen, halboffenen und geschlossenen Fragen und Fragen mit Mehrfachnennungen, die

einfachen, klaren und eindeutigen Formulierungen, den teilweise diagnostischen Aufbau und den Vermerk hinter den offenen Fragen, dass kurze Stichpunkte genügen, sollte eine ‚angenehme Befragungsatmosphäre' gefördert werden.
Zusätzlich wurden die Befragten durch ein auf den Fragebogen abgestimmtes Begleitschreiben motiviert, das Erklärungen zum Projekt gibt, den Verwendungszweck erläutert und Ansprechpartner sowie Anschriften für die Rücksendung (postalisch und elektronisch, den Telefon- und Faxnummern) nennt. Den Befragten wurde zugesagt, dass ihre persönlichen Daten geschützt, und dass die gewonnenen Daten anonym und vertraulich behandelt werden. Um sicher zu stellen, dass möglichst alle Fragen beantwortet werden, wurden die Befragten im Begleitschreiben dazu ermuntert, die Fragen intuitiv zu beantworten, auch wenn zu manchen Fragen keine genauen Angaben gemacht werden können. Ebenso wurden sie im Anschreiben darauf aufmerksam gemacht, dass kurze Erläuterungen, Stichpunkte und Schätzwerte bei offenen Fragen als Antworten genügen. Es wurde ihnen sogar freigestellt, einzelne Fragen nicht zu antworten. Im Besonderen wurde darauf verwiesen, dass die Beantwortung der Fragen ungezwungen und frei sein sollte und die Befragten ihre eigenen und/oder gebräuchliche Begriffe verwenden sollen. Die inhaltliche Richtigkeit sollte bei der Beantwortung der Fragen nicht relevant sein, sondern vielmehr das Wissen und die Erfahrungen der Befragten besonders zum Thema Stottern.
Im Anschreiben wurde um die Einhaltung einer Frist von vier Wochen für die Rücksendung des Fragebogens gebeten. Diese zeitliche Grenze war nur ein Näherungswert, da Zeit im interkulturellen Kontext relativ bewertet wird. Für den Fall, dass der Fragebogen nicht selbst beantwortet werden konnte, wurde um Weiterleitung an andere Personen gebeten. Zuletzt enthielt das Anschreiben einen Hinweis auf die Möglichkeit, persönliche Rückfragen zu stellen sowie die Zusage, dass die Ergebnisse der Studie den Teilnehmern zum Dank zur Verfügung gestellt werden. Das vollständige Begleitschreiben findet sich im Anhang.

Das Anschreiben wurde als Informations-, nicht als Motivationsmittel konzipiert. Die Beantwortung des Fragebogens wurde eher vom Interesse der Befragten für dieses Projekt und von ihrer Bereitschaft abhängig gemacht. Basis war das grundlegende Vertrauen in die Befragten, den Fragebogen entsprechend ihren Kompetenzen wahrheitsgemäß auszufüllen. Inwieweit die versprochene Zusendung der Ergebnisse als Motivationsfaktor effektiv war, kann hier nicht beantwortet werden, da es bei Befragungen dieser Art üblich ist, die Befragten an den Ergebnissen partizipieren zu lassen.

2.2.4 Übersetzungen

Die Befragung wurde weltweit durchgeführt. Dazu erfolgte eine Übersetzung des Fragebogens in die englische, französische und spanische Sprache, da diese zu den am häufigsten gesprochenen Zweitsprachen zählen. Die Übersetzungen und Korrekturlesungen wurden von Muttersprachlern bzw. Personen vorgenommen, die die jeweilige Sprache fließend beherrschen und partiell in diesen Sprachen wissenschaftlich lehren (vgl. Anhang I, Begleitschreiben und Fragebogen).

Von einer Eins-zu-Eins-Übersetzung wurde Abstand genommen. Hierbei werden Texte von einer in eine andere Sprache übersetzt und dann rückübersetzt, wobei der rückübersetzte Text identisch sein soll mit dem Ausgangstext. Der zeitliche und finanzielle Aufwand wäre für diese Arbeit unverhältnismäßig gewesen. Sprachliche Mehrdeutigkeiten wurden als wenig problematisch eingeschätzt, da die meisten Fragen und Antworten fach- und gegenstandsbezogen sind. Bei Befragungen im interkulturellen Kontext können unter Umständen vermehrt sprachliche Probleme auftreten. Es besteht sogar eine hohe Wahrscheinlichkeit, dass Forscher in der Regel weder der gleichen Zielgruppe noch der gleichen Kultur oder sozialen Gruppe angehören und es hierdurch zu sprachlichen Hindernissen kommen kann, selbst wenn „native speakers" als Übersetzer involviert sind. Die Muttersprachler greifen bei Übersetzungen von Texten auch auf ihr eigenes Sprachverständnis zurück und verarbeiten Informationen, die sie selbst für wichtig halten. Außerdem ist Sprache, wie im theoretischen Teil dargelegt (vgl. Teil I Kapitel 1.2.1), Handlungsträger und Ausdrucksmittel, das von jedem Individuum individuell, bewusst und unbewusst interpretiert und angewendet wird. Sprache an sich ist dementsprechend immer mehrdeutig. Für auftretende Verstehensprobleme wurde daher eine Nutzerunterstützung per E-Mail oder Telefon angeboten.

2.3 Evaluierung der Erhebungsmethode

Um die Qualität von Forschungsergebnissen zu sichern, empfehlen MAYER, SCHOLL, DIEKMANN et al. das Erhebungsinstrument – hier den Fragebogen – vor der eigentlichen Erhebung auf Tauglichkeit bzw. auf eventuelle Fehler zu überprüfen und gegebenenfalls zu modifizieren (Mayer 2004, 97; Scholl 2003, 192; Diekmann 2004, 415; Kirchhoff et al. 2003, 24). Nach SCHOLL werden empirische Untersuchungen oft unter Zeitdruck durchgeführt. Um Zeit zu sparen, wird dann häufig auf diesen Forschungsschritt verzichtet. Werden jedoch in der Hauptbefragung Fehler des Befragungsinstrumentes erkennbar, ist eine Korrektur in der Regel nicht mehr möglich, da der Untersuchungsgegenstand vorbelastet ist und kein zweites Mal mit einem verbesserten Instrument untersucht werden kann. Deshalb sind Pre-Tests besonders wichtig, wenn ein eigenes Befragungsinstrument entwickelt worden ist (Scholl 2003, 192).

2.3.1 Pre-Test

Der Fragebogen der vorliegenden Untersuchung wurde einem fachlichen und einem kognitiven Pre-Test unterzogen, um eventuelle Schwächen oder Lücken aufzudecken.

In Anlehnung an SCHOLL, MAYER, KIRSCHHOFER-BOZENHARDT et al. sollte mit Hilfe des Pre-Tests einerseits festgestellt werden, ob die Befragten grundlegende Schwierigkeiten mit der gestellten Aufgabe hatten. Andererseits sollten durch die Tests folgende Fragen im Einzelnen beantwortet werden: Sind das Anschreiben, die Anweisungen zum Ausfüllen und die gestellten Fragen verständlich, klar, lesbar, eindeutig und komplett formuliert? Wie ist das Interesse der Befragten? Welche Fragen sind unter Umständen gefährlich und/oder unangenehm? Fehlen wichtige Antwortkategorien bei den geschlossenen Fragen? Ist die Reihenfolge der Fragen schlüssig? Gibt es Fragen, die konstante Antworten provozieren? Wie wirkt sich die Anordnung der Fragen auf die Antworten aus? Wie viel Zeit wird für die Beantwortung benötigt? Sind die zeitlichen Abweichungen bei den Befragten erheblich? Ist die Anzahl der Fragen zu groß, und müssen Fragen ausgelassen werden? (Scholl 2003, 192ff.; Dickmann 2004, 415f.; Kirschhofer-Bozenhardt/Kaplitza 1991, 126).

2.3.1.1 Fachlicher Pre-Test

Zur Durchführung des Pre-Tests wurde eine Gruppe von 15 Personen aus unterschiedlichen Berufen, Nationen/Kulturen, unterschiedlichen Geschlechts (50:50) und Alters (18-67) ausgewählt.[46] Ein Kriterium, das die Befragten erfüllen mussten, war Zwei- bzw. Mehrsprachigkeit. Das heißt, die Befragten mussten eine der Sprachen (deutsch, englisch, französisch oder spanisch) fließend sprechen und lesen können. Sie waren entweder Mutter-, Zweit- oder Multilingualsprachler. Die meisten von ihnen sprachen drei Sprachen. Um vertiefte Ergebnisse zu erzielen, wurde die Gruppe in zwei Untergruppen (n=10:n=5) geteilt. Die erste Gruppe bestand aus Fachleuten wie Logopäden, Sprech- und Sprachtherapeuten wie Linguisten, Rehabilitations- und Sprechwissenschaftler, Sprachbehindertenpädagogen sowie Selbsthilfe-Experten. Die zweite Gruppe war eine nicht fachbezogene Gruppe, die Befragungsteilnehmer waren Auszubildende und Schüler, die verschiedene Berufe mit akademischen und nichtakademischen Abschlüssen ausübten. Die Teilnehmer der ersten Gruppe wurden willkürlich bewusst ausgewählt. Die zweite Gruppe wurde zufällig ausgesucht. Die Auswahl der Befragungsteilnehmer beider Gruppen erfolgte meist über persönliche Kontakte, wobei die Kontaktpersonen nicht nur in Deutschland ansässig waren. Der Pre-Test wurde in schriftlicher Form per E-Mail und mittels persönlichen Kontakts durchgeführt. Die Pre-Test-Gruppe spiegelt in etwa die Verteilung der vermuteten Zielgruppe wider.

2.3.1.2 Kognitiver Pre-Test

Vor dem fachlichen Pre-Test wurde ein kognitiver Pre-Test durchgeführt. Dazu wurden aus beiden Gruppen insgesamt neun Teilnehmer ausgewählt, wobei sechs der Befragten aus der ersten Gruppe und drei der Befragten aus der zweiten Gruppe stammten. Nach SCHOLL können mit Hilfe kognitiver Pre-Tests

---

[46] Nach SCHOLL und DICKMANN liegt die Größe der kleinen Stichprobe zwischen 5 und 10 Prozent der Hauptstichprobe. Die Pre-Test-Stichprobe sollte jedoch nicht weniger als 10 Probanden umfassen (Scholl 2003, 193; Dickmann 20004, 145).

beispielsweise die Gedankengänge der Befragungsteilnehmer für ein Begleitschreiben und für den Fragebogen während des Lesens erfragt werden. Die Befragten fungieren hier als Co-Forscher. Zur Offenlegung von Gedankengängen existieren verschiedene Techniken wie Lautes Denken, Phrasierung, Verlässlichkeitseinschätzung, Nachfragen und das Sortierverfahren (Scholl 2003, 193f.).

In dieser Arbeit wurden die Techniken des lauten Denkens und des Nachhakens bzw. Nachfragens ausgewählt, wobei die Befragten das Antwortschreiben und die Fragen zu den jeweiligen Komplexen laut lasen und dabei ihre Gedanken laut formulieren und kommentieren mussten. Die Aussagen wurden sofort protokolliert.
Für eine Datenerhebung im interkulturellen Kontext erschien dieser zusätzliche Test als sinnvoll, um die Zahl möglicher sprachlicher, stilistischer oder rhetorischer Fehler weiter zu reduzieren.

2.3.2 Entwicklungsbeschreibung und Ergebnisse des Pre-Tests

Die Auswertung des Pre-Testes erfolgte in Anlehnung an die oben gestellten Fragen. Der Pre-Test lieferte folgende Ergebnisse:

- Die Befragten waren offen und positiv gegenüber der Befragung eingestellt und zeigten Interesse am Thema.

- Für die Befragten waren der Aufbau der Fragenkomplexe und die Reihenfolge der Fragen schlüssig. Als Vorteil stellten sie fest, dass die Fragen nicht in der angegebenen Reihenfolge beantwortet werden mussten. Das individuelle Beantworten der Fragen nach eigenen Neigungen trug zur Steigerung ihrer Motivation bei.

- Es wurde bestätigt, dass keine wichtigen Antwortkategorien bei den geschlossenen Fragen fehlen. Die offenen Fragen und die Fragen mit Mehrfachnennungen waren ausreichend klar formuliert. Der Vermerk „Kurze Antworten genügen“ wurde bei der Beantwortung positiv wahrgenommen.

- Keine der Fragen provozierte konstante Antworten.

- Die Anzahl der Fragen wurde von wenigen Befragungsteilnehmern als zu umfassend beurteilt. Die Beantwortung der Fragen fiel jedoch durch die Anordnung von offenen und geschlossenen Fragen leicht.

- Einige der Befragten gaben an, dass der Fragenkomplex zur interkulturellen Kommunikation noch stärker gestrafft werden könne (vgl. Modifikation des Fragebogens).

- Mehreren Befragten fiel auf, dass Frage 2.24. (Behandlung von bzw. Zusammenarbeit mit HIV-infizierten bzw. an AIDS oder anderen infektiösen Erkrankungen leidenden Menschen, die stottern) zu den prekären Fragen gehört. Die Nennung der Frage könnte daher unter Umständen zu Missmut und Empörung führen.

Die Beantwortungszeit lag bei allen Teilnehmern zwischen 25 und 50 Minuten. Diese Zeitangaben waren die äußersten Grenzwerte. Inklusive der durchschnittlichen Lesedauer des Begleitschreibens betrug die Zeit für die Beantwortung der Fragen bei den meisten Befragten etwa 40 Minuten. Deshalb wurde eine mittlere Zeitangabe von 30-45 Minuten angenommen. Diese Zeitangabe wurde den Befragten in der Haupterhebung allerdings nicht genannt, um sie nicht zu demotivieren. Nur auf Anfrage wurden die Zeitangaben explizit mitgeteilt.

2.3.3 Modifizierung des Fragebogens

Anhand der Ergebnisse des Pre-Testes wurden das Begleitschreiben und der Fragebogen wie folgt modifiziert.

a) Begleitschreiben

- Das Begleitschreiben enthielt einen besonderen Beantwortungshinweis zur Ätiologie des Stotterns,[47] der die Befragten motivieren sollte, ihre Antworten frei zu gestalten, ohne unbedingt bekannten und wissenschaftlichen anerkannten Ursachen zu entsprechen. Diese Textpassage wurde im Verlauf der Modifikation ersatzlos gestrichen, weil sie suggestiv hätte wirken können.

- Hinzugefügt wurde die Bitte, den Fragebogen an Personen weiterzuleiten, die mit Menschen, die stottern, zusammenarbeiten und über Wissen zum Stottern verfügen, wenn der Fragebogen nicht selbst beantwortet werden konnte.

b) Fragebogen

- Abgeändert wurde zum einen eine Unterfrage zur Frage 2.2. (zweiter Fragenkomplex) – Bezeichnungen für Stottern. Die Unterfrage lautete: Welche kulturspezifischen Bezeichnungen gibt es in Ihrer Nation/Ihrer Kultur für den Terminus ‚Stottern'? Der Pre-Test ergab, dass die Unterfrage mit der Hauptfrage identisch war. Die Unterfrage wurde deshalb ersatzlos gestrichen.

---

[47] Ursprünglich wurde darauf verwiesen, dass die Befragten auch religiöse Erklärungsansätze nennen können, da in einigen Kulturen davon ausgegangen wird, dass Stottern durch Gott oder Geister verursacht wird.

- Zum anderen war der dritte Fragenteil betroffen. Dieser beinhaltete ursprünglich eine dritte Oberfrage: „Von welchem Weltbild gehen Sie aus? Oder wie sehen Sie den Menschen? (Das Bild des Menschen führt zu einer bestimmten Sichtweise z. B. bei der Beurteilung von diagnostischen, methodischen, didaktischen oder institutionellen Fragen. Es gibt z. B. ein mechanistisches und ein ganzheitliches Weltbild.)." Durch den Pre-Test konnte festgestellt werden, dass die Frage zwar interessant, aber besonders für eine interkulturelle Befragung methodisch problematisch war. Die Frage kann Befragte in die Situation bringen, sich so zu beschreiben, wie sie sich sehen wollen, und nicht wie sie sind. Ferner verwies ein Befragter darauf, dass der Begriff „mechanistisch" zumindest ansatzweise eine Wertung und der Begriff „ganzheitlich" nicht exakt definiert werden kann, da jeder Mensch sich als ganzheitlich bezeichnen kann. Bei dieser Frage kann auch leicht der eigene kulturelle Hintergrund übersehen werden. Deshalb wurde die Frage ebenfalls ersatzlos gestrichen.

2.3.4 Modifizierung des Fragebogens während der Haupterhebung

Die Hauptbefragung wurde mit modifiziertem Begleitschreiben und Fragebogen im Januar 2004 begonnen. Nach sieben beantworteten Fragebögen fiel auf, dass Frage 3.2. („Welcher der Begriffe beschreibt für Sie das gesellschaftliche Zusammenleben von Menschen?") konstante Antworten lieferte. Die Frage wurde deshalb noch einmal überprüft. Wie SCHOLL, DICKMANN und MAYER feststellen, sind Abänderungen des Fragebogens während einer bereits laufenden Hauptbefragung nicht möglich bzw. zulässig, da hierdurch Daten verfälscht werden können (Scholl 2003, 189ff.; Dickmann 2004, 415ff.; Mayer 2004, 97f.).
Im Pre-Test wurde nicht ausreichend berücksichtigt, dass der Terminus „gesellschaftliches Zusammenleben" in der englischen Sprache mit „the social living together of humans" und in der spanischen Sprache mit „la convivencia social de los humanos" übersetzt wurde. Der Fokus wurde in den englisch- und spanischsprachigen Fragebögen auf den Begriff „sozial" gelenkt und nicht auf „gesellschaftlich". Die Termini „social" und „gesellschaftlich" sind in anderen Sprachen mehrfach besetzt. Die Fragestellung wurde deshalb durch die Tilgung des Begriffs „gesellschaftlich" verändert. Die Frage lautete nunmehr: Welcher der Begriffe beschreibt für Sie das Zusammenleben von Menschen? Der Begriff ‚Gesellschaft' wurde als eine weitere Antwortkategorie der Frage eingeführt.
Die Veränderung bzw. Abänderung der Frage hat für diese Arbeit jedoch keine Nachteile, da die Antworten nur marginal eine Rolle spielen und nicht in das eigentliche Forschungsthema eingreifen.

2.4 Zusammenfassung

Die explorative Erhebung der Daten erfolgte durch einen teilstandardisierten Fragebogen. Der Fragebogen wurde als Erhebungsinstrument im interkulturellen

Kontext gewählt, weil er als solcher global bekannt ist und dadurch eine große Anzahl an Befragungsteilnehmern erreicht werden kann. Außerdem konnten so die Kosten relativ niedrig gehalten werden. Die überwiegenden Fragetypen sind offene und halboffene Fragen sowie Fragen mit Mehrfachnennungen; geschlossene Fragen kommen im Fragebogen selten vor. Inhaltlich wurden fakten-, einschätzungs- und gegenstandsbezogene Fragen bevorzugt. Für eine Befragung bzw. Datenerhebung im interkulturellen Kontext ist die angegebene Verteilung der Fragetypen und Fragekategorien bzw. eine Mixtur aus qualitativen und quantitativen Forschungskriterien sinnvoll. Der Fragebogen wurde ins Englische, Französische und Spanische übersetzt. Dabei wurden drei Amtssprachen der jeweiligen Nationen bzw. Kulturen berücksichtigt. Es wurde unterstellt, dass der Fragebogen so konzipiert ist, dass die Fragen von allen Befragten, die mit Stottern zu tun haben, unabhängig ihrer von Nation/Kultur beantwortet werden kann. Das Begleitschreiben sowie der Fragenkatalog mit den Anweisungen zum Ausfüllen wurden einem kognitiven und allgemeinen Pre-Test unterzogen. Die dargelegten Modifikationen sowohl des Pre-Tests und die Veränderungen während der Anlaufphase der Hauptbefragung trugen zur Qualitätssicherung der Umfrage bei.
Um den zeitlichen Rahmen zur Beantwortung des Fragebogens nicht zu überschreiten, wurde auf Fragen zu den Themen ‚Allgemeine Störungen im interkulturellen Kontext' und ‚Interkulturelle Kompetenz' verzichtet. Diese Fragen, die in den dritten Fragenkomplex gefallen wären, hätten durch den Umfang der Beantwortung mit Sicherheit dazu geführt, dass bei einigen Befragten die Motivation geschwächt worden wäre.

3. Beschreibung der Zielgruppe

Im Allgemeinen ist es nicht möglich, alle Bestandteile einer Gesamtheit vollends zu berücksichtigen bzw. zu untersuchen. Untersuchungen sind deshalb auf die Ergebnisse von Stichproben angewiesen. Die Stichprobe bzw. Zielgruppe soll hierbei ein verkleinertes Abbild der Gesamtheit darstellen, die in der Regel vor Beginn der Erhebung festgelegt und während des Prozesses gegebenenfalls vervollständigt werden kann (Mayer 2004, 37 ff.; Diekmann 2004, 327f.; Merkens 2004, 291).

3.1 Auswahlverfahren

Zur Auswahl einer Zielgruppe existieren verschiedene Verfahren. In der quantitativen als auch in der qualitativen Forschung wird zwischen zufallsgesteuerten bzw. willkürlichen und nicht zufallsgesteuerten bzw. bewussten Auswahlverfahren unterschieden.[48] Zu den zufallsgesteuerten Auswahlverfahren gehören reine Auswahlverfahren wie das Random-Verfahren, die geschichtete Zufallsauswahl und die Klumpenauswahl. Zu den nicht zufallsgesteuerten bzw. bewussten Auswahlverfahren zählen das Quota-Verfahren und das Vorab-Festlegungsverfahren (Mayer 2004, 38ff.; Merkens 2004, 290ff.).

Da die Ergebnisse allgemeingültige Aussagen für alle Nationen/Kulturen erlauben sollten, boten sich Verfahren an, die nicht zufallsgesteuert sind. Hierbei sollten Unstimmigkeiten und Unsicherheiten, die bei Untersuchungen im globalen Kontext keine unbedeutende Rolle spielen, so niedrig wie möglich gehalten werden, da sie zu Qualitätsverlusten führen können. Die Auswahl der Zielgruppe erfolgte vorab deshalb nach folgenden Kriterien:

1) Die Befragten sollten aus unterschiedlichen Nationen/Kulturen kommen.

2) Die Befragten sollten fachlich kompetent sein, um zum Thema ‚Stottern' Auskunft geben zu können.

3) Die Befragten sollten in verschiedene Institutionen und Organisationen eingebunden sein, die entweder Stottern behandeln oder in irgendeiner Form mit dem Phänomen vertraut sind.

Als Verfahren boten sich für die Auswahl der Zielgruppe zum einen das Stichprobenverfahren der Vorab-Festlegung und zum anderen eine Vollerhebung an. Beim Vorab-Festlegungsverfahren wird vor Beginn einer Untersuchung mittels bestimmter Merkmale eine Stichprobe bzw. Zielgruppe festgelegt und begründet. Die Festlegung erfolgt bewusst. Die Kriterien für die Stichprobe ergeben

---

[48] Etwas anders DIEKMANN, der drei Auswahlverfahren unterscheidet: Wahrscheinlichkeitsauswahl, bewusste und willkürliche Auswahl (Diekmann 2004, 328).

sich durch die Fragestellungen der Erhebung, die vor einer Arbeit festgelegt werden (Merkens 2004, 292; Mayer 2004, 41). Eine Vollerhebung erfolgt nach ähnlichen Kriterien, mit dem Unterschied, dass dabei keine Auswahl aus der Gesamtheit getroffen wird.

In dieser Arbeit erfolgte die Auswahl der Stichprobe nach pragmatischen Kriterien, d. h. beide Verfahren wurden zur Ermittlung der Zielgruppe gemischt. Die Gründe hierfür werden in den nachfolgenden Kapiteln dargestellt.

3.2 Auswahl der Zielgruppe

Bei der Auswahl der Zielgruppe wurde der Fokus auf die fachliche Kompetenz gelegt. Die Befragungsteilnehmer sollten Experten sein, die mit dem Thema ‚Stottern' vertraut sind.[49] Entsprechend wurden zwei Hauptgruppen von Experten gebildet, die diese Voraussetzungen mit hoher Wahrscheinlichkeit erfüllen würden, zum einem ist das die Gruppe der professionellen Experten und zum anderem die der Selbsthilfe-Experten.

Professionelle Experten	**Selbsthilfe-Experten**
• Sprech- und Sprachpathologen • Sprech- und Sprachtherapeuten/ Logopäden • Psychologen, Linguisten etc.	• Menschen, die stottern und organisiert sind • Umfeld wie Eltern, Geschwister und Freunde

Tab. 2: Zielgruppen der Untersuchung

Die gewählte Einteilung der professionellen Experten ist begründet durch die im Vorfeld weltweit aufgefundenen beruflichen Bezeichnungen. Die Einteilung in die beiden Expertengruppen selbst erfolgte unter anderem deswegen, da unterstellt wurde, dass beide Gruppen unterschiedliche Positionen zum Untersuchungsgegenstand ‚Stottern' aufzeigen könnten. Es wurde damit gerechnet, dass die zu erwartenden unterschiedlichen Antworten eindeutige Interpretationen erschweren würden.

---

[49] MAYER definiert Experten als Personen, die „auf einem begrenzten Gebiet über ein klares und abrufbares Wissen verfügen. Ihre Behauptungen gründen sich auf sichere Behauptungen, und ihre Urteile sind keine bloße Raterei oder unverbindliche Annahmen" (Mayer 2004, 40). Zur Ermittlung bzw. Auswahl der Zielgruppe wurde vorab die Gruppe der Patienten als Experten ausgeschlossen, da der Fragebogen nicht für diese Gruppe konzipiert worden war.

3.3 Ermittlung der Zielgruppe

Der Untersuchungsgegenstand ‚Stottern' wurde, wie oben dargelegt, in einen weltweiten bzw. einen internationalen/interkulturellen Kontext gestellt. Um eine hohe Variationsbreite bei den Antworten zu erhalten, sollten möglichst viele Befragungsteilnehmer erreicht werden. Deshalb wurde zunächst geprüft, welche Institutionen und Organisationen für die Befragung in Betracht kommen.
In einem zweiten Schritt wurde dann eine Liste aller Nationen erstellt. Diese wurde in zum einen in die Gruppe der Institutionen und zum anderen in die Gruppe der Organisationen unterteilt. Die Untersuchung ging davon aus, dass die genannten Institutionen und Organisationen weltweit vertreten sind, und dass ein Kontakt zu den Zielgruppen hergestellt werden kann.

Institutionen	**Organisationen**
• Universitäten und Fach(hoch)schulen	• Berufsverbände der Sprech- und Sprachpathologen
• Kliniken/Ambulanzen	• Berufsverbände der Sprech- und Sprachtherapeuten (Logopäden)
• Freie Praxen	• Selbsthilfeorganisationen

Tab. 3: Ausgewählte Institutionen und Organisationen der Untersuchung

Der Gruppe der Institutionen wurden Universitäten/Fach(hoch)schulen, Kliniken, Ambulanzen und freie Praxen zugeordnet. In einem nächsten Schritt wurden dann die untergeordneten Institutionen ermittelt. In Betracht kamen hier Fakultäten mit den Schwerpunkten Medizin, Kommunikation, Behindertenpädagogik, Sprachwissenschaften, Psychologie, Erziehung und Gesundheit; Institute bzw. Departments mit den Schwerpunkten Sprech- und Sprachpathologie, Kommunikationsstörungen, Logopädie, Orthophonie und Audiologie. Grundlegend wurde davon ausgegangen wurde, dass genannte Institutionen, mit Ausnahme der freien Praxen, miteinander vernetzt sind. Zur Gruppe der Organisationen zählen die Berufsverbände der Sprech- und Sprachtherapeuten und der Sprech- und Sprachpathologen sowie die Selbsthilfeorganisationen. Eine genaue Beschreibung der letztlich an der Befragung beteiligten Institutionen und Organisationen ist der Ergebnispräsentation zu entnehmen (vgl. Teil II, Kapitel 5.1).

Mit Hilfe des Internets konnte eine Vielzahl von Kontaktanschriften ermittelt werden, wie beispielsweise American Speech-Language-Hearing Association (www.asha.org); Association of Speech and Language Pathology (www.members.tripod.com und www.slpsite.com), International Fluency Association (www.theifa.org), Association of Europian Speech and Language therapists (www.cplol.org), International Stuttering Association (www.stutterisa.org). Ein Zugriff auf 7219 Universitäten in 181 Nationen wurde durch die Interseite von FÖRSTER unter dem Stichwort ‚Universities worlwide' (www.uni.cc) ermöglicht. Alle Internetseiten boten Verweise auf weitere Institutionen und Organisationen.

Nach Ermittlung der Kontaktanschriften wurden die Anschriften entsprechend den genannten Gruppen aufgelistet. Die Listen selbst wurden vor und während der Befragung in viermonatigen Abständen aktualisiert. Die ermittelten Adressen wurden auf Inkonsistenzen und Redundanzen geprüft, weil Befragte sowohl Mitglieder einer Organisation als auch Therapeuten und Lehrende an Universitäten sein konnten.

Insgesamt wurden 500 Institutsadressen in 192 Nationen/Kulturen ermittelt, die die genannten Voraussetzungen erfüllten. Diese sind wie folgt aufgeteilt:

- Zu 431 Institutionen und Organisationen, die sich auf 130 Nationen verteilen, konnte ein Kontakt hergestellt werden. An diese wurden der vorgestellte Fragebogen und das Begleitschreiben gesendet.

- Zu 69 Adressen, die sich auf 66 Nationen/Kulturen verteilen, konnte kein Kontakt hergestellt werden, da hier entweder keine Ansprechpartner für den Untersuchungsgegenstand ‚Stottern' zu ermitteln waren oder sich die angegebenen Adressen offenbar geändert hatten.

Nach der Auswahl der Zielgruppe und der Fertigstellung des Befragungsschemas wurde die Haupterhebung zwischen Januar 2004 und September 2005 in drei größeren Abschnitten vorgenommen. Der Versand von den Fragebögen erfolgte im Januar und Februar 2004 sowie im Mai und Juni 2004. Zwischen Juli und Dezember 2004 wurden die Fragebögen noch einmal an diejenigen Institutionen und Organisationen gesendet, die bis dahin noch nicht geantwortet hatten. Um die Rücklaufquote weiter zu erhöhen, wurde zwischen Januar und Juli 2005 noch einmal nachgefasst. Dieser Prozess wurde durch Briefwechsel und Telefonate unterstützt.

Die Kontaktaufnahme zu den Befragten und der Versand der Fragebögen erfolgten sowohl per E-Mail als auch (gleichzeitig) auf normalem Postweg. Die per E-Mail versendeten Fragebögen wurden in zweifacher Ausfertigung verschickt: zum einen als Anhang und zum anderen als Bestandteils des E-Mail-Textes, um sicher zu stellen, dass die gesendeten Objekte gelesen werden konnten.[50] Frage-

[50] Gründe hierfür waren, dass unter Umständen der Anhang nicht geöffnet werden kann, oder Viren das Öffnen von Anhängen nicht ermöglichen oder ein Öffnen des Anhangs wegen einer möglichen Gefährdung durch Viren als zu riskant bewertet wird.

bögen, die auf normalem Postweg versendet wurden, wurde ein frankierter Rückumschlag beigelegt.

3.4 Fehleranalyse

Bei der Stichprobenauswahl können Fehler auftreten. Häufigste Fehlerquellen bei nicht zufälligen als auch zufälligen Stichproben bzw. Vollerhebungen sind systematische bzw. verzerrende Fehler, wozu Befragungs- und Non-Response-Fehler gehören. Die Befragungsfehler konnten, wie bereits dargelegt, durch den fachlichen und kognitiven Pre-Test weitgehend reduziert werden (vgl. Teil II, Kapitel 2.3.1.1 und 2.3.1.2). Non-Response-Fehler sind Fehler, die durch die Nichtbeantwortung, Nichtkooperation oder Nichtrücksendung des Erhebungsinstrumentes durch die Befragten entstehen. Die Gründe für eine Nichtrücksendung des Fragebogens können in Anlehnung an SCHOLL vielfältig sein. Entweder haben die Befragten zum Zeitpunkt der Befragung keine Zeit, der Fragebogen ist zu ausführlich, es wird mehr Zeit zum Ausfüllen des Fragebogens benötigt als die angegebene Zeit, oder Antwortkategorien wie „Ich weiß nicht" können zu Verunsicherungen führen, so dass Befragte von einer Beantwortung abgehalten werden, da die Antwortkategorie mehrere Bedeutungen hat (Scholl 2003, 214-219).

Lehnen die Befragten es ab, an der Befragung teilzunehmen, hat dies negative Auswirkungen auf die Rücklaufquote. Deswegen ist diese ein wichtiger Indikator zur Beurteilung der Verlässlichkeit und Aussagekraft einer Befragung. Bei einer Rücklaufquote von unter zehn Prozent kann die Aussagekraft einer Untersuchung in Frage stehen, da die Auswahl der Gesamtheit gefährdet ist (Wilk 1991, 192ff.).

Diesbezüglich kann folgendes feststellt werden: Insgesamt wurden 431 Fragebögen an 431 verschiedene Institutionen und Organisationen in 130 Nationen/ Kulturen versendet. Bis August 2005 wurden 59 Fragebögen durch 60 Befragte (zwei Personen haben einen Fragebogen gemeinsam ausgefüllt) beantwortet und zurückgesendet. Das entspricht einem Rücklauf von 13,7 Prozent bzw. 13,9 Prozent. Die Befragten kamen aus weltweit 39 Nationen/Kulturen. Das entspricht einer prozentualen Beteiligung von 20,3 Prozent aller gewählten Nationen.

3.5 Zusammenfassung

Für die Stichprobe wurden fachkompetente Experten als Befragungsteilnehmer aus unterschiedlichen Nationen bzw. Kulturen ausgewählt, die weltweit verteilt und mit dem Untersuchungsgegenstand ‚Stottern' vertraut sind. Dazu zählen professionelle Experten wie Sprach- und Sprechtherapeuten, Sprach- und Sprechpathologen und Selbsthilfe-Experten. Die Befragten waren zum Zeitpunkt der Auswahl in unterschiedliche Institutionen und Organisationen wie Universitäten, Kliniken, Schulen, Praxen und Selbsthilfeorganisationen eingebunden.

Insgesamt wurden 431 Personen in 130 Nationen/Kulturen per per E-Mail, Fax und Luftpost angeschrieben. Hierzu wurden insgesamt 600 Schreiben inklusive Wiederholungsschreiben versandt. Von 431 versendeten Fragebögen wurden 59 Fragebögen von 60 Personen aus 39 Nationen beantwortet.

Eine genaue Darstellung zur Verteilung der Nationen, Institutionen, Organisationen und Experten ist den Ergebnissen zu diesem Thema zu entnehmen (vgl. Teil II, Kapitel 5.1.1).

4. Auswertungsverfahren

Damit die erhobenen und im Vorfeld vorbereiteten Daten angemessen interpretiert werden können, muss festgelegt werden, welche Strategien für die Auswertung geeignet sind. Hierfür stehen als quantitative und qualitative Techniken und Verfahren unter anderem Tabellenanalyse, statistische Deskriptionsverfahren, Korrelations- oder Regressionsverfahren, quantitative und qualitative Inhaltsanalysen, Theoretisches Codieren, Narrative, Phänomenologische Analyse oder Hermeneutische Verfahren zur Verfügung (Flick/Kardorff v./Steinke 2004, 18).

4.1 Datenvorbereitung

Die Vorbereitung der Daten erfolgte in Anlehnung an DICKMANN durch eine Zusammenfassung des Datenmaterials in Kategorien (Diekmann 2004, 546). Wie oben bereits dargelegt, wurden die Daten für diese Arbeit mit Hilfe eines Fragebogens weltweit erhoben, der überwiegend offene, halboffene Fragen und Fragen mit Mehrfachnennungen beinhaltet. Für die Beantwortung der offenen Fragen wählten die Befragten die reine Textform, die Antworten zu den halboffenen Fragen erfolgten teilweise in Textform.
Die Antworten auf die geschlossenen Fragen und auf Fragen mit Mehrfachnennungen lieferten Angaben zu vorgegebenen Kategorien.

Entsprechend steht die Datenvorbereitung dieser Arbeit in Abhängigkeit zu den Fragetypen (vgl. Teil II, Kapitel 2.2.1):

- Die Antworten zu den offenen Fragen (mit Ausnahme der Antworten des allgemeinen Fragekomplexes), lassen sich im Vorfeld nur bedingt kategorisieren. Eine strenge Vorabkategorisierung war hier nicht möglich, da die Antworten zunächst gesichtet werden mussten, und erst später inhaltlich kategorisiert werden können.

- Die Antworten auf die halboffenen und offenen Fragen sowie auf die Fragen mit Mehrfachnennungen konnten anhand ihrer Fragestellungen kategorisiert werden.

- Die Antworten zu den geschlossenen Fragen und Fragen mit Mehrfachnennungen, die keinen offenen Anteil haben, waren bereits kategorisiert.

- Die einzig durchgängige Vorabkategorisierung war die Zuordnung der Nationen/Kulturen zu Kontinenten (vgl. Teil II, Kapitel 5.1.1).

Für die Ergebnisse der Datenvorbereitung boten sich die qualitative Inhaltsanalyse und die kategoriale Häufigkeitsverteilung als deskriptive Verfahren zur Auswertung der Daten an, die nachstehend erläutert werden sollen.

4.2 Auswertung der offenen, halboffenen, geschlossenen Fragen und der Fragen mit Mehrfachnennungen

Als Auswertungsverfahren für die Beantwortung der offenen und halboffenen Fragen bot sich als Auswertungsverfahren besonders die qualitative Inhaltsanalyse nach MAYRING an, da dieses Verfahren zur Analyse von Texten verwendet wird.[51] Das methodische Vorgehen verläuft hier folgendermaßen: In Anlehnung an MAYRING, WIESINGER und DIEKMANN werden die Antworten auf die einzelnen Fragen, wenn möglich, zusammengefasst und Kategorisierungseinheiten zugeordnet. Kategorien können unter anderem Wörter, Wortgruppen, Sätze oder Texte sein, die dann auf die wesentlichen Inhalte reduziert werden. Bedeutsam ist hierbei zum einen, dass die neuen Kategorien der reduzierten Daten ein Abbild des Grundmaterials der jeweiligen Frage darstellen. Zum anderen muss jede Kategorisierung und Reduzierung nachvollziehbar sein (Mayring 2000/2005, 3ff.; Wiesinger 2005, 14ff.; Diekmann 2004, 510ff.). Die Auswertung der geschlossenen Fragen und der Fragen mit Mehrfachnennungen erfolgt mittels kategorialer Häufigkeitsverteilung.

4.3 Zusammenfassung

Alle erhobenen Daten wurden von Personen mit Fremdsprachenkompetenz übersetzt. Waren Übersetzungen nicht möglich, weil das zu Verzerrungen der Daten geführt hätte, wurden diese in der Originalfassung belassen. Für Texte im interkulturellen Kontext erscheint dieses Vorgehen sinnvoll, da diese interpretiert werden. Die Datenauswertung in dieser Arbeit erfolgt für alle offenen Fragestellungen mittels qualitativer Inhaltsanalyse nach MAYRING, weil durch diese Methode eine Annäherung an soziale Realitäten eher möglich ist. Somit konnte jede einzelne Antwort der Befragten einbezogen und bewertet werden, was für Untersuchungen im interkulturellen Kontext bedeutsam ist. Die geschlossenen Fragestellungen wurden durch kategoriale Häufigkeitsverteilungen aufgearbeitet.

---

[51] Nach DIEKMANN werden vier Phasen der Datenauswertung unterschieden: 1. Kodierung und Datenübertragung, 2. Fehlerkontrolle, 3. Umformung von Variablen, 4. Statistische Analyse von Verteilung und Zusammenhängen (Diekmann 2004, 546ff.).

5. Ergebnisdarstellung

Im Folgenden werden die Ergebnisse der Erhebung entsprechend der Reihenfolge der Fragen im Fragebogen vorgestellt. Im ersten Fragenkomplex werden die soziodemographischen Daten der Befragten dargelegt, im zweiten Teil die Resultate zum Phänomen ‚Stottern' und im dritten Teil die Ergebnisse zum Thema ‚Interkulturelle Kommunikation'. Die Antworten der Befragten sind entsprechend der Fragestellung meist nach geographischen und inhaltlichen Aspekten kategorisiert (Kontinent/Nation und Thema der Fragestellung). Bei einigen Fragestellungen (Klassifikation, Definitionen, Ätiologie und Symptomatik) wurde jedoch auf diese Kategorisierung verzichtet, damit keine Beurteilungen bzw. Bewertungen entwickelt werden konnten. Alle Antworten der Befragten sollten als gleichwertig betrachtet werden. Von Bedeutung ist hierbei das Wissen jedes und jeder einzelnen Befragten. Die übersetzten ausführlichen Antworten der Befragten sind deshalb als Text oder als Tabelle in die Ergebnisdarstellung integriert.[52] Die Zusammenfassung der Antworten wurde lediglich für den dritten Fragenkomplex mit dem Thema ‚Interkulturelle Kommunikation' vorgenommen. Dieses Vorgehen ist sinnvoll, weil die Befragung im interkulturellen Kontext erfolgte und eine Zusammenfassung bzw. Reduzierung der Antworten auf wesentliche Aspekte die Gefahr in sich birgt, dass wichtige Aussagen der Befragten keine entsprechende Berücksichtigung erfahren.

5.1 Allgemeiner Teil (Fragen 1.1. – 1.5.)

5.1.1 Institutionen und Organisationen (Fragen 1.1. und 1.2.)

Wie bereits im dritten Kapitel des zweiten Teils dargelegt, haben an der Befragung Institutionen und Organisationen aus der ganzen Welt teilgenommen, die sich auf drei Bereiche verteilen. Zum einen ist das der Ausbildungsbereich mit Universitäten und Fachhochschulen (Theorie mit Praxisanteil) und der therapeutisch praxisbezogene Bereich mit Kliniken, Krankenhäusern, Gesundheitszentren, freien Praxen und Kindertagesstätten, zum anderen der organisatorische Bereich mit den Selbsthilfe- und Elterngruppen. Die ‚Berufsverbände' sind dem universitären und klinischen Bereich zugeordnet worden, da diese dort integriert sind. Eine genaue Zuordnung zu den jeweiligen Bereichen, wie sie die folgende Übersicht vermittelt, ist nicht immer möglich, da sich die Bereiche teilweise überschneiden bzw. ergänzen.

An der Befragung beteiligten sich sechzig Personen aus den Institutionen und Organisationen. Die Befragten kommen aus 39 Nationen/ Kulturen. Alle Kontinente sind vertreten. Werden die 192 von der UNO anerkannten Nationen (vgl. Kapitel Teil I, Kapitel 1.1.3) den 39 beteiligten Nationen/Kulturen gegenüber-

[52] Die entsprechenden Tabellen sind hierzu im Anhang oder im Text zu finden. Die in den Klammern stehenden Zahlen geben jedes Mal die Anzahl der Befragten an.

gestellt, dann haben 20,3 Prozent der Nationen an der Befragung teilgenommen. Werden die beteiligten Nationen jedoch den etwa 10.000 Kulturen gegenübergestellt, dann haben 0,4 Prozent der Kulturen an der Erhebung teilgenommen.

Universitäten / Fach(hoch)schulen:	**Kliniken / Praxen / Gesundheitszentren:**	**Selbsthilfe- / Eltern-organisationen:**
1. Äthiopien (1)	1. Bolivien(1)	1. Argentinien (1)
2. Australien (1)	2. Dänemark (1)	2. Burkina Faso (1)
3. Bangladesh (1)	3. Deutschland (3)	3. Dänemark (1)
4. China (1)	1. Estland (1)	4. Deutschland (1)
5. Deutschland (2)	2. Finnland (2)	5. Finnland (2)
6. Indien (1)	3. Frankreich (1)	6. Großbritannien (1)
7. Irland (1)	4. Qatar (1)	7. Guatemala (1)
8. Japan (2)	5. Kenia (1)	8. Nepal (2)
9. Kanada (1)	6. Libanon (1)	9. Neuseeland (1)
10. Kenia (1)	7. Luxemburg (1)	10. Niederlande (1)
11. Litauen (1)	8. Malaysia (2)	11. Schweden (1)
12. Malaysia (1)	9. Namibia (1)	12. Spanien (1)
13. Namibia (1)	10. Österreich (2)	13. Uganda (1)
14. Philippinen (1)	11. Russland (1)	
15. Spanien (1)	12. Spanien (1)	
16. Türkei (1)	13. Südafrika (1)	
17. Uganda (1)	14. Uganda (1)	
18. USA (2)		
19. Venezuela (1)		
20. Zypern (1)		
GESAMT: 23	GESAMT: 22	GESAMT: 15

Tab. 4: Präsentation der Institutionen und Organisationen aller teilnehmenden Nationen/Kulturen

Die kontinentale Zuordnung der beteiligten Nationen ergab Folgendes:

- Afrika ist mit Äthiopien, Kenia, Burkina Faso, Namibia, Südafrika und Uganda vertreten. Das entspricht einer Beteiligung von 11,3 Prozent (6 Nationen von 53).

- Asien ist mit Bangladesh, China, Indien, Japan, Libanon, Malaysia, Nepal, Philippinen, Qatar und der Türkei beteiligt. Das sind 19,2 Prozent (10 Nationen von 52).

- Australien und Ozeanien sind durch Australien und Neuseeland vertreten, was einer Beteiligung von 16,7 Prozent entspricht (2 Nationen von 12).

- Aus Europa haben sich Dänemark, Deutschland, Estland, Finnland, Frankreich, Großbritannien, Irland, Litauen, Luxemburg, Niederlande, Österreich, Russland, Schweden, Spanien und Zypern beteiligt. Das sind 36,6 Prozent (15 Nationen von 41).

- Süd- und Mittelamerika mit Guatemala, Venezuela, Bolivien und Argentinien beteiligen sich mit 12,5 Prozent (4 Nationen von 32).

- Nordamerika ist durch die USA und Kanada mit 100 Prozent vertreten (2 Nationen von 2).[53]

Nationen/Kulturen wie Jamaika und Kamerun wollten auch an der Erhebung teilnehmen, das war jedoch aus folgenden Gründen nicht möglich: In Jamaika gibt es noch keine Erfassungen bzw. Erhebungen zum Untersuchungsgegenstand ‚Stottern', weshalb kein Material zur Verfügung stand. Die Fragebögen aus Kamerun sind auf dem Postweg nach Europa verloren gegangen. Es konnten keine Personen für eine erneute Befragung akquiriert werden.

5.1.2 Beruf, Alter und Geschlecht (Fragen 1.3. – 1.5.)

a) Beruf

Anhand der Antworten, sechsundfünfzig von sechzig Befragten lieferten hierzu Angaben, können die Befragten zwei Gruppenkategorien zugeordnet werden, zum einen der Gruppe der Therapeuten bzw. Pathologen (Expertengruppe 1) mit dreiundvierzig Befragten, zum anderen der Gruppe der Selbsthilfe-Experten (Expertengruppe 2) mit dreizehn Befragten (vgl. Teil II, Kapitel 3.2).

---

[53] Durch die Prozentrechnung wird das Problem der kontinentalen Zuordnung der Nationen deutlich. Nordamerika besteht formal aus zwei Nationen. Rein rechnerisch hat sich Nordamerika mit 100 Prozent an der Befragung beteiligt. Beide Nationen sind jedoch in einzelne Bundesstaaten aufgeteilt. Werden die 50 Bundesstaaten der Berechnung zugrunde gelegt, dann haben sich vier Prozent der Bundesstaaten der USA beteiligt (2 von 50).

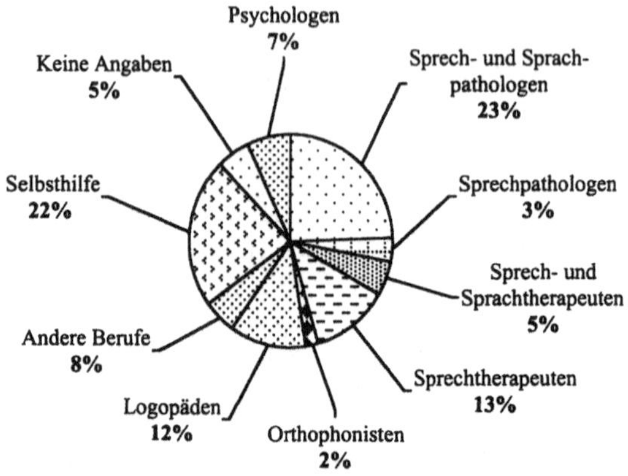

Abb. 1: Berufe der Experten

Zur Expertengruppe 1 (Gruppe der Therapeuten bzw. Pathologen) zählen:

- *Sprech- und Sprachpathologen (Speech & Language Pathologists)*
  Die Angaben beruhen auf vierzehn Aussagen der Befragten. Sechs von ihnen haben zusätzlich eine leitende Funktion inne bzw. sind in Lehre und Forschung tätig.[2] Dieser Gruppe sind auch jene Befragten zugeordnet, die ihre Ausbildung noch nicht abgeschlossen haben.

- *Sprechpathologen (Speech Pathologists)*
  Diese Bezeichnung gaben zwei der Befragten an, wobei eine der Befragten eine Lehrbeauftragte mit Schwerpunkt ‚Stottern' ist (Lecturer in stuttering).

- *Sprech- und Sprachtherapeuten (Speech & Language Therapists)*
  Die Bezeichnung nannten drei der Befragten. Eine von ihnen hat eine zusätzliche Qualifikation im Fach Psychologie, eine andere ist Lehrbeauftragte (Senior Lecturer).

- *Sprechtherapeuten (Speechtherapists/Speech Therapists)*
  Acht der Befragten gaben diese Bezeichnung an.

[2] School Administrator, Associate Professor and Chair, Associate Professor, Doctoral student first year, Reader & Head / Dept. of Speech-language Sciences, Prof. of Speech and Language Disorders / Special Education.

- *Orthophonist*
  Diese Bezeichnung gab eine Befragte an.

- *Logopäden*
  Sieben der Befragten gaben diese Berufsbezeichnung an, wobei eine der Befragten die Bezeichnung Diplom-Logopädin innehat. Aus dieser Gruppe verzeichnete eine Befragte eine pädagogische Zusatzqualifizierung, eine befindet sich in der Zusatzausbildung zur Körpertherapeutin, und einer der Befragten ist Linguist.

- *Psychologen bzw. Psychotherapeuten*
  Die Bezeichnung führten drei der Befragten an, eine/r davon ist Dozent an einer Universität und Mitglied einer Selbsthilfegruppe.

- *Andere Berufe*
  Hier sind jene Berufe zusammengefasst, die den genannten Gruppierungen nicht zuzuordnen sind. Zu diesen gehören: Diplom-Sprechwissenschaftler/in, eine Professorin für Sprachheilpädagogik mit Schwerpunkt Logopädie, ein Linguist, eine Neurolinguistin und eine Krankenschwester.

Die Expertengruppe 2 ist die Gruppe der Selbsthilfe-Experten (Menschen, die stottern, und das engere soziale Umfeld), die unter der Kategorie ‚Selbsthilfeorganisationen' aufgeführt wurden. Sie setzt sich aus folgenden Berufsbildern zusammen: Angestellter eines Rechnungsamtes, Sekretärin, Armeeangehöriger, Friseur (Elternteil eines ehemaligen Kindes, welches stotterte), Arzt und ehemaliger Vorsitzender einer Stottererselbsthilfe, Journalist, Studenten (2), Vorsitzender einer Stotterselbsthilfeorganisation, Apotheker und Vorsitzender einer Selbsthilfeorganisation, Projektmanager des ASD, Diplom-Ingenieur und Berater für Informationstechnologie.

b) Alter

Von sechzig Befragten gaben siebenundfünfzig Befragte ihr Alter an. Eine Kategorisierung erschien sinnvoll, da die Angaben zum Alter ein Indiz für die beruflichen Erfahrungen und das Wissen der Experten darstellen können. Die Altersspanne der Befragten liegt zwischen 21 und 73 Jahren.
Alle Altersgruppen sind vertreten, und es liegt eine gleichmäßige Altersverteilung vor, die drei Generationen von Experten umfasst.

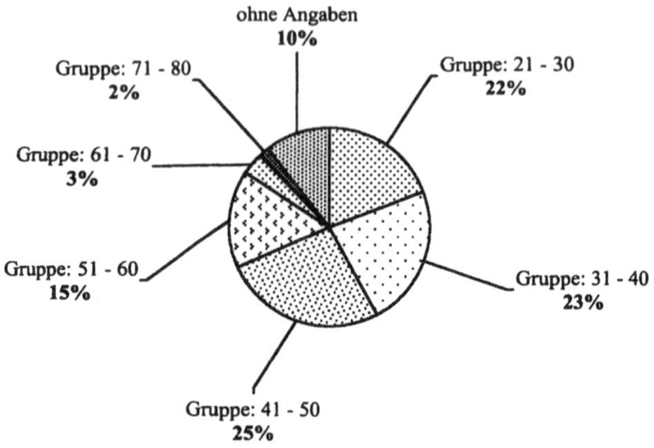

Abb. 2: Alter der Experten

c) Geschlecht

Die Befragung ergab, dass von sechzig Befragten vierunddreißig (56,7 Prozent) weiblichen und dreiundzwanzig (38,3 Prozent) männlichen Geschlechts waren. Drei der Befragten (5 Prozent) machten zum Geschlecht keine Angaben.[55] Die Verteilung nach den Geschlechtern entspricht damit einem Geschlechterverhältnis von etwa 3:2. Eine weitere Aufteilung nach den zwei Expertengruppen (Pathologen/Therapeuten und Selbsthilfe-Experten) ergibt Folgendes:

- Expertengruppe 1: Von den vierundvierzig Befragten sind zweiunddreißig Befragte weiblichen und zwölf männlichen Geschlechts. Das entspricht einem Geschlechterverhältnis von ca. 5:2 (2,5:1) bei einem Anteil von 73 Prozent Frauen und 27 Prozent Männern.

- Expertengruppe 2: Von dreizehn der Befragten dieser Gruppe sind elf Befragte männlichen und zwei Befragte weiblichen Geschlechts. Das entspricht einem Geschlechterverhältnis von 6,5:1.

Bezüglich des Geschlechts kann festgestellt werden, dass mehr Frauen (73 Prozent) in der Expertengruppe 1 vertreten sind als Männer und in der Expertengruppe 2 mehr Männer (85 Prozent) als Frauen.

[55] Eine/r der Befragten kam aus der Expertengruppe 1 und zwei der Befragten aus der Expertengruppe 2.

5.1.3 Zusammenfassung

Die Fragen des allgemeinen Teils beziehen sich auf Auskünfte zu den Institutionen und zur beruflichen Sozialisation der Experten. In Theorie und Praxis befassen sich weltweit verschiedene Institutionen, Organisationen und Berufe in Lehre, Forschung und Praxis mit dem Phänomen ‚Stottern'. Die Arbeitsbereiche sind medizinisch, pädagogisch und psychologisch geprägt. In den spanischsprachigen Nationen/Kulturen ist das Stottern ausnahmslos institutionell in der Psychologie angesiedelt, in den englisch-, französisch- und deutschsprachigen Nationen häufiger in der Medizin, Pädagogik oder Rehabilitation. Im Hinblick auf das Alter sind die Befragten zwischen 21 und 73 Jahren alt und in allen Altersgruppen vertreten. Damit ist eine gute Verteilung bezüglich der Altersspanne gegeben.

5.2 Ergebnisse zum Phänomen ‚Stottern' (Fragen 2.1. - 2.24.)

Im Folgenden werden die Ergebnisse des zweiten Fragenkomplexes (Fragen 2.1. bis 2.24.) zum Untersuchungsgegenstand ‚Stottern' präsentiert. Die Datenaufbereitung folgt im Wesentlichen der Gliederung des theoretischen Teils zum Stottern (vgl. Teil I, Kapitel 2.2 Störungen): Allgemeine Angaben zum Stottern (Bekanntheit, Bezeichnungen und Klassifikation), Begriffsbeschreibungen bzw. Definitionen, Epidemiologie, Symptomatik, Ätiologie, Behandlungsansätze, Zielstellungen im intra- und interkulturellen Kontext sowie gesellschaftliche, das Stottern betreffende Fragestellungen.

5.2.1 Allgemeine Angaben zum Stottern (Fragen: 2.1. - 2.3.)

5.2.1.1 Bekanntheit (Frage 2.1.)

Durch die Frage „Ist der Terminus ‚Stottern' in Ihrer Nation/Kultur bekannt?" sollten, unabhängig von der Literatur, Kenntnisse darüber gewonnen werden, ob Stottern in allen Nationen/Kulturen ein bekanntes Phänomen ist. Die dazu in der Literatur aufgefundenen Hinweise sind nicht einheitlich. Zur Beantwortung der Frage standen den Befragten drei Antwortkategorien zur Verfügung: „Ja", „Nein" und „Ich weiß nicht". Alle sechzig Befragten beantworteten die Frage und gaben an, dass ihnen der Begriff ‚Stottern' bekannt ist. Dieses Ergebnis war nicht anders zu erwarten, da die Befragung mit Stotter-Experten durchgeführt wurde. Die Frage, ob Stottern ein universelles Phänomen darstellt, kann somit nicht befriedigend beantwortet werden.

5.2.1.2 Bezeichnungen (Frage 2.2.)

Bezeichnungen als Zeichen haben Funktionen, die in Beziehung zu etwas stehen. Durch ihre Einbindung in verschiedene Kontexte erhalten sie eine entsprechende Bedeutung (vgl. Teil I, Kapitel 2.2.2). Dadurch können erste Einblicke in formale und inhaltliche Aspekte sowie in den Gebrauch von Bezeichnungen bzw. in das Phänomen ‚Stottern' gegeben werden. Die Tabelle 1 im Anhang II gibt anhand der Antworten der Befragten einen Überblick zu den Bezeichnungen in den jeweiligen Nationen/Kulturen. Von den sechzig Befragten gaben einundzwanzig Befragte zusätzlich andere Begriffe für Stottern an.

Die Bezeichnungen für Stottern entstammen im Allgemeinen den Sprachen in den jeweiligen Nationen/Kulturen. Beispielsweise existieren in Burkina Faso drei Nationalsprachen, die von den meisten Menschen gesprochen und verstanden werden, zusätzlich kommen etwa 60 andere Sprachen hinzu. Somit gäbe es allein in Burkina Faso mindestens 63 Bezeichnungen für Stottern. Zum anderen können durch etymologische Ableitungen und die Bedeutungen der Bezeichnungen für Stottern in den Nationen/ Kulturen bereits erste Rückschlüsse auf beispielsweise einen gesellschaftlichen Umgang gezogen werden. Das soll an zwei Beispielen kurz dargelegt werden.

a) Der Stamm des Wortes ‚stuttering' ist ‚stutter'. Im amerikanischen Wörterbuch lassen sich hierzu verschiedene Synonyme wie „stammer [stammeln, stottern], trip on your tongue, falter [schwanken, stolpern], stumble [stolpern, stottern], hesitate [stocken, zaudern, zögern], shilly-shally [?], hem an haw [herumdrucksen], sway [schlingern], totter [torkeln, schaukeln, tattern, zittern] und wobble [schwanken, schlottern, zittern) " finden. Das einzige neutrale Wort zu ‚stuttering' ist das Wort ‚speech impediment' [Sprechbehinderung] (Thesaurus 2005). Alle anderen Wörter sind nicht mehr neutral besetzt.

b) In der japanischen Sprache werden oft die Begriffe ‚Domori' und ‚Kitsuon' für Stottern verwendet. ‚Domori' bedeutet (auf dem buddhistischen Glauben basierend), dass eine Person, die stottert, in ihrem vorherigen Leben etwas Schlechtes getan hat. Stottern kann aufgrund dessen nicht in diesem Leben geheilt werden, sondern erst im nächsten Leben, aber auch nur dann, wenn die Person etwas Gutes im jetzigen Leben vollbringt. Durch die offizielle Sprachpolitik der japanischen Regierung wurde dieser Begriff aufgrund seiner negativen Besetzung Ende der achtziger Jahre zum Unwort bzw. Tabuwort erklärt und durch das Fachwort ‚Kitsuon' (Stottern) ersetzt. In der Alltagssprache wird der alte Begriff jedoch weiterhin benutzt (Matoba 2005, Interview).

Von den Englisch sprechenden Befragten werden die Bezeichnungen ‚Stuttering' oder ‚Stammering' und manchmal auch ‚Dysfluency' verwendet. Die Französisch sprechenden Befragten benutzen den Terminus ‚Bégaiement', die Spanisch sprechenden ‚Tartamudez' und die Deutsch sprechenden Befragten den Begriff ‚Stottern' oder ‚Balbuties'.

5.2.1.3 Klassifikation (Frage 2.3.)

Mit Hilfe der Fragestellung „Wozu wird ‚Stottern' in Ihrer Nation/Kultur zugeordnet?", sollten zum einen Kenntnisse darüber gewonnen werden, unter welchem Begriff das Phänomen subsumiert wird, zum anderen, ob es einen einheitlichen Gebrauch gibt. Wie bereits im theoretischen Teil dargelegt, wird der Begriff in der deutschsprachigen Literatur nicht einheitlich verwendet und eingeordnet (vgl. Teil I, Kapitel 2.2.2).

Ausgehend von der Fragestellung standen den Befragten sechs Zuordnungskriterien bzw. Antwortmöglichkeiten zur Verfügung: ‚Stottern' als ‚Krankheit', ‚Beeinträchtigung', ‚Störung', ‚Behinderung', andere Zuordnungskategorien und ‚Ich weiß nicht'. Außer der letzten konnten alle Antwortkategorien entweder mit „Nein" oder „Ja" beantwortet werden. Entschieden sich die Befragten für ‚Ja', wurden sie gebeten darzulegen, um welche generelle formale Oberkategorie es sich hierbei handelt. Auf eine Zuordnung der Angaben zu den einzelnen Nationen/Kulturen wurde hier aus den genannten Gründen verzichtet.

Die Befragten beantworteten die Frage mit folgenden Ergebnis: Acht der Befragten subsumieren ‚Stottern' unter dem Begriff ‚Krankheit', einundzwanzig unter ‚Beeinträchtigung', einundvierzig unter ‚Störung', einunddreißig unter dem Begriff ‚Behinderung', zehn der Befragten nannten eine andere Kategorisierung, und eine der Befragten antwortete mit ‚Ich weiß nicht'. Unabhängig von der Nation/Kultur, der Institution und der Organisation wird das Phänomen ‚Stottern' somit primär den Begriffen ‚Störung', ‚Behinderung' oder ‚Beeinträchtigung' und weniger dem Begriff ‚Krankheit' zugeordnet. Die folgende Abbildung gibt die Antworten der Befragten prozentual verteilt an.

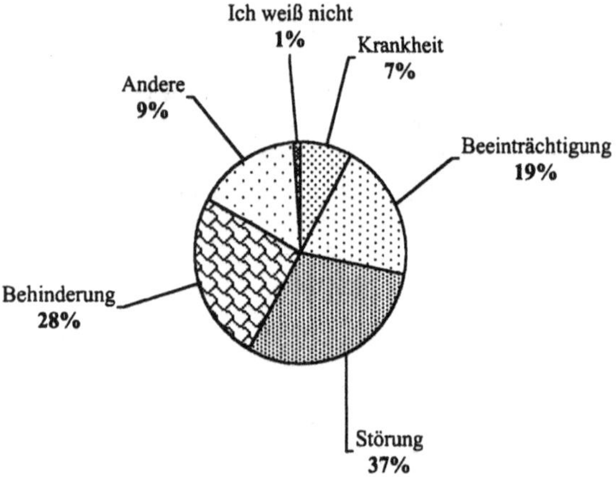

Abb. 3: Klassifikation des Stotterns

Im Einzelnen subsumieren die Befragten unter die einzelnen Oberbegriffe folgende Inhalte:

a) Stottern ist eine *Krankheit*

- bei allgemeinen Hirnschädigungen,
- bei Einschränkungen der motorischen Koordination und der Muskeltätigkeiten,
- bei neurogenen Erkrankungen wie der Wilson's Krankheit,
- bei einer geistigen Erkrankung,
- bei psychiatrischen Erkrankungen wie Persönlichkeitsstörungen,
- bei psychologischen Erkrankungen wie Neurosen,
- bei Verwünschung, beim Ausspruch eines Fluches, beim Vorliegen einer Behinderung.

In einem Fall wird Stottern den Krankheiten zugeordnet, da es als solche definiert ist, und die Kosten für eine Therapie von den Krankenkassen erstattet werden.

b) Stottern ist eine *Beeinträchtigung*

- des Sprechens (4),
- der Motorik,
- des Sprechmotors,
- der sprechmotorischen Kontrolle,
- der Sprechflüssigkeit (2),
- der Kommunikationsfähigkeit (2),
- der Kommunikation (2),
- des sozialen Kontaktes,
- der sozialen Teilhabe,
- der Partizipation,
- der sozialen Adaption,
- zu sein wie andere,
- des emotionalen Gleichgewichts und der geistigen Fähigkeiten,
- der Intelligenz,
- einer mentalen Retardierung.

c) Stottern ist eine *Störung*

- des Sprechens (3),
- der Sprechflüssigkeit (3),
- des Sprechablaufes (2),
- der Funktion des Sprechens,
- der motorischen Koordination,
- der Sprechproduktion,
- des sprechmotorischen Systems (2),
- des Sprechmotors,
- der sprechmotorischen Koordination (Artikulation, Stimme und Atmung),
- der Sprechkoordination (alles, was damit zu tun hat),
- der Stimme und Atmung,
- des motorischen Nervensystems,
- des Redeflusses (3),
- der Rede und der Kommunikation (6),
- der Redefähigkeit,
- der Koordination von Sprechen und Denken,
- der Sprachverarbeitung und Sprechproduktion,
- der Kommunikationsfähigkeit,
- der Kommunikation,
- der Affekte und der Emotionen,
- der psychologischen Funktion und der emotionalen Stabilität (Kindheitstrauma).

d) Stottern ist eine *Behinderung*
- der Sprechfähigkeit,
- der Redefähigkeit (3),
- der Sprache (2),
- der Kommunikation (7),
- des Geistes,
- der Intelligenz
- bei mentaler Retardierung,
- der mentalen Einstellung der betroffenen Menschen (5),
- die abhängig ist vom Schweregrad (6),
- wenn sie medizinisch diagnostiziert wurde (2),
- wenn sie sozial und beruflich das Leben erschwert (2),
- wenn es zu sozialer Stigmatisierung und Isolation führt.

e) Andere Kategorien: Danach ist Stottern
- eine Funktionsstörung der Sprechmotorik und Sprechkontrolle,
- eine psychologische und/oder physische Reduktion,
- eine Reduktion in der Ausführung einer Fähigkeit von anderen Fähigkeiten,
- eine Reduktion der oralen kommunikativen Fähigkeiten,
- eine Reduktion von kommunikativen Fähigkeiten und der personalen Interaktion,
- eine Psychose und/oder außerordentliche Schüchternheit,
- Ausdruck allgemeiner psychologischer Probleme,
- Ausdruck einer allgemeinen Erkrankung,
- Ausdruck einer erblichen Disposition,
- Ausdruck eines Glaubens wie eines Fluches oder einer Verwünschung.

Die meisten Befragten gaben mehrere Einordnungskriterien an, da nicht nur eine Variable das Phänomen ‚Stottern' in Gänze beschreibt. Inwiefern eine Beeinträchtigung, Störung, Behinderung oder Krankheit vorliegt, ist von mehreren Faktoren abhängig, wie zum Beispiel dem Schweregrad des Stotterns. Nach Angaben eines Befragten liegt eine Behinderung vor, wenn durch das Stottern die Berufswahl eingeschränkt wird wie beispielsweise in Sprechberufen (Nachrichtensprecher, Lehrer und Telefonisten).
Von einigen Befragten wurde auch das subjektive Erleben der Menschen, die stottern, in den Mittelpunkt gestellt, das wiederum auch von der Umwelt abhängig ist. Eine Befragte beschreibt die Situation wie folgt:

> „Stottern ist weder eine Behinderung noch eine Krankheit, es ist zum einen etwas Normales und zum anderen werden die Leute, die stottern, teilweise von den normalen Leuten gehasst. Deshalb benötigen wir Therapie und Sympathie."

Eine andere Befragte führt hierzu aus:

> „Durch historische Überlieferungen ist bekannt, dass in sehr frühen Zeiten der Umgang mit diesen Menschen ganz normal gewesen sein muss. Etwa 628 n. Ch. gab es in Irland einen König namens Suibhne Mend, der auch der stotternde Suibhne genannt wurde, und sein Volk für mehrere Jahre führte bzw. regierte."

5.2.1.4 Zusammenfassung

‚Stottern' ist allen Befragten als Bezeichnung bekannt. Entsprechend den Sprachen, die in den jeweiligen Nationen/Kulturen gesprochen werden, existieren unterschiedliche Bezeichnungen für das Stottern. Allgemein bekannt sind die Bezeichnungen ‚Stuttering' und ‚Stammering'. Sie entsprechen dem offiziellen Sprachgebrauch der WHO. Bezüglich der Klassifikation des Phänomens gibt es keine Einheitlichkeit, auch keine eindeutige Zuordnung zu Kategorien. Von den Befragten wird Stottern zwar primär als eine Störung, Behinderung und Beeinträchtigung betrachtet, jedoch ist Stottern ebenso eine Krankheit, eine Reduktion, ein Problem und ein Ausdruck für etwas anderes. Ebenso folgen die begrifflichen Klassifikationen teilweise den ätiologischen Hypothesen.

5.2.2 Definitionen des Stotterns (Frage 2.5.)

Wie im theoretischen Teil aufgezeigt, konnte in der deutschsprachigen und angloamerikanischen Literatur keine einheitliche Beschreibung bzw. Definition des Stotterns aufgefunden werden (vgl. Teil I, Kapitel 2.2.3). Mit Hilfe der Fragestellung „Wie wird ‚Stottern' in der jeweiligen Nation/ Kultur beschrieben, erklärt bzw. definiert?" sollten Einsichten darüber gewonnen werden, welche unterschiedlichen Definitionsweisen zum Phänomen ‚Stottern' existieren. Für die Beantwortung der Frage erhielten die Befragten keine Antwortvorgaben. Sechsundfünfzig von sechzig Befragten beantworteten diese Frage. Zur Klassifizierung der Antworten wurde das ätiologische Modell nach BRAUN als Grundlage genutzt (vgl. Teil I, Kapitel 2.2.6; Braun 2002, 215; 2006, 218). Gemäß diesem Modell werden folgende Aspekte unterschieden: ein physiologisch-phonetischer bzw. sprecherischer Aspekt, ein neurophysiologisch-biologischer Aspekt, ein psychologisch-sozialer Aspekt, ein interaktionistisch-kommunikationstheoretischer, ein psycholinguistischer und ein entwicklungstheoretischer Aspekt. Untersucht werden sollte, ob sich die Antworten der Befragten den Kategorien des Modells von BRAUN zuordnen lassen oder ob die Antworten auf andere, zusätzliche Kategorien verweisen.

Auf eine Zuordnung der Angaben zu den einzelnen Nationen/Kulturen wurde auch hier aus genannten Gründen verzichtet. Stottern wird entsprechend den Aspekten des Erklärungsmodells beschrieben und zugeordnet. Nach Angaben der Befragten ist Stottern:

a) Physiologisch-phonetischer Aspekt bzw. sprecherischer Aspekt

- eine ständige Wiederholung von Lauten und Wörtern, aber auch von Wortblockaden unter der Verwendung von Ersatzwörtern.
- ein Sprechproblem, was oft mit Stress und emotionalen Problem einhergeht.
- ein Sprechproblem, das sich in Anfangsblock, Halbweg-Blocks, Wiederholungen etc. zeigt.
- eine Sprechflüssigkeitsstörung, die durch Wiederholungen, Verzögerungen, Dehnungen und Pausen charakterisiert ist.
- hauptsächlich eine Unflüssigkeit, die sich in sich Wiederholungen, Dehnungen und Blocks.
- eine schwere Unflüssigkeit.
- wenn Kinder nicht deutlich sprechen können, ständig Wörter wiederholen, Schwierigkeiten am Satzanfang haben; bei Erwachsenen unkontrollierte Wiederholungen und Schwierigkeiten am Satzanfang zu haben.
- eine Unterbrechung der Sprechproduktion, die sich in Wiederholungen und/oder Dehnungen von Sprechlauten oder Silben, die begleitet wird von extremen Spannungen der Sprechmuskulatur.
- charakterisiert durch eine abnormale hohe Häufigkeit und/oder Stops während der flüssigen Rede (des im Fluss befindlichen Sprechens).
- das unwillkürliche Auftreten von Wiederholungen im Sprechfluss.
- auch ‚Stammern' und wird entsprechend der WHO (F 98,5) charakterisiert durch häufige Wiederholungen oder Verlängerungen von Lauten oder Silben oder Wörtern oder durch häufige Verzögerungen oder Pausen, die den rhythmischen Sprechfluss unterbrechen. Es ist klassifiziert als Störung, im Sinne einer schweren Störung des Redeflusses.
- charakterisiert durch unflüssige Sprechanteile im Sprechfluss, die durch Wiederholung oder Dehnung von Lauten, Wörtern und Satzteilen gekennzeichnet ist.
- eine Störung des Redeflusses, die gekennzeichnet ist durch Wiederholungen von Lauten und Silben, krampfartiges Pressen während des Sprechens, atypische Mitbewegungen und Grimassierungen im Gesicht, Atemunregelmäßigkeiten und harte Stimmeinsätze.
- eine unfreiwillige Unterbrechung des Sprechflusses, die oft mit negativen Emotionen und Selbstzweifeln verbunden ist.
- wenn sich jemand nicht so gut ausdrücken kann, Probleme beim Sprechen hat und hängen bleibt.
- ein Sprechproblem, welches sich durch Nervosität verschlimmert.
- eine Sprechunflüssigkeit mit unterbrochenen oder gedehnten Lauten.
- eine Störung im Sprechablauf, wobei eine Person hängen bleibt und ein Wort nicht herausbringen kann.
- eine Störung des Sprechablaufs mit Repetitionen, Prolongationen und Blocks.

- nicht in fließenden Sätzen sprechen zu können und einzelne Laute immer wiederholen zu müssen.
- allgemein eine Störung der Sprechflüssigkeit (1), eine Sprechstörung (2), ein Sprechproblem (2), eine Behinderung des Sprechens (1), eine Redeflussstörung (1), eine Sprechschwierigkeit (1).

b) Neurophysiologisch-biologischer Aspekt
- eine genetische Störung, die biologisch begründet ist.
- eine biologisch-psychologisch-soziale Störung (2).
- eine muskuläre Krankheit.
- eine Koordinationsstörung der Sprachmuskulatur, die medizinisch diagnostiziert wurde.
- eine durch fehlende Trennung des Zungenbandes verursachte Störung.
- eine durch Meningitis bedingte Störung.
- ein Problem der motorischen Planung, deren Ursachen Sprachprobleme wie eine verspätete Sprachentwicklung sein könnten (die Person kommt mit verschiedenen Lauten, Wörtern und Silben nicht zurecht).

c) Psychologisch-sozialer Aspekt
- eine Bestrafung durch Gott.
- eine durch Hexerei bzw. Zauberei verursachte Krankheit.
- ein Fluch.
- eine Sünde der Vergangenheit.
- ein soziales Problem.
- aus der Sicht von Laien, Ausdruck einer psychologischen Störung (Neurose, übermäßige Ängstlichkeit, mangelnde Stressbewältigungsfähigkeit etc.) und Folge von Erziehungsfehlern bzw. Traumatisierungen durch die Eltern
- ein psychisches Problem, dass durch traumatische Kindheitserlebnisse ausgelöst wird (2).
- ist ein Ausdruck von Schamhaftigkeit oder Ängsten in der Kindheit.
- ein emotionales oder psychologisches Problem.
- Ausdruck einer neurotischen Störung.
- ein psychisches Problem aufgrund einer außerordentlichen Schüchternheit.

d) Interaktionistisch-kommunikationstheoretischer Aspekt
- Störung der Interaktion aufgrund von Ängsten in der Kommunikation mit anderen Menschen.
- eine Behinderung, da Personen mit diesem Problem von normalen Menschen ignoriert werden.
- eine Unfähigkeit, auf einem gewünschten Weg zu kommunizieren.
- eine Kommunikationsstörung (2).
- eine Schwierigkeit der Konversation.

- eine Unfähigkeit des richtigen Sprechens verbunden mit einer Wortarmut.
- eine Kommunikationsstörung, die zunächst das Wort und dann alle Kommunikationskanäle betrifft.

e) Neuropsychologischer Aspekt
- ein Problem der Sprechkontrolle oder Sprechfunktion.
- eine neurologische Dysfunktion, welche durch die psychologischen Probleme des Stotterers begründet ist.
- eine Unflüssigkeit des normalen Sprechens, zurückzuführen auf eine abnormale Atmung, unzureichende Atmung, inadäquate Atmung, die Abnormalität in den normalen Sprechfluss bringt.

f) Psycholinguistischer Aspekt
- ein Ausdruck für das Nichtausdrücken-Können eigener Gedanken aufgrund der ständigen Wiederholungen, Dehnungen und Sprechblockaden (1).

g) Entwicklungstheoretischer Aspekt
- aus der Sicht von Fachleuten ein Entwicklungsgeschehen, bei dem Dispositionen des Kindes und ungünstige Entwicklungsbedingungen zusammentreffen (1).

h) ‚Masala'-Aspekt
- Stottern.
- eine von vielen Unfähigkeiten.
- mannigfaltig beschrieben, aber es ist nicht definierbar.
- abhängig von den Befragten, von vielen Ebenen und beinhaltet den Glauben an die Ätiologie.
- eine basale Sprachstörung, über die es noch nicht viele Informationen gibt, die aber mit Techniken oder Methoden der Sprechrehabilitation behandelt wird.

Zusammenfassend kann festgestellt werden, dass eine einheitliche Definition bzw. Beschreibung des Phänomens ‚Stottern' auch im interkulturellen Kontext nicht erkennbar ist. Die Antworten ließen keine eindeutigen kulturspezifischen Zuordnungen bezüglich des Phänomens zu. Stottern wird entsprechend den ätiologischen, individuellen oder kollektiven Auffassungen beschrieben. Die Vielzahl von Beschreibungen kann ein Indiz dafür sein, dass Stottern ein Phänomen ist, das nicht monokausal, sondern multimodal beschrieben werden muss. Bis auf fünf können alle anderen Antworten dem ätiologischen Modell nach BRAUN weitestgehend zugeordnet werden, obwohl die Zuordnung zu den obigen Aspekten nicht immer eindeutig ist. Dem Modell wurde deshalb vorerst ein weiterer Aspekt mit der Bezeichnung ‚Masala'[56] hinzugefügt, der all jene Antworten integriert, die nicht unter den anderen Aspekten subsumiert werden konnten.

5.2.3 Epidemiologie (Fragen 2.18. - 2.21.)

Die Ergebnisse der Fragen 2.18. bis 2.21. betreffen das Auftreten des Stotterns in Bezug auf die Gesamtbevölkerung, das Alter und das Geschlecht, sowie den Zeitpunkt, da das Phänomen erstmalig zu beobachten war (Inzidenz und Prävalenz des Stotterns).

5.2.3.1 Verbreitung des Stotterns (Fragen 2.18. und 2.19.)

In der Literatur wird überwiegend angegeben, dass im Durchschnitt etwa vier bis fünf Prozent der Kinder stottern. Die Angaben basieren unter anderem auf Längsstudien von ANDREWS (1965/1985) und MANSSON (1997), deren Ergebnisse weltweit anerkannt sind. Untersuchungen zu Jugendlichen und Erwachsenen sind nicht bekannt. Es wird jedoch angenommen, dass das Stottern bis zur Pubertät soweit remittiert, dass nur noch 1 Prozent der Erwachsenen stottert (vgl. Teil I, Kapitel 2.2.4). Diese Zahlen gelten derzeit global. Interkulturelle Untersuchungen bzw. Studien sind diesbezüglich nicht gefunden worden. Mit Hilfe der Fragen 2.18. („Wie hoch ist der Anteil stotternder Menschen im Allgemeinen?") und der Frage 2.19. („Wie hoch ist der Anteil bei Kindern, Jugendlichen und Erwachsenen?") sollte der globale Anspruch auf die Angaben zur Verbreitung des Stotterns in den jeweiligen Nationen und Kulturen hinterfragt werden. Die Beantwortung der ersten Frage enthielt für die Befragten keine Antwortvorgaben, die Beantwortung der zweiten Frage wurde durch das Kriterium „Ich weiß nicht" begrenzt. Die Ergebnisse werden im Folgenden nach einem allgemeinen und nach einem gruppenspezifischen Aspekt geordnet und befinden sich außerdem in einer Tabelle im Anhang (vgl. Anhang II, Tabelle 2).

a) Verbreitung in Bezug auf die Gesamtbevölkerung

Von sechzig Befragten machten sechs Befragte keine Angaben, acht Befragte beantworteten die Frage mit „Ich weiß nicht", und vier von ihnen gaben die Antwortkategorie „nicht bekannt" an. Zweiundvierzig Befragungsteilnehmer beantworteten die Frage wie folgt: Zwanzig Befragte gaben an, dass 1 Prozent der Gesamtbevölkerung stottert, weniger als 5 Prozent nannten drei Befragte. Sechs befragte Personen nannten 5 Prozent und zehn der Befragten schwankten in ihren Angaben zwischen 0,05 und 10 Prozent. Von zehn befragten Personen gaben zwei 10 Prozent an. Diese Prozentzahl bezieht sich auf allgemeine Kommunikationsstörungen und auf alle Altersgruppen. Eine Differenzierung zum Stottern wird hier nicht vorgenommen. Zwei Befragungsteilnehmer gaben die

[56] ‚Masala' in Panshabi ist ein Gemisch aus verschiedenen Dingen; etwas, was nicht zugeordnet werden kann.

Antwortkategorie „niedrig“ an. Für eine Befragte erschien der Anteil an der Gesamtbevölkerung „hoch“, aber genaue Zahlen waren unbekannt.
Von den zweiundvierzig Befragten führten elf zusätzlich an, dass die angegebenen Zahlen auf Schätzungen bzw. internationalen Standards beruhten. Groß angelegte epidemiologische Studien, Untersuchungen, statistische Erhebungen bzw. Forschungen gibt es in ihren Nationen/Kulturen hierzu nicht.

b) Verbreitung bei Kindern, Jugendlichen und Erwachsenen

- *Kinder*: Von sechzig Befragten machten drei keine Angaben, und neununddreißig Befragte beantworteten diese Frage mit „Ich weiß nicht“. Angaben zu dieser Frage machten achtzehn der Befragten mit folgenden Ergebnissen: Eine Befragte gab 2 Prozent an, drei der Befragten nannten 3-5 Prozent, zwei gaben 4 Prozent, drei 4-5 Prozent und vier gaben 5 Prozent an. Eine Befragte nannte 5-8 Prozent. Drei der Befragten gaben jeweils 50 Prozent, 53 Prozent und 70 Prozent an, wobei sich die Prozentzahlen auf 1 Prozent der Gesamtbevölkerung beziehen. Eine der Befragten nannte 10 Prozent, wobei die Zahl zu den 10 Prozent der Gesamtbevölkerung gegenüber steht. Ein Befragter subsumiert unter dem Terminus ‚Alter' Kinder zwischen 2 bis 12 Jahren.

- *Jugendliche*: Von den sechzig Befragten wählten fünfundvierzig die Antwortkategorie „Ich weiß nicht“, und drei der Befragten machten hierzu keine Angaben bzw. einer verwies auf sein Buch. Elf der Befragten machten Angaben zur Verbreitung des Stotterns bei Jugendlichen. Von den elf Befragten gaben zwei Befragte 1 Prozent an. Vier Befragte nannten jeweils einen Anteil von 0,7 Prozent, 1,5 Prozent, 1-3 Prozent und 2 Prozent. Drei Befragte gaben 20, 30 und 40 Prozent an,[57] und zwei beantworteten die Frage mit „hoch“. Von einem Befragten wurden Jugendliche und Erwachsene in einer Altersgruppe zusammengefasst. Die Altersspanne der Gruppe liegt zwischen 13 und 85 Jahren. Ein anderer Befragter subsumiert unter dem Begriff ‚Jugendliche' Personen zwischen 7 und 16 bzw. 20 Jahren.

- *Erwachsene*: Von den sechzig Befragten haben achtunddreißig die Fragekategorie „Ich weiß nicht“ genannt, drei der Befragten gaben keine Antwort. Neunzehn Befragte machten hierzu folgende Angaben: Elf gaben 1 Prozent an, fünf nannten jeweils 1-2 Prozent, 1-3 Prozent, 0,7 Prozent, 0,8 Prozent und 5 Prozent an. Drei gaben 10, 40 und 20 Prozent, wobei sich diese Angaben auf 1 Prozent zur Gesamtbevölkerung beziehen.

[57] Die Zahlen beziehen sich auf 1 Prozent der Gesamtbevölkerung.

Sechs der Befragten erklären ihre prozentualen Angaben wie folgt: Einer gab eigene Untersuchungen (Erst- und Nachfolgeerhebung) zur Inzidenz von Stottern bei Kindergartenkindern und Schülern der Klassen 1-5 in seiner Heimatstadt an. Diese Pilotstudien zeigten, dass die Inzidenz von Stottern der genannten Gruppe bei etwa 1,5 Prozent liegt.[1] Ein Befragter stützte seine Prozentzahlen für Kinder und Jugendliche auf Forschungsergebnisse nach YAIRI et al., die unter anderem aussagen, dass das Stottern bei Jugendlichen mit steigendem Alter auch graduell abnimmt. Ein Befragter gibt an, dass bei etwa 5 Prozent der Kinder ein Entwicklungsstottern zu beobachten ist, das während der kindlichen Entwicklung bzw. während bestimmter kindlicher Lebensphasen auftritt. Bei Erwachsenen wurde beobachtet, dass das Stottern ab dem 50sten Lebensjahr abnimmt oder gänzlich verschwindet. Drei der Befragten gaben an, dass es keine spezifischen bzw. realen Daten für die genannten Gruppen gibt.

5.2.3.2 Geschlechterverteilung (Frage 2.20.)

Die Angaben in der Literatur, dass mehr männliche als weibliche Personen stottern, beziehen sich auf Untersuchungen bzw. Erhebungen in den westlichen Nationen und Kulturen (vgl. Teil I, Kapitel 2.2.4). Es konnten keine Untersuchung aus anderen Nationen/Kulturen gefunden werden. Mit der Frage „Bei welchem Geschlecht ist Stottern häufiger", sollte herausgefunden werden, ob das angegebene Geschlechterverhältnis global anzutreffen ist. Zur Beantwortung der Frage standen den Befragten die folgenden drei Antwortkategorien zur Verfügung „weiblich", „männlich" und „Ich weiß nicht".

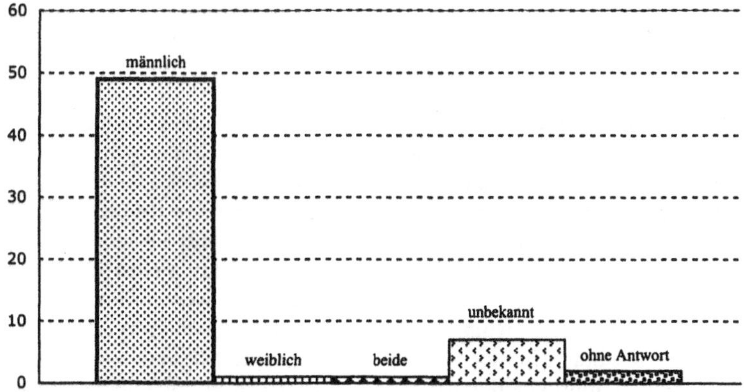

Abb. 4: Geschlechterverteilung der Menschen, die stottern

[1] Die Studie kann nicht zitiert werden, da sie noch nicht veröffentlicht wurde.

Von sechzig der Befragten gaben neunundvierzig Personen an, dass das männliche Geschlecht am häufigsten betroffen ist. Eine Befragte führte an, dass mehr weibliche Personen stottern würden, und eine weitere gab an, dass beide Gruppen gleichermaßen betroffen sind. Sieben der interviewten Personen benutzten die Antwortkategorie „Ich weiß nicht", und zwei beantworteten die Frage nicht. Die nachfolgende Abbildung gibt die Antworten der Befragten zur Verteilung der Geschlechter wieder.
Sieben der Befragten spezifizierten ihre Angaben zum Geschlechterverhältnis. Von diesen gaben drei ein Verhältnis männlich:weiblich von 3:1, einer von 5,6:1, einer von 4:1 und eine von 5:1 an. Eine Befragte führte an, dass die Daten zum Geschlechterverhältnis in ihrer Nation/Kultur schwankten. Die Angaben liegen bei 2:1, 5:1 und 10:1. Drei Befragte gaben an, dass ihre Angaben sich entweder auf eigene Beobachtungen bzw. auf Angaben in der Literatur stützten.

5.2.3.3 Beginn des Stotterns (Frage 2.21.)

Zur Verbreitung, zum Verlauf und zur Geschlechterverteilung bezüglich des Stotterns liegen Längsschnittstudien mit Kindern von ANDREWS (1965/1985), WINGATE (1983) und MANSSON (1997) vor. Für den intrakulturellen und interkulturellen Kontext konnte keine Studie gefunden werden, die den Beginn des Stotterns zum Thema hat. Die Angaben in der Literatur beziehen sich in der Regel auf obige Studien oder auf Beobachtungen von Therapeuten im Sinne von Schätzwerten (vgl. Teil I Kapitel 2.2.4). Gleichzeitig stehen die Angaben hierzu in Abhängigkeit zum Spracherwerb und zur Sprachentwicklung (vgl. Szagun 2004, 8-14). Deshalb sind teilweise große zahlenmäßige Schwankungen zu verzeichnen. Mit der Fragestellung „In welchem Alter tritt 'Stottern' erstmals auf?" sollten Kenntnisse über den Beginn des Stotterns in anderen Nationen/Kulturen gewonnen werden. Bezüglich der Antworten wurden keine Vorgaben gemacht. Im Anhang ist eine Übersicht in Tabellenform zu finden, die die Antworten der Befragten wiedergibt (vgl. Anhang II, Tabelle 3).
Von den sechzig Befragten machten fünfundfünfzig Personen folgende Angaben zum Beginn des Stotterns: Zwei gaben den Beginn des Stotterns mit ungefähr einem Jahr an, ein Befragter mit manchmal 1,8 Jahren, zwölf nannten ein Alter von 2,0 Jahren, neun führten ein Alter von 2,5 Jahren und drei Befragte ein Alter von 2,6 Jahren an. Zehn gaben den Beginn des Stotterns mit 3,0 Jahren an, eine mit 3,6 Jahren und vier mit 4,0 Jahren. Weitere fünf führten ein Alter von 5,0 Jahren an, eine gab 6,0 Jahre und eine 7,0 Jahre an. Fünf weitere Befragte nannten keine Zahlen für einen Beginn, sondern verwiesen allgemein auf die Zeit der Kindheit, Grundschule oder der Sprech- und Sprachentwicklung bzw. gaben an, dass der Beginn individuell variiert und die Patienten sich nicht erinnern können. Von diesen fünf gaben wiederum zwei Befragte an, dass auch Stottern mit 15 oder 20 Jahren und generell im Erwachsenenalter beginnen könnte, zum Beispiel als neurologisches Stottern. Eine Befragte führte drei Alterssäulen für einen Beginn an: 2-3, 6-7 und 11-12 Jahre. Die angegebenen Werte stellen die unterste Altersgrenze dar.

Einen Zeitspannenbeginn führten zweiunddreißig Befragte an. Folgende zeitliche Spannen wurden angegeben: /2-3/, /2-5/, /2-6/, /2,5-3/, /2,5-3,5/, /2,5-4/, /2,5-6/, /2,6-4/, /3-4/, /3-5/, /3-6/, /3,6-4/, /3-7/, /4-5/, /4-6/, /5-7/, /5-10/, /6-7/ und /11-12/ Jahre. Werden die unteren und oberen Werte der obigen Daten als Grenzwerte genommen, ergibt sich eine Zeitspanne von 1 bis 12 Jahre für den Beginn des Stotterns. Werden die mittleren Werte der oberen und unteren Werte zur Berechnung der Zeitspanne genommen, ergibt das einen Wert von 3,1 bis 5,4 Jahren als Zeitspanne für den Beginn des Stotterns. Die individuelle Sprachentwicklung bzw. der Spracherwerb mit Bezug auf interkulturelle Aspekte sind in dieser Berechnung nicht berücksichtigt worden.
Sechs der Befragten spezifizierten ihre Antworten durch kurze Erläuterungen. Drei Befragte wiesen darauf hin, dass sich aus den physiologisch normalen Sprechunflüssigkeiten in der Sprachentwicklung ein Stotterproblem entwickeln kann. Sie empfahlen deshalb, eine klare differentialdiagnostische Abgrenzung zwischen beginnendem Stottern und entwicklungsbedingten Sprechunflüssigkeiten vorzunehmen. Ein Befragter führte an, dass Stottern in einigen Fällen erst im Jugend- oder im Erwachsenenalter auftreten kann. Die Angaben beruhen auf den Aussagen der Menschen, die stottern und auf den Beobachtungen des Befragten. Ein anderer Befragter führte aus, dass ein Auftreten von Stottern im Erwachsenenalter neurologisch bedingt ist. Eine der Befragten gab an, dass bei vielen ihrer Patienten erst während des ersten Schuljahres, in einem Alter von sieben Jahren, der Beginn des Stotterns festgestellt würde. Jedoch kämen die meisten Eltern mit ihren Kindern in einem Alter von zwei bis zweieinhalb Jahren in die Praxis.

5.2.3.4 Zusammenfassung

Die Angaben der Befragten zur Inzidenz, Prävalenz und zum Beginn des Stotterns basieren allgemein auf Literaturangaben, auf Schätzwerten, internationalen Standards und teilweise auf den Beobachtungen bzw. Studien der Befragten. Es gibt keine genauen Zahlen (Längsschnittstudien) bzw. Statistiken im interkulturellen Kontext bezüglich des Auftretens und der Verteilung. Das gilt besonders für Jugendliche und Erwachsene.
Die Prozentzahlen zur Inzidenz des Stotterns schwanken entsprechend der Nation/Kultur zwischen 0,05 und 10 Prozent der Gesamtbevölkerung. Ein Drittel der Befragten gibt an, dass etwa 1 Prozent der Bevölkerung stottert. Die Angaben bei Kindern, Jugendlichen und Erwachsenen sind ähnlichen Schwankungen unterworfen. Bei Kindern liegen die Werte zwischen 2-10 Prozent, bei Jugendlichen und Erwachsenen zwischen 0,7 und 10 Prozent analog zu den Nationen/Kulturen.
Hinsichtlich der Geschlechterverteilung sind die Angaben eindeutiger. 82 Prozent der Befragten gaben an, dass das männliche Geschlecht häufiger stottert als das weibliche. Eine der Befragten führte aus, dass in ihrer Nation/Kultur mehr Frauen als Männer betroffen sind. Diese Aussage wird tendenziell von zwei anderen Aussagen gestützt. Zum einen durch die Aussage, dass die Verteilung

zwischen Männern und Frauen gleich sei, und zum anderen, durch die Aussage, dass immer mehr Frauen stottern würden. Das Zahlenverhältnis von weiblichen und männlichen Personen, die stottern, schwankt zwischen 1:2, 1:3, 1:5 (5,6) und 1:10.

Die Altersangaben zum Beginn des Stotterns variieren erheblich. In Abhängigkeit von bestimmten Faktoren wie Spracherwerb bzw. Sprachentwicklung oder den so genannten sensiblen Phasen während der Gesamtentwicklung, die individuell einen unterschiedlichen Verlauf zeigen, treten die ersten Stottersymptome in den jeweiligen Nationen/Kulturen zwischen dem ersten und dem zwölften Lebensjahr auf; überwiegend jedoch zwischen dem zweiten und dem sechsten Lebensjahr, also in der Zeit der Sprachentwicklung und des Spracherwerbs. Aber auch im Erwachsenenalter können erste Symptome auftreten, die dann unter anderem neurologisch begründet werden. Zwischen physiologischen Sprechunflüssigkeiten während der Sprachentwickelung und beginnendem Stottern wird kaum eine Differenzierung vorgenommen.

5.2.4 Symptomatik des Stotterns (Frage 2.6.)

Wie bereits im Kapitel zur Symptomatik des Stotterns dargelegt (vgl. Teil I, Kapitel 2.2.5), existieren verschiedene Klassifizierungs- bzw. Beschreibungsmodelle, die entsprechend der Autoren in äußere und innere Symptome, offene (overt) und verdeckte (covert) Symptome, sprachliche/nichtsprachliche (verbal/ nonverbale) Begleitsymptome und verdeckte Symptome, Primär- und Sekundärsymptome sowie stottertypische und stotteruntypische Symptome eingeteilt werden können. Welche Klassifizierung auch immer gewählt wird, in allen Fällen nähert man sich dem Phänomen auf der Symptomebene. Ausgangspunkt sind hier entweder die Sprechunflüssigkeiten oder die verdeckten Symptome.

Mit der Fragestellung „Welche Symptome (primäre und/oder sekundäre) sind beim ‚Stottern' zu beobachten?“ sollten Kenntnisse dazu gewonnen werden, welche Anzeichen in anderen Nationen/Kulturen bezüglich des Stotterns wahrgenommen werden. Den Befragten wurden zur Beantwortung der Frage keine Antwortkategorien vorgegeben. Von sechzig Befragten machten neunundfünfzig Angaben zur Symptomatik des Stotterns. Die nachfolgende Einteilung lehnt sich an die Systematik im theoretischen Teil und an die Fragestellung des Fragebogens. Die Antworten der Befragten werden entsprechend der Primär- und Sekundärsymptomatik zugeordnet.

PRIMÄRE SYMPTOMATIK

a) Wiederholungen

- Wiederholungen der Anfangslaute
- Lautwiederholungen
- Lautwiederholungen mit körperlichen Spannungen
- Silbenwiederholungen
- Silbenwiederholungen mit körperlichen Spannungen

- Wiederholungen der Anfangswörter
- Wortwiederholungen

b) Prolongationen
- Lautprolongationen
- Laut- und Wortprolongationen
- Laut-, Wort- und Satzteilprolongationen
- Prolongiertes Sprechen

c) Blockaden
- offene und verdeckte Blockaden
- Laut-, Silben- und Wortblockaden
- generelle Sprechblockaden

d) Begleitsymptome
- Embolophrasien (Embolophonien) wie Starter, Interjektionen (viele „em“, „uh“, oder „ums“ sowie einführende Phrasen wie „I mean“) und unangebrachte, lange Sprechpausen
- Paraphrasen (Umschreibungen)
- Abbrüche (Begonnenes wird nicht zu Ende gesprochen)
- Neubeginn (das Sprechen wird unterbrochen und neu begonnen), unvollständige Sätze, Verwendung von Redewendungen
- Stimmliche Auffälligkeiten: erhöhte und veränderte Stimmlage, oft harte unphysiologische Stimmeinsätze
- verspätet einsetzende Sprechweise, es wird viel Zeit benötigt, um einen Satz zu beenden
- artikulatorische Fixierung auf die Symptome
- Verlust der Sprechkontrolle

SEKUNDÄRE SYMPTOMATIK

a) Auffälligkeiten der Atmung
- allgemeine Atemprobleme
- anhaltender und geräuschvoller Atem
- abweichendes Atemmuster
- Kurzatmigkeit und Atemstopps
- veränderte und gestörte Atemführung

b) Motorische Begleiterscheinungen
- Körperbewegungen und -zuckungen, Beinmitbewegungen, Gliedermitbewegungen, Mitbewegungen von Kopf, Kiefer und Extremitäten; Mitbewegungen der mimischen Muskulatur oder des gesamten Körpers; nervöser, zappliger Oberkörper; unnötige körperliche Mitbewegungen der Hände und Füße

- Körperspannungen, muskuläre Hypertension (angespannter und verspannter Körper), Anspannungen verschiedener Körperteile (zusammengepresste Fäuste, Verwendung von Gesten und Gebärden)
- Kiefermuskelverspannungen, ‚auseinanderklaffender' Mund (Gapping mouth)
- Krämpfe, Spasmen
- Grimassierungen (Grimassen schneiden, Gesichtsgrimassen, Anspannungen im Gesicht)
- Nasenflügelflattern
- Augenzwinkern und Augenzucken

c) Vermeidungsverhalten
- Vermeidung von Wörtern, Situationen, Meidung von Menschen
- sprachliches, soziales und psychisches Vermeidungsverhalten
- Vorwegnahme des Stotterns (Menschen, die stottern, legen sich vorweg im Kopf zurecht, ‚Was' und ‚Wie' sie sprechen möchten)

d) Affektive und vegetative Reaktionen
- vegetative Reaktionen wie Erröten, Schwitzen
- allgemeine Angst, Angstgefühl, Scham, Stress gegenüber dem Sprechen, in extremen Fällen entwickeln sich psychologische und/oder soziale Phobien
- Kommunikations- und Situationsangst wie Telefonsprechangst, Gruppensprechangst
- keine oder geringe Selbstsicherheit und Selbstachtung; Angewohnheit, sich zu verstecken oder eingeschränktes und geringes Selbstbewusstsein
- Selbstzweifel mit einem Mangel an Vertrauen, gelegentlich abwertende Gefühle; fühlen sich unfähig, allgemeine Aufgaben zu verrichten
- Frustration, Ärger
- negative Projektionen auf andere, Verschiebungen
- reagieren teilweise mit Zurückgezogenheit und Rückzug (sind introvertiert, verschlossen) und depressivem Verhalten

e) Kommunikative Auffälligkeiten bzw. Reaktionen
- Kommunikation mit anderen misslingt oder ist nur eingeschränkt möglich, was zur Folge hat, dass nur begrenzt am gesellschaftlichen Leben teilgenommen werden kann
- während des Sprechens gibt es normalerweise keinen oder nur wenig Blickkontakt, oder der Blickkontakt zu anderen ist schwierig
- Unwohlsein in der Kommunikation mit anderen und das Gefühl einer totalen Unfähigkeit, effektiv zu kommunizieren
- kommunikatives Flucht- und Vermeidungsverhalten
- bei Selbstgesprächen bzw. bei ruhigem Sprechen tritt kein Stottern auf

Zusammenfassend kann festgestellt werden, dass alle Angaben der Befragten entweder unter der Primärsymptomatik oder der Sekundärsymptomatik des Stotterns subsumiert werden können. Als Primärsymptome geben die Befragten vornehmlich Wiederholungen von Lauten, Silben, Wörtern, Phrasen, Prolongationen von Lauten, Wörtern und Phrasen sowie Blockaden bei Lauten und Silben – meist am Wortanfang – an. Zum anderen werden Embolophrasien wie Starter und Interjektionen genannt, längere Sprechpausen, Paraphrasen, Abbrüche des Sprechens mit Neubeginn, stimmliche Auffälligkeiten, wie Veränderung der Tonlage und der Verlust der Sprechkontrolle. Zur Sekundärsymptomatik werden von den Befragten überwiegend körperliche Anspannungen und Mitbewegungen, Auffälligkeiten der Atmung, der Artikulation, der Kognition, wie Störungsbewusstsein und Störungserwartung, der Affekte wie Situations- und Wortängste, ein reduziertes Selbstbewusstsein und Selbstvertrauen, und Auffälligkeiten der Kommunikation wie generelle Schwierigkeiten in der Interaktion mit anderen sowie kommunikatives Flucht- und Vermeidungsverhalten genannt.

Nicht alle der oben angeführten Symptome des Stotterns müssen gleichzeitig auftreten. Sie können in den jeweiligen Sprechsituationen variieren. Eine Differenzierung zwischen physiologischen Sprechunflüssigkeiten, beginnendem und manifestem und chronisch manifestem Stottern wird von den Befragten nicht vorgenommen. Die von den Befragten genannten Symptome konnten dem Symptomatikmodell, auf der Basis der vier Wirkfaktoren, zugeordnet werden.

5.2.5 Ätiologie des Stotterns (Frage 2.7.)

Wie in den theoretischen Grundlagen dargelegt, ergab die Sichtung der Literatur eine Vielfalt von ätiologischen Hypothesen bzw. Erklärungsansätzen und verschiedene Systematiken zur Klassifizierung zum Stottern. Nur marginal konnte Literatur gefunden werden, die sich gezielt mit den Ursachen des Stotterns oder bedingenden Faktoren im interkulturellen Kontext beschäftigt. Grundlage dieser Arbeit ist das ätiologische Modell nach BRAUN (1999/2002), das sich aus acht, nicht hierarchisch angeordneten Modulen, den Erklärungsansätzen, zusammensetzt (vgl. Teil I, Kapitel 2.2.6). In Anlehnung an das Modell werden für diese Untersuchung folgende Ansätze unterschieden: neurobiologische, entwicklungstheoretische, physiologisch-phonetische, neuropsychologische (neurophysiologische), psychodynamische, psychosoziale, kognitionstheoretische und interaktionistisch kommunikationstheoretische Erklärungsansätze.

Mit der Frage „Welche Ursachen, Entstehungstheorien oder Erklärungsansätze werden bezüglich des Stotterns vermutet?“ sollen Erkenntnisse zu ätiologischen Annahmen bzw. zu auslösenden oder das Stottern bedingenden Faktoren in anderen Nationen/Kulturen gewonnen werden. Für eine Zusammenarbeit mit Menschen im interkulturellen Kontext erscheint dies bedeutsam. Zur Beantwortung der Frage erhielten die Befragten keine Antwortvorgaben, lediglich den

Hinweis, dass kurze Stichpunkte als Antwort genügen. Auf eine Kategorisierung der Antworten nach Nationen/ Kulturen wurde aus den eingangs genannten Gründen ebenso verzichtet.

Nach Angaben der Befragten kommen folgende Ursachen des Stotterns oder das Stottern auslösende Bedingungen/Faktoren in Betracht.

a) Neurobiologische Erklärungsansätze

- Missbildungen (1)
- Geburtstraumen (2)
- Defekte im Corpus callosum (1)
- hirnorganische Veränderungen (1)
- Fehlbildung des Gehirns, die zu einer Fehlfunktion der Sprechorgane führt, wobei die Art und Weise immer noch unbekannt ist (2)
- Vererbung (7) aufgrund genetischer Faktoren (1)
- genetische Ursachen/Bedingungen/Prädispositionen bzw. Dispositionen (16)
- genetische Prädispositionen in Verbindung mit sprechmotorischen und neurologischen Problemen (1)
- genetische Disposition, die durch zu hohe Ansprüche ausgelöst wird und zu Verhaltensstörungen führen kann (1)
- biologische Faktoren wie organische Prädisposition; Auslöser können bedrohliche Situationen sein, die zu einem biochemischen Ungleichgewicht im Organismus führen, wobei besonders die Hirnregionen betroffen sind, die für das Sprechen zuständig sind. (4)

b) Entwicklungstheoretische Erklärungsansätze

- familiäre Sprachschwäche (1) bzw. allgemeine familiäre Bedingungen/ Dispositionen (4)
- Probleme während der Sprachentwicklung (eine verspätet einsetzende oder eine zu weit fortgeschrittene, die nicht altersgerecht ist, und die durch emotionalen Stress oder Aufgeregtheit verstärkt wird (2); linguistische Probleme (1)
- sprachliche, motorische und psychische Entwicklungsdefizite (1)
- erlerntes Verhalten durch Nachahmung und Imitation (3) wie beispielsweise ein zu schnelles Sprechen der Eltern, welches die Kinder in einem sehr frühen Alter bzw. während der Entwicklung kopieren bzw. imitieren (1)
- Auf die im Kindesalter auftretenden entwicklungsbedingten Sprechunflüssigkeiten (physiologisches Stottern) reagiert die Umwelt mit negativen Reaktionen oder ungünstigen Bewertungen. Dadurch wird Druck auf das Sprechen ausgeübt, wodurch sich Störungsbewusstsein und Sprechangst entwickeln, die das physiologische Stottern verstärken und zu einem

beginnenden Stottern führen (2); zu hohe Anforderungen und zu geringe Kapazitäten (1)
- durch zu strenge Erziehungssysteme (während des Unterrichts etwas stehend mitteilen; dadurch werden Menschen, die unflüssig sprechen, zum Belustigungsobjekt für andere Mitschüler und Lehrer, wodurch sich ein Problembewusstsein entwickelt) (1)

c) Physiologisch-phonetische Erklärungsansätze
- schwach entwickelte Sprechmuskulatur (1)
- motorische Ungeschicklichkeit (1)
- physikalische bzw. physiologische Beeinträchtigungen (2)
- eine physikalische Schwäche in Kombination mit Sprechangst (1)
- gestörter Wirkungskreis von Stimme-Sprech-Situation (1)
- Funktionsstörung oder Funktionseinschränkung der Sprechgeschwindigkeit (1)
- Störungen in der Ansteuerung der Artikulationsorgane, da das Ansteuerungssignal Störungen unterliegt (1)

d) Neuropsychologische-physiologische Erklärungsansätze
- neuronale (2) bzw. neurophysiologische Ursachen (1), die auf der Basis von PET und fMR nachweisbar ist
- allgemein neurologische Ursachen (8), besonders durch erhöhte Anforderungen an das Sprechen (2), bedingt durch einem Mangel im Sprech-Produktions-Prozess (1) oder durch einen Unfall (2)
- muskuläre (1), motorische (1) Koordinationsstörung bzw. Koordinationsstörung des Sprechmechanismus (2)
- Atem-Sprechkoordinationsstörung (1)
- sprechmotorische Störung (1) bzw. Störung der sprechmotorischen Kontrolle im ersten Entwicklungsstadium des Stotterns, die möglicherweise mit der Sprachentwicklung in Verbindung steht (1)
- ein fragiles und ungeschütztes sprechmotorisches System, das beim „Aufladen" durch interpersonale und intrapersonale Faktoren aufgrund von neurologisch systemischen Schwachpunkten destabilisiert wird, wodurch Stottern ausgelöst wird (1)
- geringfügige Fehlfunktion der feinmotorischen Zentren des Gehirn (1)
- Verlust der motorischen Kontrollfunktion, die mit dem Verlust der emotionalen Kontrolle einhergeht, psychologische Reaktionen, die zu einem Mangel von Gefühlen, Selbstachtung und Vertrauen führen (1)
- Interferenzen aufgrund einer mangelnden Lateralisierung und einer gering ausgeprägten Sprachdominanz (2) bzw. atypische Dominanz der Gehirnhälften, Lateralisierung (1)

e) Psychodynamische Erklärungsansätze

- allgemeine psychologisch-emotionale Störung (4)
- psychologische Störung, Ausdruck einer Depression (1)
- psychogene Störung, die durch Angst ausgelöst wird (1)
- psychologische Schlüsselereignisse wie Alpträume, Stress, Schreck, Unfall, Trauerfall oder andere persönliche Traumata als auslösende und verstärkende Faktoren in einem kritischen Alter (5)

f) Psychosoziale Erklärungsansätze

- psychosoziale Faktoren wie geringes Selbstwertgefühl, Identitätsprobleme, Wut, Angst, Hass, Leid, Schuld, Vermeidungsverhalten, Zurückweisung, Stigmatisierung und Stereotypisierung (2)
- allgemeiner und emotionaler Stress, der beispielsweise durch das soziale Umfeld (Arbeit oder Familie) ausgelöst wird (4) oder durch einen perfektionistischen Anspruch, hohe Verantwortung oder durch erhöhten Druck der Gesellschaft bzw. gesellschaftliche Spannungen (2)
- sozial-emotionale Gründe aufgrund von Ängstlichkeit (1) oder durch frühkindliche Schwierigkeiten (1)
- allgemeine psychologisch-soziale Ursachen bzw. Faktoren wie beispielsweise Belastungen (10)

g) Interaktionistisch kommunikationstheoretische Erklärungsansätze

- zu hohe Anforderungen an Kinder aus akademischen Verhältnissen
- allgemeiner Stress, der durch die Umwelt ausgelöst wird und zu Störungen der Kommunikation führt, beispielsweise durch gesellschaftlichen Überdruck (3)
- ungünstige Reaktionen des kommunikativen Umfeldes bzw. Fehlverhalten der Umwelt (3)

Insgesamt geben die sechzig Befragten 129 mögliche Ursachen des Stotterns an. Von diesen nennen siebenunddreißig neurobiologische, neunundzwanzig neurologische, zwanzig psychosoziale, siebzehn entwicklungstheoretische, elf psychodynamische, acht physiologische und sieben kommunikative Hypothesen bzw. Erklärungsansätze. Keiner der Befragten gibt kognitionstheoretische Erklärungsansätze an. Die nachfolgende Abbildung gibt die Hypothesen bzw. Erklärungsansätze in einer Übersicht wieder.

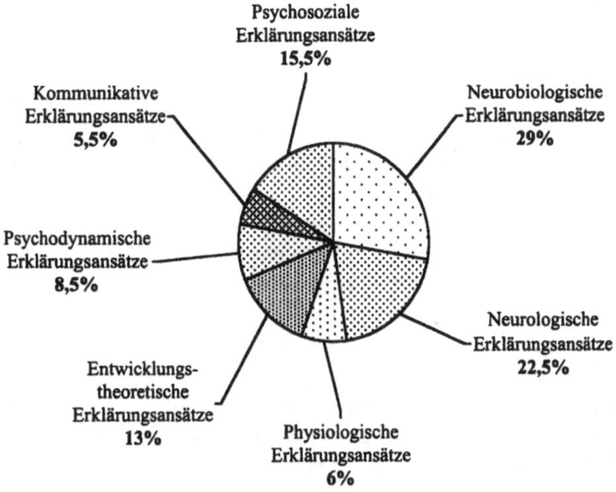

Abb. 5: Modifiziertes Modell der Erklärungsansätze

Ferner führen von sechzig Befragten vierundvierzig an, dass nicht nur eine Ursache bei der Entstehung des Stotterns in Betracht käme, sondern mehrere das Stottern auslösende Faktoren in Erwägung gezogen werden müssen, die sich gegenseitig bedingen. Dieses Zusammenwirken wird von den meisten Befragten als multimodales oder multifaktorielles Gefüge beschrieben. Ein Befragter führte hierzu aus:

> „Es kann davon ausgegangen werden, dass es auch Faktoren gibt, die das Stottern beeinflussen. Wenn sich zum Beispiel das Stottern in einem chronischen Stadium befindet und zu einem komplexen Problem geworden ist und mit sprechmotorischen, Verhaltens- und emotionalen Komponenten einhergeht. Diese multifaktoriellen Gründe sind dann nicht die Ursachen, aber die bedingenden Faktoren, die das Stottern entfalten und aufrechterhalten."

Ein anderer Befragter, dessen Graphik sich im Anhang (vgl. Anhang III, Abbildung 1) befindet und die Zusammenverhänge verdeutlicht, führte hierzu aus:

> „Stottern ist eine komplexe Störung, die nicht nur eine einzige Ursache hat. Deshalb schlage ich vor, den Fokus auf ein Bündel von biopsychosozialen Faktoren des Stotterns zu richten. Biologische Faktoren des Stotterns sind zum Beispiel eine organische Prädisposition, die bewirkt, dass angesichts bedrohlicher Situationen der Organismus so regiert, dass

> er ein Ungleichgewicht in den biochemischen Prozessen produziert, die für das Sprechen zuständig sind. Psychologische Faktoren des Stotterns sind zum Beispiel ein geringes Selbstwertgefühl, Identitätsprobleme, Wut, Angst, Hass, Leid, Schuld und Vermeidungsverhalten. Und soziale Faktoren wie zum Beispiel gemeinsame Glaubensmuster und Haltungen, Zurückweisung durch die Menschen in der Umgebung des Kindes, Stigmatisierung und Stereotypisierung."

Des Weiteren gaben zwei Befragte zu bedenken, dass die ätiologischen Annahmen von der jeweils individuellen oder kollektiven Sicht abhängig sind. Einer von ihnen führte an, dass zum Beispiel 3/5 der Menschen in China das Stottern als ein psychologisches, neurologisches oder genetisches Problem betrachten würden. Weitere zehn Befragte gaben an, dass die Ursachen des Stotterns eigentlich unbekannt sind. Diesbezüglich gebe es zwar viele Erklärungen, aber keine eindeutigen Antworten. Ein Befragter beschrieb den Stand der Ätiologie wie folgt: „Stottern ist immer noch ein rätselhaftes, –eingerolltes Mysterium–." Letztlich wiesen zwei Befragte darauf hin, dass die ätiologischen Faktoren, die zu einem Stottern führen können, von Poltern und den physiologisch bedingten Sprechunflüssigkeiten während des Spracherwerbs abzugrenzen seien.

Zusammenfassend kann festgestellt werden, dass den Befragten die Ursache des Stotterns nicht bekannt ist. Insgesamt nannten die sechzig Befragten 129 mögliche ätiologische Hypothesen, 2/3 von ihnen gaben mehrere Erklärungsansätze an. Im Durchschnitt sind das ca. zwei ätiologische Annahmen bzw. bedingende und oder auslösende Faktoren pro befragter Person. Die Existenz mehrerer Hypothesen, die zusammenwirken können, wurde von den Befragten als komplexe bzw. als multifaktorielle Wirkweise beschrieben.

5.2.6 Behandlungsansätze, Ziele, Ergebnisse zum Stottern (Fragen 2.8.-2.16.)
5.2.6.1 Behandlungsansätze – intrakulturelle Perspektive (Frage 2.8.)

Das Studium der Literatur ergab, dass zum Stottern eine Vielfalt von Behandlungsansätzen mit unterschiedlicher Gewichtung existiert, wobei diese häufig dem englischen Sprachraum (USA, Großbritannien oder Australien) entlehnt worden sind (vgl. Teil I, Kapitel 2.5.7).

Mit Hilfe der Frage „Welche Hilfen, Techniken, Methoden, Verfahren und/oder Konzepte werden bei der Behandlung des 'Stotterns' angewendet?" sollten Kenntnisse über die Behandlungsansätze in anderen Nationen/Kulturen, speziell im intrakulturellen Kontext, gewonnen werden. Die Beantwortung der Frage wurde durch die Antwortkategorie „keine" einerseits begrenzt und durch die Fragestellung „wenn ‚Ja', welche" geöffnet. Der Frage beigefügt, war die Anmerkung, dass kurze Stichpunkte genügen.

Die Tabelle auf der folgenden Seite gibt einen Überblick zu den Antworten. Von sechzig Befragten machten zweiundfünfzig Angaben zur Behandlung des Stotterns. Fünf machten keine Angaben, zwei gaben „Ich weiß nicht" an, und ein anderer verwies auf die Literatur und die Internetseite einer Stotterorganisation.

Sieben der Befragten führten an, dass die therapeutische Intervention eine individuelle, multidimensionale und ganzheitliche Herangehensweise an die Person und das Stottern darstellt. Eine Befragte erläuterte dies so: „Der Fokus ist auf das Selbst der Kommunikatoren gerichtet, das in verbale und nonverbale Kommunikationskontexte integriert ist." Zwei andere Befragte gaben an, dass die während einer Behandlung verwendeten Techniken und Methoden abhängig sind vom individuellen Empfinden, von den Bedürfnissen und den Sprechsituationen der stotternden Erwachsenen, Jugendlichen und Kinder. Zustände wie Empfinden und Bedürfnisse werden wiederum durch verschiedene Faktoren begründet, wie die persönliche Geschichte (Anamnese) und die individuell experimentellen therapeutischen Versuche der Menschen, die stottern. Zu bedenken gab eine andere Befragte, dass es eine Menge von „Gurus" gebe, die mit „monokausalen Erklärungsmustern und einseitigen Therapien wie Entspannung, Atemtechniken und Hypnose kurzfristig Erfolge" erzielen, die aber kaum von längerer Dauer sind.
Weitere zehn der befragten Personen führten aus, dass sie es für notwendig erachten, Eltern in das therapeutische Setting zu integrieren. Das geschieht in Form von Elterntraining, Elternarbeit, Elterntreffen, erzieherischer Unterstützung wie zum Beispiel zu beobachtende Hausaufgaben oder Supervision des Kindes und auch durch Korrektur des elterlichen Verhaltens und der unmittelbaren sozialen Umgebung des Kindes.

KONTINENT/Nation	**Behandlungsansätze** (intrakulturell)
AFRIKA • Äthiopien (1)	- keine
• Burkina Faso (1)	- Selbsthilfegruppen: Austausch in der Gruppe, entspannte Atmosphäre, Vermittlung verschiedener Methoden, wie z. B. Methode zur Vergrößerung der Zuhörerschaft
• Kenia (2)	- keine
• Namibia (2)	- keine - Atem- und Entspannungsübungen, weiche Stimm- und Sprechtechniken, verlangsamtes Sprechen
• Südafrika (1)	- Erwachsene: van Riper's Kontrolltechniken, Kinder: Lidcombe-Programm
• Uganda (3)	- generelle Beratung zur Kommunikation, spezielle Beratung zu Sprechtechniken zu Techniken wie leichter Kontakt und freiwilliges Stottern, Beratung zur Entspannung und soziale Beratung. - Sprechtherapie – limitiert, da es nur sehr wenige Therapeuten gibt. - Methoden zur Atmung und Entspannung, Analyse des Stotterns, Übungen zum Selbstwertgefühl-Übungen auf der Basis von Selbsttherapien der ASA
ASIEN • Bangladesh (1)	- keine Angaben
• China (1)	- SpeechEasy, Techniken wie [¡°uhh¡±], Handbewegungen etc.
• Indien (1)	- Rate control Therapien, Atemflusstherapie, Pacing bei neurogenem Stottern und bei Kindern, verschiedene Software für Masking, DAF und Metronome
• Japan (2)	- Sprechtherapie (Stuttering Modification, Fluency Shaping), Umweltweltanpassung (Sprech- und generelle Anpassung), Beratungen, Gruppenaktivitäten z. B. Selbsthilfegruppen - keine Angaben
• Libanon (1)	- Fluency Shaping, Stottermodifikation, zeitweise Auditory Feedback
• Malaysia (3)	- Elterntraining, indirekte Therapien mit Kindern, direkte Therapien mit Kindern und Erwachsenen, Techniken zur Flüssigkeitssteigerung und Strategien zur Reduktion des Stotterns, - Stimmtechniken zur Entlastung des Larynxbereiches, Flüssigkeitstechniken - bewusste Stimmtechniken
• Nepal	- Gruppendiskussionen als Technik in der NSA, Sprechtherapie, Stotterformeln / Sprechtherapie
• Philippinen (1)	- Alles, was wirkt: van Riper, Atemtechniken, Desensibilisierungstechniken, Fluency Shaping, Modifikationstherapien etc.

• Qatar (1)	- Fluency-Shaping-Techniken, Stottermodifikationen, DAF zur Reduzierung der Sprechgeschwindigkeit
• Türkei (1)	- Vorschulkinder: Lidcombe Programm (Onslow et. al.) - Schulkinder und Erwachsene: langsames und prolongiertes Sprechen - Jugendliche und Erwachsene: Therapieprotokoll, Wortphrasen und Videofeedback
AUSTRALIEN • Australien (1)	 - bei kleinen Kindern: Lidcombe Programm - bei Kindern und Jugendlichen: verschiedene Sprechtechniken (von einfachen zu komplexeren) - bei Erwachsenen: Camperdown Programm, Telehealth und Techniken für gedehntes Sprechen
• Neuseeland (1)	- Sprechtechniken nach Andrews G., Lidcombe Programm nach Onslow M.
EUROPA • Dänemark (2)	 - Nichtvermeidung - abhängig vom PWS
• Deutschland (6)	- Therapie nach A. Starke, Van Riper, psychotherapeutische Elemente - Methoden, Verfahren und Konzepte sind vielfältig - Non-Avoidance-Ansätze - Van Riper, Dell, Kasseler Stottertherapie, Non-avoidance-Therapie, übende Verfahren - Van Riper, C. Dell, Andreas Starke, - Starkweather, Hausdörfer, Stimmbehandlungsprogramme, eigene Methoden - Sprechtechniken bei Jugendlichen/Erwachsenen, flexible Baustein-Konzepte einschließlich veränderter Sprechmuster, Elternarbeit, Desensibilisierung etc.
• Estland (1)	- Stottermodifikationen
• Finnland (4)	- van Riper, Hugo Gregory, Lena Rustin (soziale Fähigkeiten), Lidcombe-Programm - van Riper, Spieltherapie bei Kindern, Einbeziehung der Eltern, - van-Riper-Techniken, Kommunikationsmethoden wie Diskussionen (2)
• Frankreich (1)	- Multidimensionale, ganzheitliche Herangehensweise an die Person und ihre Störung
• Großbritannien (1)	- Kostale Atmung, Blockmodifikation, NLP, persönliche konstruktive Psychologie, gedehntes Sprechen
• Irland (1)	- Techniken und Methoden im Umgang mit kommunikativem Stress mit und ohne Stottern, Methoden zur Selbstsicherheit, Desensibilisierungstechniken nach van Riper. Der Fokus ist auf Das Selbst des Kommunikators gerichtet, der in einen verbalen Und nonverbalen Kommunikationskontext integriert ist.

• Litauen (1)	- Fluency-Shaping, Modifikationstechniken
• Luxemburg (1)	- psychologische Hilfe, Atemübungen, Entspannungen, rhythmisches Sprechen, Artikulationstechniken
• Niederlande (1)	- Wir sind keine Therapeuten. Wir sind eine Stottererorganisation.
• Österreich (2)	- direkte Therapie nach Charles van Riper, Kindertherapie nach Lennart Larsson, Therapiekonzept von Nitza Katz-Bernstein, Psychotherapie - Sprachtherapeutische Ansätze: Direkte und indirekte Therapie (Kinder), Stottermodifikation, Nichtvermeidungsmethoden, Fluency Shaping, begleitende psychotherapeutische Methoden, Atemtraining, Entspannungstechniken, kombinierte Methoden
• Russland (1)	- ein Komplex aus medizinischen, speziell pädagogischen, neuropathologischen, psychotherapeutischen und logopädischen Verfahren und aus Hilfen der Musik- und Rhythmuslehre
• Schweden (1)	- Techniken und Methoden gegen die Sprechangst, sich trauen zu stottern, Atmung, Artikulation, langsames Sprechen etc.
• Spanien (3)	- logopädische, psychologische und sprachpsychologische Behandlung, DAF etc. - psychologische Behandlung mit Fokus auf alle Angstsymptome - jegliche Flüssigkeits- und Modulationstechniken
• Zypern (1)	- Atemtechniken, leichtes Sprechen, Rhythmusübungen, Entspannungstechniken, Musik- und Bewegungstherapie etc.
MITTEL- UND SÜDAMERIKA • Argentinien (1)	- Phonoaudiologische Behandlung, Elterntreffen, Supervision des Kindes, zu beobachtende Hausaufgaben, Korrektur des elterlichen Verhaltens und der Umgebung des Kindes, ohne das Kind von der Gesellschaft zu isolieren
• Bolivien (1)	- Erzieherische, psychische Unterstützung; Stärkung des Selbstwertgefühls und der Selbstsicherheit, psychologische und physiologische Verfahren
• Guatemala (1)	- Ich weiß nicht. Ich bin nur ein Stotterer, ich bin kein Arzt oder ??
• Venezuela (1)	- individuelle Komplextherapie
NORDAMERIKA • Kanada (1)	- Verhaltenstherapeutische Intervention (Fluency Shaping) mit Komponenten der kognitiven Rekonstruktion
• USA (2)	- individuelle Behandlung durch Stottermodifikation mit stotterverändernden Verflüssigungstechniken

Tab. 5: Behandlungsansätze des Stotterns – intrakulturelle Perspektive

Wichtig hierbei ist, dass stotternde Kinder nicht von der Gesellschaft isoliert werden. Gleichzeitig sollen Eltern lernen, ihre Kinder zum Sprechen zu ermutigen, damit diese zum Beispiel offener stottern können. Eine andere Befragte beschreibt das elterliche Setting wie folgt:

> „Wir binden die ganze Familie in die Therapie des stotternden Kindes ein. Es gibt Möglichkeiten für Gruppentherapien (Kinder und Erwachsene), klinische Therapien (logopädische) einmal wöchentlich (45-60 min.), Internats-Gruppen, die sich zweimal wöchentlich im Sommer treffen, und für junge Stotterer und ihre Familien jedes zweite Wochenende therapeutische Besprechungen."

Weitere vier Befragte führen zusätzlich die Gestaltung des therapeutischen Vorgehens an, dass entweder indirekt, direkt oder kombiniert direkt-indirekt/indirekt-direkt gestaltet ist. In Abhängigkeit von den individuellen Konstellationen der stotternden Kinder, Jugendlichen und Erwachsenen erfolgt die therapeutische Arbeit.

Zusammenfassend kann anhand der Antworten der Befragten festgestellt werden, dass die Hilfen, Techniken, Methoden, Verfahren und Konzepte zur Behandlung des Stotterns auch im intrakulturellen Kontext vielfältig sind. Unterschiede in der Anwendung der Ansätze hinsichtlich der Institutionen und Organisationen konnten streng genommen nicht gefunden werden. Die Behandlungsansätze werden mehrheitlich kombiniert und den individuellen Bedürfnissen der Menschen, die stottern, angepasst.

5.2.6.2 Kulturspezifische Behandlungsansätze (Frage 2.9.)

Der Fokus dieses Abschnittes richtet sich auf die kulturellen Ressourcen der Behandlungsansätze des Stotterns in den jeweiligen Nationen und Kulturen. Mit der Frage, ob kulturspezifische Hilfen, Techniken, Methoden, Verfahren oder Konzepte zur Behandlung des Stotterns in der jeweiligen Nation/Kultur vorhanden sind, sollten zum einen Kenntnisse darüber gewonnen werden, inwiefern kulturelle Ressourcen überhaupt vorhanden sind, zum anderen, ob diese in therapeutischen Settings entsprechend genutzt werden. Den Befragten standen wie in der vorhergehenden Frage zwei Antwortkategorien zur Verfügung, die einerseits durch die Kategorie „keine" begrenzt, und andererseits durch die Fragestellung „wenn Ja, welche" geöffnet wurde. Der Frage gleichfalls beigefügt war die Anmerkung, dass kurze Stichpunkte genügen.
Von den sechzig befragten Personen gaben siebenundvierzig an, dass ihnen keine kulturspezifischen Behandlungsansätze in ihrer jeweiligen Nation/Kultur bekannt sind. Einer wählte die Kategorie „Ich weiß nicht" und sechs Befragte führten spezifische Behandlungsmöglichkeiten an (vgl. Anhang II, Tabelle 4).

Von den sechs befragten Personen veranschaulichte ein Befragter die spezifischen Ansätze dergestalt:

> „In meiner Nation/Kultur gibt es eine Tendenz bzw. einen Trend der Verwendung von Nichtvermeidungstechniken und -methoden, damit die verdeckten Anteile des Stotterns sichtbar werden. Augenscheinlich hat das damit zu tun, dass viele Sprechtherapeuten eine Abneigung haben, mit den Primärsymptomen (overt) zu arbeiten. Diese Haltung der Therapeuten ist aber vielleicht eher eine Frage der Profilkompetenz, weniger ein kulturelles Phänomen."

Ein anderer Befragter führte hierzu aus, dass viele der angewendeten Therapien aus Australien kommen, da die eigene Nation/Kultur keine akademischen Ressourcen für die Entwicklung eigener Therapien hat. Analog gaben zwei Befragte an, dass bis vor kurzem keine Sprechtherapie und auch keine Gruppentherapien in ihren Nationen/Kulturen für Menschen, die stottern, existierten. Ebenso wenig sind professionelle Sprechtherapien entwickelt worden. Es gibt außerdem noch keine einheimischen Therapeuten.

Zwei Befragte nannten zwar kulturspezifische Ansätze, waren sich aber nicht sicher, ob diese auch kulturspezifisch seien. Eine der beiden Befragten äußerte sich dazu wie folgt:

> „Die Methoden der Stotter-Modifikation sind seit GUTZMANN (1910) und FRÖSCHELS (1912) bekannt und im internationalen Raum verfeinert und weiterentwickelt worden. Eine typisch ‚deutsche' Stottertherapie gibt es meines Erachtens nicht."

Die andere Befragte war sich ebenfalls keiner kulturspezifischen Techniken in ihrer Nation/Kultur bewusst:

> „Historisch hat sich die Behandlung des Stotterns in den einzelnen Ländern unterschiedlich entwickelt, wobei sich einzelne Schwerpunkte herauskristallisiert haben. Manche Therapeuten arbeiten zum Beispiel mit der Prosodie der unterschiedlichen Sprachen, die in einer Behandlung teilweise gezielt eingesetzt wird. In Süditalien wird speziell mit der Sprechmelodie des Italienischen gearbeitet. Letztlich bestimmen jedoch die Forschungsergebnisse die Entwicklung und Anwendung von Verfahren. Ortsansässige Stottertherapeuten vermitteln dann eine Behandlungsart in der nahen Umgebung. Und erst bei einem gewissen Bekanntheitsgrad kommen dann auch Stotternde aus anderen Nationen zur Behandlung."

Vier Befragungsteilnehmer nannten kulturspezifische Behandlungsansätze, die im Folgenden erläutert werden.

- Einer der Befragten gab an, dass in seiner Nation/Kultur traditionelle Ansätze existieren. Man soll zum Beispiel Schneckenhäuser als Behälter zum Wassertrinken nehmen, nicht vom Boden eines „canaris“ (ein Kakadu) trinken, den Absud von Eulennestern (vermutlich eine Pflanze)[59] trinken oder Drohungen gegenüber einem stotternden Kind aussprechen. Es konnten keine Informationen konnten darüber gewonnen werden, inwieweit diese Ansätze heute noch benutzt werden. Die Methode ‚Vergrößerung der Zuhörerschaft' basiert auf dem Vorlesen vor anderen Personen. Das Vorlesen beginnt in Gegenwart einer bekannten Person. Wenn fließend vorgelesen wird, holt man eine unbekannte Person hinzu. Bei erreichtem Ziel wird die nächste fremde Person hinzugeholt und die zuhörende Gruppe wird dadurch immer größer. Die Erweiterung der Gruppe erfolgt so lange, bis die stotternde Person vor einer Gruppe erfolgreich lesen und frei sprechen kann.

- Ein anderer Befragter führte an, dass er den Koran, das heilige Buch der Muslime, als einen Behandlungsansatz in das therapeutische Setting integriert, da das Lesen bzw. Rezitieren des Korans mehrere Sprechtechniken wie Verlangsamung der Sprechgeschwindigkeit, Tajweed-Rhythmus und eine deutliche Artikulation beinhaltet.

- Eine Befragte nannte das Camperdown-Programm und das Lidcombe-Programm, die beide in Australien entwickelt und klinisch erprobt wurden. Beide Programme sind direkte verhaltenstherapeutisch orientierte Programme für Erwachsene und Kinder, besonders für Vorschulkinder. Derzeit wird das „Low-Tech Telehealth“-Programm gestartet, das sich noch in der Entwicklung befindet und noch nicht veröffentlicht wurde. (Kommentar der Befragten: „A paper of mine will be coming out in AJSLP some time this year“).

- Ein Befragungsteilnehmer gab an, dass die Doetinchemer Methode vor einigen Jahren in Holland sehr populär war. Die Therapeuten benutzten für ihre Behandlungen des Stotterns die physikalischen Übungen.

> „Des Weiteren haben wir die Del-Ferro-Methode (Kostalatmung) und die Hausdörfer-Methode, welche das natürliche Sprechen akzentuieren. Die meisten der regulären Therapeuten verwenden jedoch eine Kombination aus Desensibilisierung und Sprechtechniken.“

Es kann festgestellt werden, dass 87 Prozent der Befragten (einundvierzig von siebenundvierzig Befragungsteilnehmern) ausführten, keine kulturspezifischen Hilfen Techniken, Methoden und Verfahren zur Behandlung des Stotterns zu

---

[59] Der Befragungsteilnehmer konnte nicht erreicht werden. Nach Aussagen eines Berliner Arztes handelt es sich in beiden Fällen um Mittel, die toxisch sein sollen.

kennen. Nur 6 bzw. 13 Prozent der Befragten gaben kulturspezifische Behandlungsansätze zur Regulierung des Stotterns an. Zu nennen sind das Camperdown-Programm und das Low-tech-Telehealth-Programm für Erwachsene sowie das Lidcombe-Programm für Kinder, die Doetinchemer und die Hausdörfer Methode sowie die Kostalatmung nach DEL FERRO, die modifizierten Methoden nach FRÖSCHELS und GUTZMANN, die Verwendung der Sprachmelodien in den Einzelsprachen, die Methode der Vergrößerung der Zuhörerschaft und die Rezitation bzw. das Lesen des Korans.

5.2.6.3 Behandlungsansätze – interkulturelle Perspektive (Frage 2.10.)

Die Ergebnisse der Fragen 2.8. und 2.9. zeigen eine Vielzahl von therapeutischen Techniken, Methoden und Verfahren, die mit unterschiedlicher Gewichtung im intrakulturellen Kontext existieren. Die Frage 2.10. schließt an die beiden vorangegangenen Fragen an. Mit Hilfe der Fragestellung, ob Menschen, die stottern, und aus anderen Kulturen kommen, behandelt werden bzw. Hilfestellungen erhalten, sollten Kenntnisse gewonnen werden, inwiefern interkulturelle Faktoren des Stotterns berücksichtigt werden. Der Fokus ist hierbei auf die Nutzung interkultureller Ressourcen durch die professionellen Experten und Selbsthilfe-Experten gerichtet. Erkenntnisse sollten auch dahingehend gewonnen werden, inwiefern die beiden Gruppen die jeweiligen kulturellen Hintergründe und damit die kulturellen Ressourcen, die jeder Mensch mitbringt, für die Behandlung des Stotterns nutzen.
Zur Beantwortung der Frage standen den Befragten zum einen die Antwortkategorie „Wenn Nein, nennen Sie bitte Gründe“ und zum anderen die Antwortkategorie „Wenn Ja, welche Hilfen, Techniken, Methoden, Verfahren und/ oder Konzepte verwenden Sie?“ zur Verfügung. Die Frage betraf zwar primär Therapeuten und Pathologen, war jedoch auch an die Stotterselbsthilfe-Experten gerichtet.

Von sechzig befragten Personen haben fünfunddreißig Befragte angegeben, dass sie mit Menschen, die stottern, kooperieren, die einen anderen kulturellen Hintergrund haben. Weitere zweiundzwanzig Befragte führten an, dass sie bisher noch nicht mit stotternden Menschen aus anderen Nationen/Kulturen gearbeitet haben, und drei machten keine Angaben (vgl. Anhang II, Tabelle 5).

Aus behandelnder Perspektive geben einundzwanzig Befragte an, dass dieselben Hilfen, Techniken und Methoden verwendet werden wie bei Patienten bzw. Klienten der eigenen Nation/Kultur. Zu den Behandlungsansätzen zählen unter anderem prolongiertes Sprechen, übende Verfahren wie richtige Atmung, Flüssigkeits- und Modifikationstechniken, Verfahren nach VAN RIPER und DELL, die Kasseler Stottertherapie, Nonavoidance-Therapien, die Rezitation des Korans, die Methode der Vergrößerung der Zuhörerschaft sowie die Einbeziehung der Angehörigen und des Umfeldes, besonders bei Kindern. Eine Befragte schildert ihre Erfahrungen wie folgt:

„Ich habe einmal Low-tech-Telehealth benutzt. Es ist kostspielig und befindet sich noch immer in der Erprobung. Es ist schwierig, einen Zeitplan einzuhalten, da der Umgang mit Zeit zwischen den Ländern nicht einfach ist. Innerhalb Australiens habe ich Menschen behandelt, die eine andere Primärsprache als Englisch sprechen, aber das ist nicht unbedingt problematisch, wenn ein guter Übersetzer zur Verfügung steht. Ich habe einmal mit einem Jungen und dessen Familie mit arabischem Migrationshintergrund zusammengearbeitet (Lidcombe-Programm). Das war nicht erfolgreich und musste abgebrochen werden, da nur die Mutter das Stottern des Jungen als ein Problem betrachtete. Sie war motiviert, daran zu arbeiten, aber niemand sonst. Es wurde von den anderen Familienmitgliedern nicht als Behinderung wahrgenommen. Aber das ist nicht unbedingt ein kultureller Aspekt; das geschieht mit Menschen mit anderen Hintergründen von Zeit zu Zeit genau so. Wie ich schon gesagt habe, ist Stottern nur eine Behinderung, wenn sie von der Person, die stottert als solche wahrgenommen wird, und/oder von der Umgebung."

Aus der Sicht der Selbsthilfeorganisationen bzw. Selbsthilfegruppen steht der Austausch von Wissen um Ursachen, Behandlungsansätze und um den Umgang mit dem Stottern im Mittelpunkt: Der Austausch in und zwischen den Gruppen erfolgt weltweit. Als Kommunikationsmittel werden das Internet und Chatgroups genutzt. Beratungen erfolgen aber auch telefonisch und in direkten Treffen vor Ort. Entscheidend ist eine entspannte Atmosphäre. Ein Befragter beschrieb die Situation in dieser Weise:

„Wir haben mit Hilfe des Internets eine Selbsthilfegruppe gegründet für spanischsprachige Stotterer, die aus verschiedenen spanischsprachigen Ländern stammen. Und obwohl wir alle die gleiche Sprache sprechen, gibt es zwischen uns wesentliche kulturelle Unterschiede."

Weitere achtzehn Befragte gaben an, dass sie keine Behandlungen im interkulturellen Kontext durchführen. Jedoch äußerten zehn der Befragten den Wunsch, dass sie gerne mit Menschen aus anderen Kulturen, die stottern, zusammenarbeiten würden. Aus therapeutischer Sicht wurden folgende Gründe für Nichtbehandlungen aufgeführt: keine oder nur bedingt ausreichende Sprachkenntnisse der jeweiligen Landessprachen, keine Überweisungen und Anmeldungen von Patienten, keine Klientel in der Umgebung und keine hinreichenden beruflichen Erfahrungen.

Wenn es keine Möglichkeiten der Zusammenarbeit gab, so sind aus der Perspektive der Selbsthilfeorganisationen Gründe dafür unter anderem in zu geringen Ressourcen und in einem zu geringen Budget zu sehen. Es wurde auch angegeben, dass man kein Fachmann ist und nicht die fachliche Kompetenz besitzt, um

Menschen aus anderen Nationen helfen zu können. Ein Befragter schilderte die Situation so:

> „Wir können nur marginal in diesem Kontext behilflich sein, da Menschen aus Übersee, die Hilfe benötigen, nicht nach Neuseeland kommen, derweil Neuseeland nicht so einen hohen Forschungsstandard bezüglich des Stotterns hat. Falls Menschen jedoch Hilfe von Übersee benötigen, geben wir als Stotterorganisation eine entsprechende Unterstützung."

Zwei Befragte aus zwei afrikanischen Nationen/Kulturen gaben an, dass es keine ausgebildeten einheimischen Therapeuten gibt und auch keine gesellschaftliche Anerkennung dieses Problems als ein wichtiges Gesundheitsproblem. Eine Befragte gab an, dass sie an einem Projekt (‚Danida') in Nepal mitarbeitet.
Vier Befragte machten allgemeine Angaben zum Umgang im interkulturellen Kontext. Eine der Befragten hob hervor, dass die Kultur des Anderen zu respektieren ist, und man diese kennen sollte, bevor man zum Beispiel Kommunikationsorientierungen gibt. Ein Befragter führte an, dass es wichtig ist, dass jeder, der mit Menschen im interkulturellen Kontext arbeitet, sich der Einmaligkeit kulturellen Verhaltens und kultureller Werte bewusst wird. Eine andere Befragungsteilnehmerin gab zu verstehen, dass sich durch die Fremdsprache sowie durch die andere Kultur und Mentalität Schwierigkeiten ergeben könnten, die den Zugang und die Problemlösung erschweren. Eine andere Befragte äußerte sich dergestalt, dass eine Annäherung an Menschen aus anderen Nationen/Kulturen essentiell nur so lange möglich ist, wie es die sprachlichen Fähigkeiten erlaubten. Ein weiterer Befragungsteilnehmer gab an, dass Sprechtherapeuten in seiner Nation in besonderen öffentlichen Erziehungssystemen (es gibt fast keine privat Praktizierenden) arbeiteten und somit verpflichtet sind, jedem zu helfen, der Hilfe benötigt. Menschen, die in seinem Land leben, aber ursprünglich aus anderen Kulturen stammen, erhalten genauso eine Therapie wie alle anderen.

> „Jedoch haben Erfahrungen gezeigt, dass Menschen aus verschiedenen fremden Kulturen oft an den Therapien wie in 2.9. dargelegt nicht partizipieren können. In einigen Fällen versuchen die Sprechtherapeuten dann andere Herangehensweisen zu finden, die ein flüssigeres Sprechen beinhalten. Es gibt in unserem Land ein starkes Bedürfnis nach einer kontinuierlichen Ausbildung auch in diesem speziellen Bereich."

Zusammenfassend kann festgestellt werden, dass Behandlungen im interkulturellen Kontext ausschließlich mit denselben Hilfen, Techniken, Methoden und Verfahren wie in der eigenen Nation/Kultur erfolgen. Die Ansätze orientieren sich an internationalen Standards, die überwiegend am Sprechen direkt ansetzen und häufig auf verhaltenstheoretischen und physiologischen Annahmen beruhen. Die Ansätze wie Nichtvermeidung, Verflüssigung des Stotterns, Veränderung des Sprechens, Atem-, Stimm- und Artikulationsregulierung werden hierbei kombiniert.

Aus professioneller Experten-Perspektive haben nur vier Befragte auf zu berücksichtigende Faktoren im interkulturellen Kontext hingewiesen, um therapeutisch effektiv arbeiten zu können. Zu den genannten Faktoren der Befragten gehören Wissenserwerb über andere Kulturen/Nationen, Entwicklung von Bewusstheit für andere Nationen/Kulturen, für deren Haltungen und Werte sowie gegenseitiger Respekt. Sprachkenntnisse sind nach Aussagen der Befragten nicht zwingend erforderlich, wenn ein sehr guter Dolmetscher zur Verfügung steht.
Zwei der Befragten verwiesen zum einen auf die Schwierigkeiten, die in einem therapeutischen Setting entstehen können, wenn interkulturelle Aspekte nicht berücksichtigt werden, und zum anderen auf den Bedarf an Weiterbildung für den interkulturellen Kontext.

5.2.6.4 Behandlungssprachen (Frage 2.11.)

Sprache als Ausdrucksmittel und Handlungsträger bewusster und unbewusster Informationen dient dem Austausch. Sie ist für Menschen das wichtigste Kommunikationsmittel, auch bedingt durch ihren integrativen Charakter und ihre Verknüpfung mit sozialem Handeln. Sie ist essentiell bedeutend für die Entwicklung von Wahrnehmung und Identität (vgl. Glaser 2003, 74-93). Die Frage nach den Behandlungssprachen ist in diesem Kontext zu betrachten.
Mit der Fragestellung „In welcher/welchen Sprache(n) wird die Behandlung durchgeführt?" sollten Erkenntnisse über den Umgang mit Sprachen im interkulturellen Kontext gewonnen werden. Es gab keine Einschränkung hinsichtlich der Beantwortung dieser Frage. Von sechzig Befragten machten sechs keine Angaben, und ein Befragter führte aus, dass er keine Behandlungen mache und deshalb die Frage nicht beantworten könne.
Die Antworten der Befragten (vgl. Anhang II, Tabelle 6) zeigen, dass in allen Nationen/Kulturen Europas, außer Irland, sowie in allen Nationen Asiens, Australiens, Nord-, Mittel- und Südamerikas die Behandlung des Stotterns entweder in der jeweiligen Muttersprache oder Verkehrssprache (Englisch, Französisch oder Spanisch) durchgeführt wird.

Auffällig ist, dass in afrikanischen Nationen die ehemaligen Kolonialsprachen (Französisch, Englisch) benutzt werden. Das hat vermutlich unter anderem auch damit zu tun, dass die medizinischen Versorgungssysteme der jeweiligen Nationen/Kulturen auf dem französischen bzw. englischen (amerikanischen) Versorgungssystem aufbauen. Vier der Befragten gaben an (vgl. Frage 2.10.), dass sie bei Bedarf einen Übersetzer in die Behandlungen einbeziehen. Das ist dann der Fall, wenn eine Behandlung nicht in der Primär- oder einer der Sekundärsprachen durchgeführt werden kann. In der Regel sei das nach Aussagen der

Befragten unproblematisch. Einer der Befragten verwies auf nicht unproblematische Erfahrungen im therapeutischen Setting mit Übersetzern.

5.2.6.5 Behandlungsziele – intrakulturelle Perspektive (Frage 2.12.)

Ein therapeutisches oder beratendes Setting wird unter anderem durch das Selbstverständnis der Experten (Therapeuten, Pathologen, PWSs), durch die Begrifflichkeiten und durch die jeweiligen Zielsetzungen geprägt. Diese drei Faktoren sind abhängig von individuellen und kollektiven Denk- und Handlungsweisen, die die Sichtweisen von Menschen mitbestimmen können (Grohnfeldt 1996, 23ff.).

Mit Hilfe der Fragestellung „Welche Ziele werden bei der Behandlung des ‚Stotterns' verfolgt?" sollten deshalb einerseits Kenntnisse über stotterspezifische Zielsetzungen bei einer Behandlung des Stotterns in den jeweiligen Nationen/Kulturen gewonnen werden, und es sollte geprüft werden, inwieweit Rückschlüsse auf die oben genannten Faktoren gezogen werden können. Andererseits sollte herausgefunden werden, ob die angegebenen Zielstellungen den einzelnen Wirkfaktoren des Modells nach BRAUN zugeordnet werden können.

Zur Beantwortung der Frage wurden den Befragten keine Antwortkategorien vorgegeben. Von den sechzig Befragten machten fünfzig Angaben zu den Zielen, sechs nannten keine Zielstellungen, zwei gaben an, dass sie keine Behandlungen bzw. Diagnosen durchführen würden und zwei weitere Befragte verwiesen zum einen auf ein Buch, und zum anderen darauf, dass die gestellte Frage für sie nicht zutreffend sei.

Entsprechend der Antworten (siehe folgende Tabelle) können die Zielstellungen unabhängig von der jeweiligen Nation/Kultur folgenden Aspekten zugeordnet werden: Sprechen, Affekte, Kognition und Kommunikation bzw. Interaktion.

- Als *Ziele des Sprechens* wurden unter anderem angeben: Lernen, das Stottern zu kontrollieren und unter Kontrolle zu halten; flüssigeres Stottern; Eliminierung von schweren Sprechblockaden; Sprechen soll wieder natürlich werden; Erlernen von Techniken, die die Atmung, Stimmgebung und Artikulation beherrschen helfen; Beeinflussung und Veränderung des Stotterns bewirken; Umstellung auf eine andere Sprechweise

- *Ziele der Kognition* sind unter anderem: Aufbau und Entwicklung des Selbstvertrauens, des Selbstbewusstseins und eines positiven Selbstkonzeptes, zum Beispiel dergestalt, dass das Stottern nicht das Leben beherrscht, sondern ein Teil des Lebens ist; Abbau von Störungsbewusstsein; lernen, das Stottern zu verstehen

KONTINENT/Nation	**Zielstellungen** (intrakulturell)
AFRIKA • Äthiopien (1)	- keine Angaben
• Burkina Faso (1)	- die Situation des Stotterers zu akzeptieren
• Kenia (2)	- wachsende Flüssigkeit, Selbstakzeptanz und Desensibilisierung - keine Angaben
• Namibia (2)	- keine Angaben - Patienten ermutigen, flüssigeres Sprechen, Entwicklung einer leichteren Art des Sprechens
• Südafrika (1)	- Kontrolle über das Sprechen erhalten
• Uganda (3)	- Kontrolle über das Sprechen erhalten - gesteigertes Selbstvertrauen, verbesserte Atmung und Muskelentspannung - Erwerb von individuellem Wissen zum Thema Stottern (ätiologische Theorien, verschiedene Behandlungsansätze, Bereitstellung von Literatur); generelle Verbesserung von kommunikativen Fähigkeiten; Verweise auf Selbsthilfe
ASIEN • Bangladesh (1)	- Verbesserung des Sprechens
• China (1)	- natürliches Sprechen; Sprechen, was und wann immer man sprechen möchte, in einem Stil, den man möchte.
• Indien (1)	- hauptsächlich Flüssigkeit
• Japan (2)	- effiziente Kommunikation mit anderen Menschen, flüssiges Stottern - keine Angaben
• Libanon (1)	- leichter zu kommunizieren, mehr Zufriedenheit, Kontrolle über das Stottern
• Malaysia (3)	- Elterntraining, Flüssigkeitssteigerung, Reduktion des Stotterns, - Erwachsene, Eltern und Kinder (abhängig vom Alter) sollen Stottern verstehen; Reduzierung des Stotterns - Eliminierung der Stottermomente / Reduktion von MOS
• Nepal (2)	- mehr Sicherheit und Zufriedenheit, Entwicklung von Selbstvertrauen / Stärkung des Selbstvertrauens
• Philippinen (1)	- Natur des Stotterns verstehen lernen, Kontrolle des Stotterns, langsameres und entspannendes Sprechen
• Qatar (1)	- Stottern meistern, flüssigeres Sprechen, Anpassung an die Gesellschaft, Förderung des Selbstwertgefühls

• Türkei (1)	- Ziele werden durch das Lidcombe-Programm bestimmt, Entwicklung und Stärkung des Selbstvertrauens im Allgemeinen und in der Rede, Entwicklung einer positiven Haltung gegenüber dem Stottern und dem Erlernten, Transfer des klinisch Erlernten in das reale Leben, Elterntraining, damit sie z.B. ihren Kindern helfen können, mehr Flüssigkeit zu erreichen und diese aufrechtzuerhalten.
AUSTRALIEN • Australien (1)	- Endziel: Stottern auf ein Level gegen Null bringen, Transfer in einen alltäglichen Sprechkontext, Langfristigkeit; viele Unterziele sind notwendig, bevor man dort hingelangt, die Unterziele werden individuell variiert und auf die jeweiligen Bedürfnisse abgestimmt.
• Neuseeland (1)	- keine Angaben
EUROPA • Dänemark (2)	- weniger Vermeidung, Annäherung an flüssiges Sprechen - Der Klient soll in der Lage sein zu sagen, was er möchte und zu sprechen, wann er es möchte.
• Deutschland (6)	- Verflüssigung des Sprechens, Abbau der Angst vor der Stottersymptomatik - größtmögliche kommunikative Kompetenz, größtmögliche individuelle Sprechflüssigkeit und größtmögliche Akzeptanz, Sicherheit im Umgang mit Restsymptomen - Angstabbau, Verflüssigung des Stotterns - anstrengungsfreies Sprechen, flüssiges Stottern - Beratung
• Estland (1)	- Akzeptanz des Stotterns und lernen, einen guten Weg des Sprechens zu gehen.
• Finnland (4)	- Das tägliche Leben ohne größere Schwierigkeiten meistern - aufwachsen, mit dem Mut zu sprechen wo und wann auch immer sie wollen, unabhängig vom Stottern. - der Stotterer soll ein „flüssiger Stotterer“ werden.
• Frankreich	- Lösung des Problems, Entwicklung von Kommunikationsstrategien
• Großbritannien (1)	- Kontrolle der Gefühle, die das Stottern negativ beeinflussen, mehr Selbstvertrauen und Bewusstsein, Kontrolle des Stotterns
• Irland (1)	- lernen mit kommunikativem Stress umzugehen, Selbstsicherheit, Desensibilisierung des Stotterns etc.
• Litauen (1)	- Stimulation eines positiven Selbstwertgefühls, Entwicklung einer besseren Kommunikationsfähigkeit, Erlernen neuer Sprechmuster
• Luxemburg (1)	- entspannter im täglichen Leben werden
• Niederlande (1)	- wir behandeln nicht, aber allgemein mehr Entspannung gegenüber dem Stottern, mehr Sprechflüssigkeit

• Österreich (2)	- individuell abhängig vom Störungsgrad, vom Alter und von der Art des Stotterns - keine Heilung versprechen, einen Weg zeigen, mit seiner „Beeinträchtigung ein zufriedenes Leben zu führen", Annehmen des Stotterns und Kenntnisse über Werkzeuge haben, die in schwierigen Situationen helfen
• Russland (1)	- Erlernen einer physiologischen Atmung, Entfaltung der Stimme, flüssigeres Sprechen
• Schweden (1)	- Lösen der Blocks, keine Tics, langsames Sprechen, und es ist in Ordnung zu stottern.
• Spanien (3)	- Wir machen keine Behandlungen oder Diagnosen. - Angstreduzierung, Akzeptanz des Stotterns, - Lernen Stottern zu kontrollieren, Verbesserung des Sprechens, Erreichen einer maximalen Kommunikation[60]
• Zypern (1)	- Hilfestellung bei der Realisierung dessen, was genau während des Stotterns passiert; Lernen zu verstehen, was man beim Stottern tut und was gemacht wird, um es zu vermeiden; Lernen, wie das Problem auf differierenden Wegen gelöst werden kann; Beratungen, psychologische Unterstützung, Hinweise zu Übungen und zum selbstständigen Üben (mail treatment)[61]
MITTEL- UND SÜDAMERIKA • Argentinien (1)	- keine Angaben
• Bolivien (1)	- Sprechflüssigkeit erreichen, Stärkung des Selbstwertgefühls
• Guatemala (1)	- Ich mache keine Behandlungen.
• Venezuela (1)	- Wissenserhalt über das Stottern, den besten Weg mit Hilfe von anderen finden, um sein Problem anzugehen; eine vorgefertigte Behandlung gibt es nicht, es wird auch nicht versucht, das Problem zu „heilen" oder den Menschen, die stottern, die Flüssigkeit im Sprechen zurückzugeben.
NORDAMERIKA • Kanada (1)	- flüssiges Sprechen oder akzeptables Stottern, wenn flüssiges Sprechen nicht realistisch erscheint
• USA (2)	- Entwicklung kommunikativer Freiheit und Entwicklung eines positiven Selbstkonzeptes

Tab. 6: Behandlungsziele des Stotterns – intrakulturelle Perspektive

[60] Der Befragte verweist weiterführend auf die Ausführung seines Buches „Psychologische Therapie des Stotterns", erschienen im Ariel Verlag.

[61] Es konnte nicht geklärt werden, ob die Übungen per Post zugesendet werden.

- Ziele der *Kommunikation bzw. Interaktion* sind unter anderem: Erwerb kommunikativer Kompetenzen, Wiederentdeckung der eigenen kommunikativen Ressourcen und Fähigkeiten; Entwicklung von Kommunikationsstrategien; Entwicklung kommunikativer Freiheiten; Umgang mit kommunikativem Stress; lernen zu sprechen, „was man will, wann man will und mit wem man will".

- Ziele der *Affekte/Emotionen* sind unter anderem: Abbau bzw. Reduzierung von Sprechangst und Vermeidung; Lernen, die Sprechangst zu kontrollieren

Als weitere allgemeine Ziele wurden der Erwerb von individuellem Wissen über die verschiedenen Ursachen und Behandlungsmöglichkeiten, die Bereitstellung von Informationen und der Austausch mit verschiedenen Institutionen und Organisationen angeführt. Bedeutend ist auch die Umwelt, wie die Einbeziehung der Eltern in Form von Elterntraining. Die Eltern sollen lernen, das Stottern ihrer Kinder zu akzeptieren oder sollen bei der Anwendung von Techniken für ein flüssigeres Stottern behilflich sein.

Die therapeutischen Herangehensweisen, um die genannten Ziele zu erreichen, können indirekt (Kinder weisen noch kein Störungsbewusstsein auf), direkt (die Kinder müssen dazu kognitiv in der Lage sein) oder gemischt sein.

Zusammenfassend kann festgestellt werden: Die Entfaltung von Sprechkompetenz, die kognitive und affektive Verarbeitung des Stotterns und die Gestaltung der kommunikativen Beziehungen sind die Hauptziele aller Befragten unabhängig von der jeweiligen Nation/Kultur. Die Wünsche nach mehr Zufriedenheit und sprechen zu können wo, wie und wann immer man möchte, haben für Menschen, die stottern, jedoch Priorität. Aus der Sicht von professionellen Experten und Selbsthilfe-Experten sollten sich Menschen, die stottern, nicht geringer schätzen. Das gewünschte Ziel aller Befragungsteilnehmer besteht in einer gesellschaftlichen und individuellen Akzeptanz des Stotterns in den jeweiligen Nationen/Kulturen.

5.2.6.6 Behandlungsziele – interkulturelle Perspektive (Frage 2.13.)

Dieses Kapitel stellt eine Ergänzung des vorangegangenen dar. Mit der Frage, ob es bei der Behandlung des Stotterns andere Zielsetzungen bei Menschen aus anderen Nationen /Kulturen gibt, sollte untersucht werden, ob sich Zielstellungen bei der Behandlung von stotternden Menschen aus anderen Nationen/ Kulturen von denen einheimischer unterscheiden. Die Frage wurde einerseits durch die Antwortkategorien „Nein" und „Ja" begrenzt, andererseits wurde diese Beschränkung durch die Frageerweiterung „Wenn ja, welche?" aufgehoben.

Von sechzig Befragten gaben siebenunddreißig Befragte an, dass keine Unterschiede in den Zielstellungen zu anderen Nationen/Kulturen gemacht werden bzw. bekannt sind. Vierzehn der befragten Personen beantworteten die Frage mit der Antwortkategorie: „nicht zutreffend“ und „Ich weiß nicht“ oder haben die Frage gar nicht beantwortet. Neun der Befragten führten andere Zielsetzungen an (vgl. Anhang II, Tabelle 7).

Die Unterschiede in den angegebenen Zielsetzungen bezogen sich zum einen auf unterschiedliche therapeutische Schwerpunkte wie die Behandlung von Unflüssigkeiten; die Fokussierung auf absolute Flüssigkeit, auf flüssiges Stottern oder Stottern zu dürfen[62] und auf die Eingliederung in die Regelschule. Zum anderem verweisen die Antworten der Befragungsteilnehmer auf Gemeinsamkeiten in den Nationen/Kulturen.
Eine Befragte führte hierzu aus, dass die Stottertherapie die zwei Hauptkomponenten motorisches Sprechen und psychologische Veränderungen hat. Beide Komponenten spielen unabgängig von der kulturellen Herkunft in der Therapie von Stottern eine Rolle. Die Gewichtung der Veränderungen ist meist abhängig vom gesellschaftlichen Umgang mit Stottern. Betrachtet man Stottern in einer Kultur nicht primär als Behinderung oder Beeinträchtigung oder unterwirft es nicht einer negativen Stereotypisierung, sind psychologische Veränderungen weniger bedeutsam als Veränderungen des Sprechens. Ein Befragter führte aus, dass die Ziele und Methoden immer unterschiedlich sind, da sie auf individuelle Bedürfnisse ausgerichtet sind.

Überdies erläutern vier der obigen Befragten, die keine veränderten Zielstellungen im interkulturellen Kontext angaben, ihre Antworten wie folgt:

- Eine von ihnen gab an, dass sie nur manchmal bemerkt, dass Eltern aus verschiedenen Kulturen unterschiedliche Forderungen haben. Indische Familien legen bei ihren Kindern sehr großen Wert auf eine exakte Artikulation und Betonung. Durch diesen Anspruch würden sie viel von ihnen fordern.

- Eine andere befragte Person führte aus, dass es keine unterschiedlichen Zielstellungen gebe, da Stottern überall in der Welt dasselbe Problem sei.

- Ein anderer gab an, dass er versucht, Möglichkeiten für Kurzzeittherapien zu finden bzw. zu entwickeln, da die Menschen, die stottern, schnelle Problemlösungen forderten und keine Langzeittherapien.

- Ein anderer führte hierzu aus, dass nicht die Ziele unterschiedlich sind, sondern eher die Mittel:

[62] Ein Befragungsteilnehmer gab an, dass es ein geringes Interesse an Sprechkontrolltechniken in der Selbsthilfeorganisation gibt, obwohl die Programme von McGUIRE und STARFISH modifiziert wurden (vgl. McGuire 2004, 38-39).

> „In unserer Nation/Kultur gibt es derzeit die Tendenz von Seiten der Sprechtherapeuten, methodisch nur den Teil der Nichtvermeidungsansätze zu benutzen, der mit den verdeckten Symptomen des Stotterns arbeitet, aber nicht mit den sichtbaren Anteilen. Erfahrungen haben gezeigt, dass Menschen aus verschiedenen fremden Kulturen an den Therapien, wie in 2.9. dargelegt, oft nicht partizipieren können. In einigen Fällen versuchen dann die Sprechtherapeuten, eine andere Herangehensweise zu finden, die mehr auf ein flüssiges Sprechen abzielt. Für diesen speziellen Bereich besteht ein starkes Bedürfnis nach Fort- bzw. Weiterbildung."

Zusammenfassend kann festgestellt werden, dass 62 Prozent der Befragten keine unterschiedlichen Zielstellungen hinsichtlich der Behandlung des Stotterns angaben. Von 15 Prozent wurden andere Zielstellungen genannt, die aber weniger in einem interkulturellen Kontext stehen als vielmehr in einem intrakulturellen.
Interkulturell unterschiedliche Ziele werden von 7 Prozent der Befragten angegeben, wie beispielsweise von den indischen Familien oder von den dänischen Sprechtherapeuten, die verstärkt mit Nichtvermeidungsansätzen arbeiten. Ein Befragter stellte sowohl die Ziele als auch die Methoden auf die individuellen Bedürfnisse der Klienten ab. Die Ausführungen der Befragten gaben keinen Aufschluss darüber, inwiefern der kulturelle Hintergrund bei den Zielstellungen und somit bei einer Behandlung berücksichtigt wurde bzw. wird.

5.2.6.7 Behandlungsergebnisse – intrakulturelle Perspektive (Frage 2.14.)
Die Ergebnisse der Behandlung von Stottern sind unter anderem verknüpft mit den Zielstellungen und den therapeutischen Interventionen. Beide Faktoren werden (vgl. Teil II, Kapitel 5.2.6.5) kurz erläutert, durch den gesellschaftlichen Kontext mitbestimmt, in dem Menschen leben.

Mit Hilfe der Frage, „Welche Ergebnisse liegen hinsichtlich der Behandlung des Stotterns (z. B. Prognosen zur ‚Heilung') vor?", sollten Kenntnisse zur Behandlung des Stotterns innerhalb der Nationen/Kulturen erlangt werden. Für die Beantwortung der Frage gab es keine Vorgaben. Von sechzig Befragten machten zehn keine Angaben, drei gaben an, dass sie keine Erfahrungen haben bzw. die Resultate unbekannt sind, und siebenundvierzig der Befragten beantworteten diese Frage (vgl. Anhang II, Tabelle 8).

Die Befragten gaben mehrheitlich an, dass die Resultate von verschiedenen Faktoren, wie Alter, Schweregrad des Stotterns, Umgebung, aktueller Situation, allgemeinen Umständen sowie von der Motivation abhängig sind. Die genannten Faktoren variieren individuell, wobei bei Kindern deren Eltern bzw. andere Bezugspersonen zusätzlich eine bedeutsame Rolle spielen. Weiterhin gaben die Befragten an, dass bei Klein- und Vorschulkindern sowie bei Kindern bis zum

7./8. Lebensjahr gute bis sehr Chancen bestehen, das Stottern zu bewältigen. Mit ‚Bewältigung' ist meist flüssiges Sprechen oder gänzliches Verschwinden des Stotterns gemeint. Die Angaben schwanken hier zwischen 50 und 80 Prozent. Wird die Variable Sprechflüssigkeit (flüssiges Stottern oder flüssiges Sprechen mit oder ohne Techniken) auf die Gruppe der Jugendlichen und Erwachsenen übertragen, fallen die Resultate tendenziell weniger gut aus. Beide Gruppen sind häufig gekennzeichnet durch manifeste Primär- und Sekundärsymptome und eine hohe Rückfallrate.

Resultate, die unabhängig von der Sprechflüssigkeit genannt wurden, sind unter anderem entspanntes Sprechen, weniger Vermeidung, weniger Sprechangst und Störungsbewusstsein, mehr Sicherheit im Umgang mit Restsymptomen, mehr Akzeptanz, mehr Kontrolle über die negativen Gefühle des Stotterns, mehr Selbstvertrauen, eine positivere Lebenshaltung, Stabilität, weniger Kommunikationsstress und mehr Kommunikationsfreiheit.

Die Behandlungsergebnisse stehen partiell in einem Zusammenhang mit den Zielstellungen, den Ansätzen und den Strategien. Einige Beispiele sollen dies verdeutlichen:

- Ein Befragter, der seit Juli 2003 mit SpeechEasy, einem technischen Hilfsmittel zur Reduzierung nicht verdeckter Symptome arbeitet, führte an, dass die Anpassung des Gerätes einen Tag dauerte. Ungefähr 5-10 Prozent der Benutzer sprachen ohne Gerät nach einiger Zeit (in der Regel nach drei bis sechs Monaten) flüssig und ohne an das Stottern denken zu müssen. Der Befragte machten keine Angaben dazu, ob die Sprechflüssigkeit langfristig anhält.

- Die Befragten, die nach dem Lidcombe-Programm arbeiten, verwiesen besonders bei Vorschulkindern auf sehr gute Ergebnisse. Misserfolge waren eher gering. Ursachen, die zu Misserfolgen führten, waren oft durch äußere Faktoren bedingt wie unzureichende Unterstützung der Kinder durch die Eltern oder die Bezugspersonen. Ein Befragter führte das auf die tägliche hektische Routine, besonders bei arbeitenden Müttern, zurück, die keine Zeit hätten, das Programm aktiv auch im häuslichen Bereich weiterzuführen. Für die Durchführung des Programms und damit für einen Erfolg ist eine Kooperation mit den Bezugspersonen besonders wichtig.

- Ähnliche Ergebnisse bei Kindern erbrachten auch Behandlungsansätze, die individuell angepasst und flexibel aus verschiedenen Modulen zusammengesetzt waren.

- Des Weiteren verwies eine Befragte auf das von den Klienten (Jugendliche und Erwachsene) zu Beginn der Behandlung für wichtig Erachtete. Einige ihrer Klienten richteten ihr Augenmerk zunächst mehr auf das Element Sprechen und die Techniken, also primär auf Flüssigkeit, und hatten weniger das Bedürfnis, sich mit den psychologischen Aspekten des Stotterns auseinanderzusetzen. Andere wollten sich erst mehr psychisch verändern und können schwierige kommunikative Situationen relativ leicht meistern, selbst wenn sie stotterten. Bei der Behandlung wurde mit einer Kombination aus verschiedenen Herangehensweisen gearbeitet, wie Aufbau und Entwicklung von Vertrauen, Kommunikationskompetenz und Flüssigkeitstechniken.

Zusammenfassend kann festgestellt werden: Die Resultate werden durch die Zielsetzungen und durch die Behandlungsansätze bestimmt. Der Fokus ist hierbei mehr oder weniger auf die Entwicklung von Sprechkompetenz, auf den Output bzw. auf die sichtbare Symptomatik gerichtet. Bei der Behandlung von Kleinkindern und Kindern kommt den Eltern bzw. Bezugspersonen eine sehr bedeutsame Rolle zu. Der Begriff der ‚Heilung' ist strittig. Evaluationsstudien zur Evidenz von Behandlungen liegen für den interkulturellen Kontext derzeit nicht vor bzw. sind nicht bekannt. Eine Studie zur Evidenz (PEVOS) wird derzeit in Deutschland durch die Bundesvereinigung der Stotterer-Selbsthilfe in Zusammenarbeit mit anderen Institutionen erstellt.

5.2.6.8 Behandlungsergebnisse – interkulturelle Perspektive (Frage 2.15.)

In der Literatur konnten keine Studien zu Resultaten von Behandlungen des Stotterns im interkulturellen Kontext gefunden werden. Mit der Fragestellung, ob andere Ergebnisse bei der Behandlung des Stotterns mit Menschen aus anderen Nationen /Kulturen vorliegen, sollten Kenntnisse darüber gewonnen werden, ob beispielsweise der kulturelle Hintergrund der Menschen, die stottern, ausreichend berücksichtigt wurde, und ob dies einen Einfluss auf Zielsetzungen und Strategien bzw. die Auswahl der Ansätze hatte. Die Frage bezieht sich auf die vorangegangene Frage und wurde durch die Antwortkategorien „Nein" und „Ja" einerseits begrenzt und durch „Wenn ja, welche" geöffnet.
Von sechzig befragten Personen verneinten siebenunddreißig andere Resultate, neunzehn machten entweder keine Angaben, verfügten nicht über Erfahrung oder gaben an, dass ihnen die Ergebnisse unbekannt sind (vgl. Anhang II, Tabelle 9). Vier Befragte führten andere Ergebnisse an, die folgend wiedergegeben werden:

- Die Zahl der Benutzer von SpeechEasy, die ohne Gerät nach drei bis sechs Monaten flüssig sprechen konnten, ist in China geringer als in den USA. Das Ergebnis beruht auf einer Schätzung, Gründe hierfür wurden nicht genannt.

- Die Unterschiede werden unabhängig von den Kulturen eher durch einen Leidensdruck hervorgerufen. Personen, die stottern, und die keinen sonderlichen Leidensdruck verspüren, üben nicht und kommen auch nicht zu einer Nachsorge, es sei denn ihre Arbeit erfordert eine effektive Kommunikation.

- Die Resultate sind durch die verschiedenen Konzeptionen innerhalb der Gesamtbehandlung unterschiedlich. Diese unterscheiden sich vermutlich von Nation zu Nation bzw. von Kultur zu Kultur. In der Behandlung von Kleinkindern wird stärker der emotionale Aspekt betont.

- Therapien bzw. Behandlungen sind beispielsweise in Europa erfolgreicher, da sie häufiger und regelmäßiger stattfinden.

Zusammenfassend kann festgestellt werden: Von den Befragten nannten 61 Prozent keine Unterschiede bei den Behandlungsresultaten mit Menschen aus anderen Kulturen. Von 32 Prozent liegen keine Angaben vor, während 7 Prozent der Interviewten Unterschiede nannten. Die Unterschiede in den Ergebnissen resultieren weniger aus einer interkulturellen als aus einer intrakulturellen Perspektive. Allgemein fehlen Erfahrungen in der Behandlung von Menschen, die stottern, und aus anderen Kulturen kommen. Patienten, anderer Nationen/Kulturen, erhalten zwar genauso eine Behandlung wie alle anderen, können aber die angebotenen Hilfestellungen partiell nicht in Anspruch nehmen (vgl. Frage 2.13.). Das könnte ein Indiz dafür sein, dass der kulturelle Hintergrund nicht ausreichend berücksichtigt wird.

5.2.6.9 Behandlungsdauer (Frage 2.16.)

Die Variable ‚Dauer' ist mit den Begriffen Zeit, Raum und Denken verknüpft. Die Vorstellungen von und der Umgang mit diesen Begriffen sind im interkulturellen Kontext unterschiedlich. Für die einen Kulturen kann Zeit etwas objektiv Erfahrbares (etwas Messbares, Lineares, Statisches), für die anderen etwas Subjektives (nicht Messbares, Prozessuales, Dynamisches) sein (vgl. Teil I, Kapitel 1.3.3). Werden die Termini ‚Dauer' und ‚Behandlung' kombiniert, ergibt dies die Behandlungsdauer, die wiederum in Abhängigkeit zu den Variablen ‚Begriffsbestimmung' und ‚Zielstellung', der Art des Vorgehens und den ätiologischen Hypothesen steht.

Mit Hilfe der Fragestellung „Wie lange dauert durchschnittlich eine Behandlung?“ sollten Kenntnisse darüber gewonnen werden, ob von der Dauer auf die Art des Vorgehens und auf die individuellen Bedingungen des Stotterns geschlossen werden kann. Den Befragten wurden keine Antwortkategorien vorgegeben.

Von sechzig Befragten machten vierzehn keine Angaben bzw. verwiesen auf die Literatur, sechsundvierzig beantworteten die Frage zur Behandlungsdauer (vgl. Anhang II, Tabelle 10) folgendermaßen:

- Vierundvierzig Befragte führten aus, dass die Behandlungsdauer von verschiedenen Faktoren abhängig ist, wie Alter, Schweregrad und Art des Stotterns (offenes oder verdecktes), individuellen Bedürfnissen, Motivation, Zielstellungen, Behandlungsart und Behandlungsort.

- Drei der Befragten unterschieden die Dauer bei Kindern, Jugendlichen und Erwachsenen.

- Sechs Befragte gaben einen zeitlichen Durchschnitt von sechs Monaten an. Durch die Nachsorgezeit verlängerte sich der Zeitraum auf maximal zwei Jahre.

- Die beiden Befragten, die nach dem Lidcombe-Programm gearbeitet haben, gaben ähnliche Zeitpläne an, die nur marginal differierten. Die hier angegebene Zeitdauer bezog sich auf Vorschulkinder. Die Behandlung erfolgte in Intervallen (12 Wochen mit einmal wöchentlich stattfindenden Klinikbesuchen, danach weitere acht Termine, die innerhalb von 12 Monaten lagen, wobei das Behandlungsprogramm beibehalten wurde). Für Jugendliche und Erwachsene galt ein Zeitmaß, das vom jeweiligen Fall abhängig war. Einer der beiden Befragten führte dazu aus:

> „Wenn sie in der Nachbarschaft leben, ungefähr 10-12 Sitzungen, wenn sie aus der Ferne anreisen, so viel sie wollen bzw. so oft sie teilnehmen können. In der Regel sind das drei bis fünf Sitzungen."

- Ein anderer Befragter, der stufenorientiert therapeutisch arbeitet, beschrieb den Zeitablauf folgendermaßen:

> „Zwei Wochen lang findet die Therapie 45 Minuten lang täglich statt zuzüglich eines zweistündigen häuslichen Trainings, das auf fünf Einheiten pro Tag verteilt ist. Nach den zwei Wochen erfolgt eine Auswertung. Im Anschluss beginnt eine monatliche Nachsorgephase mit täglichen Übungen für die folgenden sechs Monate."

- Eine weitere Befragte führte dazu aus:

> „Da gibt es keinen Durchschnitt. Das kommt auf die Intensität (zum Beispiel 17 Wochen lang tägliche Therapie mit stationären Konzepten, bis zu 2,5 Jahren bei ambulanter Therapie einmal wöchentlich) und ganz besonders auf den Patienten an. Mancher benötigt nur wenig an Anregung und Veränderung und erledigt den Rest dann alleine, andere benötigen jahrelange Betreuung. Ein Durchschnittswert sagt nichts über diese individuellen Bedingungen aus."

- Die Settings finden entweder einzeln oder in Gruppen statt.

Eine Befragte verwies darauf, dass die von ihr angegebenen Zeiträume von einem halben Jahr nur durch konsequentes Üben erreicht werden können. Wurden die Übungen eingestellt, verstärkt sich die Symptomatik wieder. Ein anderer Befragungsteilnehmer fügte hinzu, dass es letztlich keine Zeitbegrenzungen für eine Behandlung gibt, denn Menschen, die stottern, stottern meist lebenslang. Nach Bedarf können sie jederzeit zurückkommen und auf einer regelmäßigen Basis weiterarbeiten.

Zusammenfassend kann festgestellt werden: Ein Maß für die Zeitdauer einer Behandlung gibt es nicht. Die Zeitdauer ist abhängig von individuellen Faktoren, der Schwere der Symptomatik, den persönlichen und therapeutischen Zielstellungen, den Behandlungsansätzen und auch von den Settings der Therapeuten, Pathologen und Selbsthilfe-Experten. Die Zeitspanne der Behandlungsdauer variiert zwischen einem Tag[63] und mehreren Jahren. Genauere Zeitgrenzen wurden benannt, wenn nach einem verhaltenstherapeutisch ausgerichteten Programm wie Lidcombe gearbeitet wurde. Die Nachsorge hat eine bedeutsame Rolle. Das heißt aber auch, dass sich bestimmte Gemeinsamkeiten feststellen lassen, obwohl man kulturabhängig verschiedene Vorstellungen von Zeit hat.

5.2.6.10 Zusammenfassung

Im intrakulturellen Kontext existiert eine Vielzahl von Behandlungsansätzen des Stotterns. Einerseits sind diese multidimensional und auf die Person, die stottert, ausgerichtet, andererseits gibt es Tendenzen, die die Behandlungsansätze mehr in den Mittelpunkt stellen. Die therapeutische oder nichttherapeutische Intervention für Kinder, Jugendliche, junge Heranwachsende und Erwachsene erfolgt entweder indirekt, direkt oder kombiniert direkt-indirekt/indirekt-direkt. Bei einer Intervention von Kindern wird die Umwelt (insbesondere die Eltern) generell einbezogen. Die Auswahl und Anwendung von Ansätzen für eine Intervention erfolgt bei der Mehrheit der Befragten nach internationalen Standards. Die meisten Behandlungsansätze, wie Verflüssigung des Stotterns, Veränderung des Sprechens, Atem-, Stimm- und Artikulationsregulierung sowie Nichtvermeidung setzen mehr oder weniger direkt am Sprechen an. Nur wenige der Befragungsteilnehmer geben kulturspezifische Behandlungsansätze zur Regulierung des Stotterns an. Im interkulturellen Kontext wird mit denselben Hilfen, Techniken, Methoden und Verfahren wie in der eigenen Nation/Kultur gearbeitet.

Die Behandlung des Stotterns wird in den jeweiligen Muttersprachen oder Verkehrssprachen (Englisch, Französisch oder Spanisch) der Nationen/Kulturen durchgeführt. Sprachkenntnisse sind nicht zwingend erforderlich, wenn ein sehr guter Übersetzer zur Verfügung steht.

---

[63] Die Anpassung der Sprechhilfe SpechEasy, die die Form eines Hörgerätes hat, dauert einen Tag.

Die primären Zielstellungen im intrakulturellen Setting sind zum einen ausgerichtet auf die Entfaltung von Sprechkompetenz, auf die kognitive und affektive Verarbeitung des Stotterns und auf die Gestaltung der kommunikativen Beziehungen, die sich an den individuellen Bedürfnissen orientieren, und zum anderen auf eine gesellschaftliche und individuelle Akzeptanz des Stotterns in den jeweiligen Nationen/Kulturen. Etwa zwei Drittel der Befragten geben an, dass sich die Zielstellungen für den interkulturellen Kontext nicht von den Zielstellungen für den intrakulturellen Kontext unterscheiden. Lediglich von 7 Prozent der Befragungsteilnehmer werden interkulturell unterschiedliche Ziele genannt.

Die Behandlungsresultate im intra- sowie interkulturellen Kontext werden meist durch die Zielsetzungen der jeweiligen Behandlungsansätze und durch die ätiologischen Annahmen bestimmt. Der Fokus ist dabei auf die Reduzierung der sichtbaren Symptomatik gerichtet. Für den interkulturellen Kontext liegen nach Meinung der Mehrheit keine anderen Behandlungsresultate vor. Lediglich 7 Prozent der Befragten sind der Auffassung, dass andere Ergebnisse vorliegen, wenn Menschen aus anderen Nationen/ Kulturen die angebotenen Hilfestellungen in Anspruch nehmen könnten bzw. der kulturelle Hintergrund ausreichend Berücksichtigung finden würde.

Ein einheitliches Zeitmaß für die Behandlungsdauer gibt es weder im intra- noch im interkulturellen Kontext. Mehrheitlich geben die Befragungsteilnehmer an, dass die Zeitdauer abhängig ist von individuellen Faktoren, der Schwere der Symptomatik, den persönlichen und therapeutischen Zielstellungen, den Behandlungsansätzen und auch vom Setting der Therapeuten/Pathologen sowie der Selbsthilfe-Experten. Die Zeitspanne variiert zwischen einem Tag und mehreren Jahren, wobei die Nachsorge wichtig ist.

5.2.7 Gesellschaftliche Perspektiven (Fragen 2.17., 2.4., 2.22. – 2.24.)
5.2.7.1 Versorgungslage der Menschen, die stottern (Frage 2.17.)

Der Terminus ‚Versorgung' ist in Anlehnung an BRAUN mit der Umsetzung der Behandlungsansätze in verschiedenen organisatorischen und institutionellen Formen verknüpft, die je nach Schwerpunkt entweder eher bildungs- oder therapieorientiert ausgerichtet sind. Als Formen der Versorgung – nicht nur für Stottern – in Deutschland sind beispielsweise die Selbsthilfe, die Frühbehandlung (in Kindergruppen), die integrative Stottertherapie bei sonderpädagogischem Förderbedarf, freie Praxen, stationäre, ambulante sowie schulische Einrichtungen bekannt (Braun 1997a, 335). Literatur zur aktuellen Versorgungslage in anderen Nationen/Kulturen konnte nur bedingt gefunden werden.
Deshalb sollte mit Hilfe der Fragestellung „Wie ist die Versorgungslage?" in Erfahrung gebracht werden, wie die Versorgung in anderen Nationen/Kulturen geregelt ist. Zur Beantwortung der Frage erhielten die Befragten folgende Antwortvorgaben: „Ambulante Versorgung", „Stationäre Versorgung", „Beratungsstellen", „Selbsthilfegruppen", „Einbindung in den Unterricht", „Andere", „Keine" und „Ich weiß nicht". Von sechzig Befragungsteilnehmern machten acht keine Angaben, und zweiundfünfzig beantworteten die Frage (vgl. Anhang II, Tabelle 11).

Die Auswertung ergab, dass zweiundzwanzig Befragte Antworten gaben, die nicht der beabsichtigten Fragestellung entsprachen. Die Befragten führten aus, wie und durch wen die Patienten, die stottern, zu ihnen bzw. in ihre Institutionen kommen.[64] Sie machten keine Angaben zur allgemeinen Versorgungslage in ihrer Nation/Kultur. Nur fünf Englisch sprechende Befragungsteilnehmer beantworteten die Frage gemäß ihrer Intention. Die Aussagen der Spanisch, Französisch und Deutsch sprechenden Befragten entsprachen der intendierten Fragestellung.

Die Fragestellung für die oben angegebene Frage wurde mit „How are the persons who come to you usually supplied?" übersetzt. Diese Übersetzung führte zu Missverständnissen, da die Fragestellung im Englischen mehrdeutig ist. Die Fehlübersetzung in der englischen Sprache fiel während des Pre-Tests nicht auf. Die Frageformulierung „How is the state of supply in your nation/culture?" wäre vermutlich eindeutiger gewesen. Die Angaben der englischsprachigen Befragten konnten deshalb nicht als empirische Daten genutzt werden. Eine alleinige Verwendung der Daten der Spanisch, Deutsch und Französisch sprechenden Befragten würde dem Anspruch auf Aussagen zu einer globalen Gültigkeit nicht gerecht werden.

---

[64] Die Antworten der Befragten lauten wie folgt: Selbstüberweisungen und Überweisungen durch andere Sprech- und Sprachpathologen, Ärzte, Schulen, Freunde, Selbsthilfeorganisationen, Eltern, Sozialarbeiter sowie Krankenhäuser.

5.2.7.2 Allgemein gesellschaftlicher Umgang mit Menschen, die stottern (Frage 2.4.)

Zu diesem Thema konnte vorrangig aus dem deutschsprachigen und angloamerikanischen Raum Literatur mit den Schwerpunkten Medien und Schule gefunden werden. Trotz intensiver Aufklärungsarbeit zum Stottern (besonders durch die Selbsthilfeorganisationen) werden die Menschen, die stottern, durch ihre Umwelt immer noch mehr oder weniger stigmatisiert und diskriminiert (wenn auch nicht offensichtlich), so dass sie vom gesellschaftlichen Leben teilweise ausgeschlossen werden bzw. sich selbst ausschließen. Für den interkulturellen Kontext konnte nur marginal Literatur zu diesem Thema gefunden werden. Einige Beispiele sollen das verdeutlichen: In Spanien wurde beispielsweise im Oktober 2005 ein Einstellungsverbot für Menschen mit Sprachfehlern, zu denen das Stottern gerechnet wird, im öffentlichen Dienst aufgehoben. Das betraf mehr als 100 Berufe (TAZ 2005, 9). Auch in den Medien, zum Beispiel in Spielfilmen, werden Menschen, die stottern, teilweise noch als Witzfiguren, Simpel oder Neurotiker wahrgenommen (Benecken 1996b, 9ff.; Benecken et al. 2004, 61-70). Ähnliches gilt auch für den Sprachgebrauch in Tageszeitungen und Nachrichtensendungen. Schlagzeilen wie „Mittelstandskonjunktur kommt ins Stottern", „ Burnout: Wenn der Motor ins Stottern kommt" oder „Das seltsame Stottern der Ochsenfrösche während der Paarungszeit" sind keine Seltenheit (Spiegel 2004). Nach Aussagen der Geschäftsführerin der deutschen Bundesvereinigung ‚Stotterer-Selbsthilfe' werden Menschen, die stottern, immer noch für dumm gehalten {Stottererselbsthilfe e.V. (2005); vgl. auch Benecken (1996b), Schindler (1998), Braun (1997a/b), St. Louis (2001), Selbsthilfe/ISA (2005)}.

Mit Hilfe der Fragestellung „Wie wird mit Menschen in Ihrer Nation/Kultur entsprechend Ihren Antworten unter Punkt 2.3. gesellschaftlich umgegangen?" sollten deshalb Kenntnisse darüber gewonnen werden, wie man Menschen, die stottern, in anderen Nationen/Kulturen begegnet. Für die Beantwortung der Frage wurden den Befragten keine Antwortvorgaben offeriert.[65]

Von sechzig befragten Personen machten drei keine Angaben, siebenundfünfzig beantworteten die Frage. Anhand der Antworten der Befragungsteilnehmer können folgende Ergebnisse konstatiert werden:

- Sie werden als hochintelligent bis weniger intelligent wahrgenommen, erscheinen nervös, gefühlsbetont, ängstlich, still, aggressiv, partiell unfähig, berufliche Verantwortung zu übernehmen (zum Beispiel in Sprechberufen) und besitzen einschränkte Ausdrucksmöglichkeiten in Lern- und Leistungssituationen.

[65] Die nachfolgende Tabelle gibt die Antworten wieder.

KONTINENT/Nation	**Gesellschaftlicher Umgang** (allgemein)
AFRIKA • Äthiopien (1)	- Die Mehrheit von ihnen wird zur Kirche gebracht, erhält Heiliges Wasser und wird zu einem Doktor geschickt.
• Burkina Faso (1)	- Charakteristik: Nervös, intelligent in der Schule.
• Kenia (2)	- Sie werden normalerweise ignoriert, und als unfähig betrachtet, einen Job auszuüben und können keine Verantwortung übernehmen, und oft werden sie nicht ernst genommen. - Unlängst (vor über 4 Jahren) wurde in zwei Hauptkrankenhäusern in Kenia ein sprechpathologisches Programm gestartet, das Sprechtherapie anbietet. Davor wurde Stottern als ein Leiden betrachtet. In ernsten Fällen unterbrachen die Eltern die Ausbildung. Besonders davon betroffen waren Mädchen, die stotterten, da die Eltern die Jungen bzw. Brüder bevorzugten.
• Namibia (2)	- Man akzeptiert ihren Lebensweg und ihre Kommunikation. - Die meisten Menschen wissen wenig über Stottern. Stotternde Menschen werden allgemein nicht als weniger intelligent bzw. unfähiger angesehen als andere Menschen. Einige werden ungeduldig, sie beenden die Sätze der Stotternden oder lachen.
• Südafrika (1)	- als Menschen mit Kommunikationsstörungen
• Uganda (3)	- Sie werden ausgelacht, und man macht sich über sie lustig. - Sie werden ausgelacht, man macht sich über sie lustig, und sie werden mit Mangel an Respekt behandelt. - Sie werden ausgelacht und sind sozial isoliert – bei schwerem Stottern; sie sind akzeptiert – bei leichtem Stottern.
ASIEN • Bangladesh (1)	- wie normale Menschen
• China (1)	- Den meisten PWS wird erzählt, dass sich das Stottern irgendwann auswächst, dass sie langsam sprechen sollen, dass sie denken sollen, bevor sie zu sprechen beginnen etc.. Nur wenige haben Zugang zu einem Sprechtherapeuten und können flüssige Sprechtechniken erlernen. Heutzutage breiten sich psychologische Behandlungen schnell aus.
• Indien (1)	- Sie werden evaluiert, und das Knowhow für die Sprechunflüssigkeiten wird bereitgestellt.
• Japan (2)	- Sprechtherapie (Krankenhaus, öffentliche Schulen), private Kliniken, Selbsthilfegruppen usw. / keine Angaben
• Libanon (1)	- keine Angaben
• Malaysia (3)	- Die Leute tolerieren im Allgemeinen die Sprechunflüssigkeiten stärker, bedingt durch das multikulturelle Setting. - Die meisten Eltern sind sehr besorgt um ihre Kinder. Erwachsene haben tendenziell mehr Schwierigkeiten eine Arbeit zu finden, weniger gute Zukunftsaussichten und mehr Schwierigkeiten in der

	sozialen Kommunikation. Ich glaube, sie erfahren eine Form von Diskriminierung. - aus der Sicht eines SLP: Einige (von den Stotternden) entscheiden sich, überhaupt nichts zu unternehmen.
• Nepal (2)	- Die meisten Menschen sind immer noch voreingenommen gegenüber diesem Problem, und sie glauben, dass Stottern eine Sünde der Vergangenheit sei. Sie werden gehänselt, und andere machen sich über sie lustig. Andererseits werden sie wie normale Menschen behandelt. - 90 Prozent der Menschen leben in ländlichen Gebieten. Die Menschen sind nicht über das Stottern informiert. Da es im jungen Alter auftritt, betrachten es Menschen als ein normales Verhalten. In unserem Land betrachten Menschen das Stottern weder als Krankheit noch als Behinderung.
• Philippinen (1)	- Kinder werden normalerweise von Gleichaltrigen gehänselt, die allgemeinen Reaktionen gegenüber Stotterern variieren von milder Akzeptanz bis hin zu Zurechtweisungen (Tadel).
• Qatar (1)	- Manche Menschen behandeln sie wie normale Menschen, und andere sehen sie als unangepasste Menschen an.
• Türkei (1)	- Der Erstkontakt erfolgt meist über einen Pädiater, Psychiater oder Psychologen. Wenn sie Glück haben, wird dann der Kontakt zu einem der wenigen zugelassenen Sprech- und Sprachtherapeuten des Landes hergestellt. Die Ausbildung von Sprech- und Sprachtherapeuten begann erst vor vier Jahren, und die ersten Graduierten (17) schlossen im Herbst 2004 ihr Studium ab. Nicht alle interessieren sich für Stottern wie anderswo.
AUSTRALIEN • Australien (1)	- Wir benutzen primär verhaltenstherapeutische Ansätze. Der genaue Behandlungsplan wird vor einer Therapie festgelegt und ist sehr abhängig vom Alter des Klienten und von vielen individuellen Faktoren. Im Allgemeinen benutzen wir bei Vorschülern das Lidcombe-Programm und bei Erwachsenen verschiedene Varianten des prolongierten Sprechens. Die Behandlungen für Schulkinder und Jugendliche sind schwierig zu beschreiben. Das ist darauf zurückzuführen, dass für diese Altersgruppe kaum Forschungsbeiträge vorliegen. Wegen Datenmangels werden von den SP eher eklektische Ansätze bevorzugt.
• Neuseeland (1)	- In der Theorie erhalten Menschen, die stottern, eine Therapie. In der Praxis gibt es jedoch nur sehr wenige Sprech- und Sprachtherapeuten in Neuseeland, so dass Menschen, die stottern, sehr große Schwierigkeiten haben, die Art von Behandlung zu finden, die ihnen hilft, ihre Potenziale im Leben zu nutzen.
EUROPA • Dänemark (2)	- wie normale Menschen - Die Behandlung ist in vielen Fällen abhängig vom Alter des PWS und schließt individuelle Gefühle und Emotionen ein, die durch das

	Stottern ausgelöst werden. In manchen Fällen wird auch am offenen Stottern gearbeitet.
• Deutschland (6)	- mit Akzeptanz des Stotterns und keinerlei Ausgrenzung der Person - Über die Störung wird oft gelacht, dies trifft insbesondere auf das Wiederholungsstottern zu, zahlreiche Komiker setzen die Störung ein, um das Publikum zum Lachen zu bringen. Tonisches Stottern wird als bedrückend empfunden, als Leiden eingeschätzt. - Stotternde Menschen machen oft negative Kommunikationserfahrungen, z. B. mit Hänseleien durch Gleichaltrige, Unverständnis von Kommunikationspartnern, durch eingeschränkte Ausdrucksmöglichkeiten in Leistungs- oder Konfliktsituationen (Schule, Diskussionen, Gespräche mit Autoritätspersonen etc.). Sie geraten aufgrund ihres Vermeidungsverhaltens oft in soziale „Randpositionen" und sind oft sozial schlecht integriert. - Sie werden gehänselt, man versucht ihnen zu helfen, sie erregen Mitleid und werden nicht immer ernst genommen. - Sie könnten eventuell Intelligenzdefizite haben. - keine Angaben
• Estland (1)	- ist abhängig von der Person, aber normalerweise wie jede andere
• Finnland (4)	- Sie können Sprechtherapie erhalten, wenn sie es selbst wünschen. Im normalen Leben werden sehr viele Witze über Stotterer erzählt. Ich denke, dass Stottern immer noch mit Scham verbunden ist. - Sie werden oft in unfreundlicher Art und Weise behandelt: Lachen, Ungeduld usw.. Gewöhnlich fällt es Menschen schwer, stotternden Menschen zuzuhören, und die Zuhörer wissen oft nicht, wie sie reagieren sollen bzw. helfen können. - generell mit Toleranz (2)
• Frankreich (1)	- als gestört, als gefühlsbetont, nervös und ängstlich
• Großbritannien (1)	- Sie werden teilweise akzeptiert, obwohl dies sehr variiert. Die tiefer liegenden Gründe des Stotterns werden nicht wirklich von den Menschen verstanden, da viele Menschen nicht wissen, wovon ein stotternder Mensch betroffen ist.
• Irland (1)	- Das ist schwer zu beantworten. Die Formulierung 'dealt with' ist vielleicht nicht adäquat. Eine Person, die stottert, wird gewöhnlich an eine Sprechtherapie verwiesen. Er/Sie wird eventuell von Lehrern wegen des Stotterns anders behandelt. Er/Sie wird vielleicht deswegen von Mitschülern gehänselt oder schikaniert.
• Litauen (1)	- Sie werden wie andere Mitglieder der Gesellschaft behandelt (mit Ausnahme von wenigen Fällen im Fernsehen oder in Tageszeitungen).
• Luxemburg (1)	- ohne besondere Aufmerksamkeit und mit einigen Vorurteilen
• Niederlande (1)	- Ab und zu erhalten wir Beschwerden über Diskriminierungen, aber generell scheint es, dass stotternde Menschen in korrekter Art und Weise behandelt werden.

• Österreich (2)	- Es gibt unterschiedlichste Reaktionen, wie Hilfestellung geben, peinlich berührt wegsehen, direktes Ansprechen, ungeduldig werden. / weitgehende Integration
• Russland (1)	- verschiedene Reaktionen, von Verspotten bis Mitleid
• Schweden (1)	- Wir arbeiten schwer daran, um Hilfe, Finanzierung und Verständnis zu erhalten, und wir sehen, dass Dinge sich ändern, aber wir haben immer noch einen langen Weg vor uns, besonders in den Schulen.
• Spanien (3)	- Indem man sie diskriminiert. - Es hängt vom Alter und dem sozialen Umfeld ab. Wenn sie klein sind, sind Kinder grausam und lachen Stotterer aus, später werden sie gewöhnlich mit Respekt behandelt, obwohl die Zuhörer nervös werden und es vermeiden, mit ihnen zu sprechen oder die Gespräche abbrechen. - Die Behinderung ist erst seit kurzem anerkannt.
• Zypern (1)	- Sie gehen zu einer Beratung bei Sprechtherapeuten oder zu einer Therapie. Zu Beginn arbeiten die meisten mit einfachen Techniken Rhythmus, Atmung und Stimme. Im Allgemeinen werden keine Medikamente benötigt. Die Menschen haben normalerweise sehr viele psychologische Probleme, begleitet von einer sehr geringen Selbstwahrnehmung und einer geringen Selbstachtung. In Gruppen sind sie oft still oder in anderen Positionen aggressiv.
MITTEL- UND SÜDAMERIKA • Argentinien (1)	- mit Veräppelungen bis hin zu Diskriminierungen; jedoch nicht in allen Fällen, es hängt vom Stotterer ab
• Bolivien (1)	- Vorurteile, man macht Witze und ärgert stotternde Menschen
• Guatemala (1)	- wie eine Sprechstörung, die im Allgemeinen durch Nervosität hervorgerufen wird
• Venezuela (1)	- Sie werden einerseits behandelt wie alle anderen Personen, andererseits sind sie Zielscheibe von Witzen und Diskriminierung.
NORDAMERIKA • Kanada (1)	- wie in anderen nordamerikanischen Kulturen: Es gibt ein vermehrtes Verständnis dafür, dass es eine wirkliche Dysfunktion ist, die Behandlung benötigt. Aber es gibt auch immer noch einen beträchtlichen Mangel an Wissen zum Stottern, manchmal wird es als Comic-Element gebraucht, als ein Anzeichen von Unsicherheit oder als Mangel an Intelligenz gedeutet.
• USA (2)	- Obwohl es eine generelle Akzeptanz gegenüber dem Stottern gibt, scheint es so, dass es eine Intoleranz und Verwirrung gegenüber dem gibt, was neu oder neuartig erscheint. - Sprechtherapie, Selbsthilfegruppe, keine Behandlung, Selbstbehandlung.

Tab. 7: Umgang der Gesellschaft mit Menschen, die stottern

- Bei schwerer sichtbarer Symptomatik werden Menschen, die stottern, gehänselt. Man macht sich über sie lustig, und sie werden als Witzfiguren dargestellt. Sie werden mit wenig Respekt behandelt, bemitleidet und verspottet. Zum einen reagiert das Umfeld mit Ungeduld und empfindet Stottern als Bedrückung, wenn das Sprechen zu lange andauert oder zu anstrengend erscheint. Zum anderen reagieren einige mit Zurechtweisungen bis hin zu Tadeln, unterbrechen die Kommunikation, beenden Sätze, sind peinlich berührt, sehen weg oder geben Ratschläge wie „Sprich langsam." oder „Denke zuerst, dann sprich." In einigen Fällen sind die betroffenen Personen sozial isoliert.

- Bei kaum wahrnehmbarer oder nicht sichtbarer Symptomatik werden sie meist ignoriert, oder die Umwelt nimmt ihnen gegenüber eine wohlwollende Haltung ein.

- Aus religiöser Sicht waren sie im vorangegangenen Leben sündhaft oder haben etwas getan, was von Gott bestraft wurde.

- Andererseits werden Menschen, die stottern, allgemein akzeptiert und toleriert (in einem Fall durch das multikulturelle Umfeld). Sie werden wie normale Menschen oder als Menschen mit einer Kommunikationsstörung wahrgenommen und entsprechend behandelt. Trotz umfassender öffentlicher Aufklärungsarbeit in einigen Nationen/Kulturen wird letztlich das Wesen des Stotterns nicht wirklich verstanden.

Zusammenfassend kann festgestellt werden, dass Menschen, die stottern, unabhängig von ihrer Nation/Kultur, von ihrer Umwelt sehr unterschiedlich wahrgenommen werden. Zum einen geben die meisten Befragten an, dass Stottern nicht der Norm entspricht. Es wird als eine Fehlfunktion bzw. Störung wahrgenommen, die beseitigt bzw. auf ein Maß der Erträglichkeit reduziert werden sollte. Zum anderen wird Stottern als etwas Normales registriert. Trotz partiell guter Aufklärung und vielseitigem Wissen werden Menschen, die stottern, immer noch diskriminiert und sind zum Beispiel Zielscheibe von Witzen.

5.2.7.3 Gesellschaftlicher Umgang mit Menschen, die stottern, am Beispiel von stigmatisierenden Infektionserkrankungen wie HIV/AIDS (Frage 2.24.)

Laut UNICEF zählt HIV/AIDS zu den Infektionserkrankungen, die weltweit am häufigsten auftreten, nicht heilbar sind und einen tödlichen Verlauf haben. Derzeit sind weltweit etwa 42 Millionen Menschen infiziert (Unicef 2005). Auf internationaler Ebene werden solche Themen zwar öffentlich diskutiert, aber auf kultureller und privater (persönlicher) Ebene sind sie immer noch tabuisiert, und der persönliche Umgang mit Menschen, die infiziert bzw. erkrankt sind, erweist sich nicht selten als problematisch. Zum Thema Stottern und stigmatisierende

Infektionserkrankungen wie HIV/AIDS konnte keine Literatur gefunden werden.[66]

Die Fragestellung erscheint jedoch relevant, da tödlich verlaufende Infektionserkrankungen wie HIV/AIDS Scham, Ängste und Schweigen auslösen und zu Ausgrenzungen und Diskriminierungen führen können. In Verbindung mit gesellschaftlich immer noch nicht akzeptierten Kommunikationsstörungen wie Stottern können diese zu einer zusätzlichen Stigmatisierung führen.

Deshalb sollte mit Hilfe der Fragestellung „Behandeln Sie stotternde Menschen, die HIV/AIDS oder andere Infektionskrankheiten haben?" in Erfahrung gebracht werden, wie zum Beispiel Experten mit dieser Thematik umgehen. Zur Beantwortung der Frage standen den Befragten zwei Antwortkategorien zur Verfügung: „Wenn ‚Nein', nennen Sie bitte Gründe" und „Wenn ‚Ja', mit welchen Erkrankungen?" Die Frage zählt zu den sensiblen Fragen; den Befragten stand es frei, die Frage generell zu beantworten.

Von sechzig Befragten machten zehn keine Angaben, fünfzig beantworteten die Frage (vgl. Anhang II, Tabelle 12). Von den fünfzig Befragten führten sechs aus, dass sie Menschen, die stottern, und an einer ansteckenden Krankheit wie HIV/AIDS und/oder Hepatitis leiden, auf jeden Fall bzw. bei vorangegangener medizinischer Abklärung behandeln werden. Zwei Befragte fügten hinzu, dass einerseits keine Person ausgegrenzt wird, und man andererseits mit „solchen Menschen" in einer Einweisungsklinik täglich zu tun hat.

Weitere einundzwanzig Befragte gaben an, dass sie bisher noch nicht mit Menschen, die stottern, und an einer Infektionskrankheit wie HIV/AIDS leiden, zusammengearbeitet haben. Gründe hierfür sind unter anderem folgende:

- Zwei Befragte führten aus, dass sie einer Gruppe angehörten, die stotternden Menschen dient und solchen, die Sprechprobleme haben. Das könnte sich jedoch in Zukunft ändern, da es viele Gemeinsamkeiten zwischen Stot-

---

[66] Durch massive Aufklärungsarbeit und Prävention ist es gelungen, in den Industrienationen die Ausbreitung von HIV/AIDS einzugrenzen. Trotzdem infizieren sich immer noch mehr als Zehntausend jährlich mit dem Virus, und die Zahl steigt. In den Industrienationen leben insgesamt etwa 1,5 Millionen mit dem Virus. Auf dem afrikanischen Kontinent hat sich AIDS zu einer der größten sozialen Katastrophen entwickelt, über 70 Prozent der HIV-Infizierten leben in den Nationen südlich der Sahara. Allein in Südafrika liegt die HIV-Infektionsrate bei etwa 5 Millionen. In Asien, vor allem in China und Indien und der Pazifik-Region, sind ca. 7,2 Millionen mit dem Virus infiziert, allein in Indien etwa 4 Millionen. In Süd- und Ostasien infizierten sich 2002 etwa 700.000 Erwachsene, wobei 2/3 davon Männer sind. In Osteuropa und den GUS-Republiken breitet sich die Krankheit immer schneller aus. Mittlerweile sind etwa 5 Millionen Kinder unter 15 Jahren davon betroffen. 13,4 Millionen Kinder und Jugendliche haben entweder einen Elterteil oder beide durch AIDS verloren, und 1,6 Millionen Kinder werden jährlich zu Waisen. Wirksamster Schutz gegen HIV/AIDS sind nach UNICEF Aufklärung und Information bzw. nach RUBENBAUER Aufklärung durch Kommunikation statt Information (Unicef 2002/2005; Rubenbauer 2003, 1-9).

tern und HIV gibt, in dem Sinne, dass Stotterer und HIV-infizierte Opfer von Stigmatisierung und Diskriminierung sind. Angedacht sei, diese Menschen eventuell in eine Selbsthilfegruppe aufzunehmen, damit sie von den Erfahrungen der Stotterer profitieren könnten, um mit ihrer besonderen Situation in Würde zu leben können.

- Zwei weitere befragte Personen gaben an, dass die Zahl der Menschen, die unter AIDS leiden, in ihren Nationen/Kulturen sehr begrenzt ist. Beide haben noch keinen Stotterer mit dieser Krankheit angetroffen. Eine von ihnen gab an, dass sie mit Kindern arbeitet.

- Dreizehn Befragte führten aus, dass solche Personen bisher noch nicht um Hilfe gebeten haben und sie keine Überweisungen erhalten haben. Menschen, die stottern, frequentierten nicht die Sprechstunde, sondern vielmehr Personen mit anderen Erkrankungen, wie zum Beispiel Artikulationsstörungen, Stimmstörungen oder Hyperthyreose, die im Rahmen des Stotterns auftreten.

Ausdrücklich wiesen alle Befragungsteilnehmer darauf hin, dass sie grundsätzlich mit Menschen, die stottern, und an einer Infektionskrankheit wie HIV/AIDS leiden, zusammenarbeiten würden; eine Befragte gab an, dass sie zwar keine Bedenken habe, aber nicht wüsste, wie sie im konkreten Fall reagieren würde.

Dreiundzwanzig der Befragten haben die Frage weder mit „Ja“ oder „Nein“ beantwortet. Als Gründe führten sie unter anderem an: Das Wissen um eine Infektion ist nicht von Interesse; Bisher gibt es keinen Kontakt zu solchen Personen, da niemand mit solchen Infektionskrankheiten kommt, und außerdem kommen mehr Menschen aus höheren sozio-ökonomischen Gruppen vorbei; Es werden keine Statuserhebungen durchgeführt bzw. es wird nicht nach Infektionserkrankungen gefragt. Eine Befragte führte dazu aus:

> „Woher soll ich das wissen? Wenn sie mir das mitteilen und es sich um keine direkt übertragbare, meldepflichtige Infektionskrankheit handelt, die meine anderen Patienten oder mich gefährden würde, sehe ich darin keinen Hinderungsgrund für sprachtherapeutische Interventionen.“

Eine Befragungsteilnehmerin drückte ihren Unmut hinsichtlich der Fragestellung so aus: „Ich arbeite seit fünfzehn Jahren, und diese Frage ist mir nie gestellt worden – wenn es so wäre, würde ich eine Behandlung nicht ablehnen.“ Eine andere Befragte führte aus, dass es in ihrer Nation/Kultur keine Behandlung für Menschen gibt, die stottern, egal ob sie HIV-positiv sind oder nicht, da keine ausgebildeten Personen für eine Behandlung oder Beratung zur Verfügung stehen. Es würde ein grundlegender Wissensmangel bezüglich der Störung bestehen. Von einer heißt es, dass Menschen, die stottern, nicht in die Sprechstunde kommen, weil es Vorurteile gegen HIV/AIDS und gegen Stottern gibt.

Einige Befragte nahmen eine Trennung zwischen Stottern und Infektionserkrankungen mit der Konsequenz vor, dass jemand der stottert nicht infektiös sein kann.

5.2.7.4 Bildungsstatus der Menschen, die stottern (Frage 2.22.)

Unter Bildung wird allgemein das verstanden, was sich Menschen in Auseinandersetzung mit der Welt, dem Leben an sich, an Wissen zu Sprache, Literatur, Musik oder Wissenschaft erarbeiten und aneignen. Unter dem Begriff ‚Bildung' werden Termini wie ‚Schulbildung', ‚Ausbildung' und ‚Bildungspolitik' subsumiert. ‚Bildung' ist eng mit ‚Erziehung' verknüpft (Lenzen 1994, 208-221; Brezinka 1976, 85-89). Der Zugang zu Bildung steht in Abhängigkeit zu den Strukturen der Gesellschaftssysteme und deren Umgang mit Fehlfunktion bzw. Störungen.
Mit der Fragestellung zum Bildungsstatus, die mit der Frage zur Versorgungslage (vgl. Teil II, Kapitel 5.2.7.1) verknüpft ist, sollte Kenntnis dazu erlangt werden, inwiefern Menschen aufgrund des Stotterns in ihrer Bildung gegenüber nicht stotternden Menschen benachteiligt werden. Zur Beantwortung der Frage standen jeweils zwei Antwortkategorien zur Verfügung. Die eine Kategorie bezog sich auf die jeweilige Institution der Befragten und die andere auf den allgemeinen Status in der Gesamtbevölkerung.

Von sechzig Befragten machten vierundvierzig Angaben zum Bildungsstand in der jeweiligen Institution, sechzehn machten keine Angaben. Zum allgemeinen Status in der Gesamtbevölkerung äußerten sich siebenundvierzig Befragte, dreizehn machten keine Angaben (vgl. Anhang II, Tabelle 13).

Institution

Von den vierundvierzig Befragungsteilnehmern führten einundvierzig aus, dass Menschen aus allen Bildungsschichten ihre Einrichtungen aufsuchen. Ein Befragter erläuterte dies folgendermaßen:

> „Wir haben 8 Jahre Primärschule, die ist obligatorisch in der Türkei. Die Bildungsbreite von PWS variiert von Vorschul- zu Schulkindern über junge Erwachsene mit und ohne Graduierungen an Universitäten. Im Allgemeinen glaube ich, dass Stottern nicht die Bildung der PWS beeinflusst. Meines Wissens gibt es keine Hindernisse innerhalb des Bildungssystems in der Türkei, die PWS davon abhalten, ihre erwünschte Ausbildung zu verfolgen."

Vier der Befragten gaben an, dass der Bildungsstand der Klientel in ihren Institutionen relativ hoch ist bzw. dass sie stärker von Graduierten aufgesucht werden. Einer von ihnen führte aus, dass die Klienten, die SpeechEasy benutzen meist universitäre Abschlüsse haben.

Analog dazu bemerkte eine andere Befragte, dass die meisten Klienten mit Zugang zu einer Beratungsstelle (nicht nur Menschen, die stottern) ein höheres Bildungsniveau haben.

Allgemein

Von den siebenundvierzig befragten Personen gaben sechsundvierzig an, dass es keine Bildungsunterschiede zwischen Menschen, die stottern, und der Gesamtbevölkerung gibt. Ein Befragter führte aus, dass das Bildungsniveau stotternder Menschen in seiner Nation nicht so gut ist und viele nur eine mittlere Schulausbildung haben. Zwei Befragte gaben an, dass es zwar keinen Unterschied in der Bildung gibt, aber einige Menschen, die stottern, sich aufgrund ihrer „wahrgenommenen bzw. aktuellen Schwierigkeit" in der mündlichen Kommunikation zurückhalten. Analog ein anderer Befragter:

> „Soweit ich weiß, existiert keine valide Untersuchung zu diesem Thema. Vor zehn Jahren machten wir eine Untersuchung in Dänemark, wobei es keine außergewöhnlichen Unterschiede gab. Die Stichprobe setzte sich aus Mitgliedern der Stotterorganisation zusammen, und dadurch war sie eher verdreht."

Eine weitere Befragte führte aus, dass Stottern in ihrer Nation/Kultur vor der Implementierung der Sprechtherapie als ein Leiden betrachtet worden ist. Dadurch wurde in besonders schweren Fällen der Bildungsweg beispielsweise durch die Eltern unterbrochen. Das betraf besonders Mädchen, die damit gegenüber den Jungen bzw. Brüdern benachteiligt worden sind (vgl. Teil II, Kapitel 5.2.7.2).

Unter dem Begriff ‚Bildung' werden von den Befragten vorrangig die Schul- und Berufsausbildung subsumiert. Die Bildungssysteme selbst stehen in Abhängigkeit zu den gesellschaftlichen Strukturen der jeweiligen Nationen/Kulturen.

5.2.7.5 Sozialstatus der Menschen, die stottern (Frage 2.23.)

Nach vorwiegend soziologischen Auffassungen leben Menschen in Gesellschaften und Gemeinschaften zusammen (König 1998, 132-167; Luhmann 2005c, 51-66). Systemisch bezieht sich der Terminus ‚Gemeinschaft' vor allem auf die soziale Verbundenheit von Menschen gegenüber dem Begriff ‚Gesellschaft', der im weitesten Sinn alle Lebewesen in ihren Lebenszusammenhängen umfasst. Die Ausdrücke ‚soziale Schicht' und ‚soziale Schichtung' implizieren ein Unterscheidungsmerkmal, das Mitglieder einer Gesellschaft in einem kategorisierten Verhältnis von gleich, gering und hoch beschreibt. Werden diese Unterscheidungsmerkmale bewertet und kommen zu diesen noch Faktoren wie Statusgefälle oder Rivalisierung hinzu, kann das zu hohen Erwartungshaltungen oder restriktiven Erziehungsmaßnahmen innerhalb einer Gesellschaft führen (Eßbach 1996, 77-98; vgl. Teil I, Kapitel 1.1.3 und Kapitel 3.). Der sich hierbei unter Umständen entwickelnde psychosoziale Stress kann, wenn keine oder nur geringe affektive Möglichkeiten der Aufarbeitung bestehen, dann entweder intrapersonal bzw. intrakulturell oder interpersonal bzw. interkulturell verlagert und entsprechend ausgetragen werden (vgl. Krause 1981, 20-37). Neuere Untersuchungen zu diesem Thema konnten nicht gefunden werden.

Mit der Frage „Aus welchen sozialen Schichten kommen stotternde Menschen?“ sollten Kenntnisse darüber gewonnen werden, ob ein Zusammenhang zwischen Sozialstatus und Stottern besteht und ob Menschen, unabhängig von ihrem Sozialstatus, Zugriff auf Informationen zum Thema ‚Stottern' sowie auf Therapie- bzw. Bewältigungsangebote haben und diese Ressourcen unabhängig von ihrem Status nutzen können. Die Frage korrespondiert mit der Frage zum Bildungsstatus. Den Befragten standen die Antwortkategorien „eigene Institution“ und „im Allgemeinen“ zur Verfügung.

Von sechzig Befragten machten vierzehn keine Angaben zur Kategorie ‚Institution', dreizehn äußerten sich nicht zur Kategorie ‚Allgemein'; sechsundvierzig bzw. siebenundvierzig beantworteten die Frage (vgl. Anhang II, Tabelle 14) wie folgt:

Institution
Von sechsundvierzig Befragungsteilnehmern führten siebenundzwanzig aus, dass Menschen aus allen sozialen Schichten ihre Institution aufsuchen. Zehn gaben an, dass ihre Klientel verstärkt aus den mittleren bis höheren Schichten bzw. aus guten sozialen Verhältnissen kommt. Neun Personen führten an, dass es keine Korrelation zwischen Stottern und sozialem Status gibt. Zwei der Befragten subsumierten unter dem Begriff ‚soziale Schicht' die Merkmale ‚gebildet' und ‚ungebildet' sowie ‚niedrige' und ‚hohe' Einkommensgruppen. Zwei andere Befragte differenzieren zwischen ‚städtischer' und ‚ländlicher' Bevölkerung. Zwei Befragungsteilnehmer gaben an, dass viele Menschen, die stottern, keine sehr gute Beziehung zu einem ihrer Elternteile haben bzw. aus sozial starken Familien kommen.

Allgemein
Von siebenundvierzig Befragten führten neununddreißig aus, dass es keine sozialen Unterschiede zur Gesamtbevölkerung gibt. Drei befragte Personen gaben an, dass zu diesem Thema keine Studien bekannt seien. Fünf nennen die folgenden sozialen Unterschiede:

- Stottern tritt mehr in mittleren und höheren Schichten bzw. in sozial instabilen Familien auf;

- Menschen, die stottern, kommen eher aus armen Schichten;

- stotternde Menschen haben geringere Möglichkeiten, Berufe zu ergreifen, die gut bezahlt werden;

- die meisten Menschen (90 Prozent) leben auf dem Land, entsprechend ist der Anteil der Menschen, die stottern(2).

Einen Zusammenhang zwischen Stottern und sozialer Schichtung verneinen die meisten Befragten. Nur fünf Personen sehen einen möglichen Zusammenhang zwischen Stottern und sozialem Status bzw. sozialer Schichtung. Studien, die einen Zusammenhang zwischen sozialem Status und Stottern aufzeigen, sind den Befragten nicht bekannt.

5.2.7.6 Zusammenfassung

Die Ergebnisse zur Versorgungslage (Frage 2.17.) können nur eingeschränkt verwendet werden, da die übersetzte englische Fragestellung 22 Antworten lieferte, die nicht der Intention entsprachen. Unter Einbeziehung sämtlicher Antworten kann für Europa, Nordamerika, Australien, Teile von Asien und Süd- und Mittelamerika sowie das südliche Afrika von einer guten bis sehr guten Versorgung ausgegangen werden. Die allgemeine Versorgung ist hier formal durch freie Praxen, Kliniken, Beratungsstellen bzw. -zentren und Selbsthilfegruppen gewährleistet. In west- und ostafrikanischen Nationen/Kulturen ist hingegen generell keine gute Versorgung vorzufinden. Dieses wird gestützt durch die zusätzliche Angabe einer Befragten, laut der in ihrer Nation/Kultur keine Behandlungsangebote für das Stottern zur Verfügung stehen.

Der gesellschaftliche Umgang mit Menschen, die stottern, ist in den jeweiligen Nationen/Kulturen unterschiedlich. Trotz teilweise umfassender Aufklärung in der Öffentlichkeit werden Menschen, die stottern, teilweise immer noch mit wenig Respekt behandelt. Kaum sichtbare oder nicht sichtbare Symptome (leichtes flüssiges Stottern), die eher an physiologische oder normale Sprechunflüssigkeiten erinnern, werden durch die Umwelt kaum oder nicht wahrgenommen im Gegensatz zu Stottern mit schwerer Symptomatik. Der gesellschaftliche Umgang mit Menschen, die stottern, und bei denen eine nicht heilbare, tödlich verlaufende Infektionserkrankung wie HIV/AIDS diagnostiziert wurde, erscheint problematisch, wenn darüber bewusst reflektiert wird.

Nach Ansicht der meisten Befragten müssen Menschen, die stottern, heute generell keine Bildungshindernisse gegenüber der übrigen Bevölkerung in Kauf nehmen. Jedoch räumen einige Befragte ein, dass es vereinzelt doch Defizite bzw. Einschränkungen gibt, die zu Einschränkungen bei der Berufswahl führen. Das betrifft besonders Mädchen und Frauen, die stottern, die damit gegenüber den männlichen Mitgliedern benachteiligt werden. Nach Aussagen der meisten Befragungsteilnehmer ist Stottern ein von der sozialen Schicht unabhängiges Phänomen. Untersuchungen zu diesem Thema sind den Befragten nicht bekannt.

Eine mögliche Wechselbeziehung könnte aber zwischen der Inanspruchnahme von Behandlungs-/Beratungsangeboten und sozialer Schichtung und damit Bildung bestehen, da diese Angebote in den meisten Nationen/Kulturen nicht kostenlos sind.

5.3 Ergebnisse zur Interkulturellen Kommunikation (Fragen 3.1. und 3.2.)

Wie bereits im theoretischen Teil dieser Arbeit dargelegt, hat das Literaturstudium ergeben, dass eine Vielfalt von Theorien, praktischen Trainings und Handlungskonzeptionen zur ‚Interkulturellen Kommunikation' existiert, die entsprechend ihrem jeweiligen Kontext Einsatz findet. Der Begriff ‚Interkulturelle Kommunikation' ist im Allgemeinen und im Besonderen verknüpft mit den Begriffen ‚Kultur' und ‚Kommunikation' und ‚Interkulturelle Kompetenz' sowie mit den Begriffen ‚Störungen', dargelegt am Beispiel der besonderen Kommunikationsstörung ‚Stottern'.
Der dritte Abschnitt der Ergebnispräsentation greift das Ausgangsthema aus der Sicht der Befragten noch einmal auf. Anhand der Aussagen sollen unabhängig von der Literatur, Kenntnisse über die Begriffe ‚Kultur', ‚Nation', ‚Staat', ‚Kommunikation' und ‚Interkulturelle Kommunikation' gewonnen werden, um die eingangs ausgeführten theoretischen Darlegungen entweder zu stützen oder zu widerlegen, zu ergänzen oder zu modifizieren.

5.3.1 Ergebnisse zum Begriff ‚Kultur' (Frage 3.1.)

Wie bereits in den theoretischen Grundlagen dargelegt, existiert zum Terminus ‚Kultur' eine Vielfalt von eng und weit gefassten Beschreibungen und Definitionen entsprechend dem jeweiligen Kontext. Unter Kultur versteht man zum einen Kunst und Umgangsformen. Zum anderem wird Kultur auch als eine Form des menschlichen Zusammenlebens betrachtet, die durch gemeinsame und verbindende Faktoren wie Sprache, Religion, Verhaltensweisen und Traditionen ein Zusammenleben von Menschen in einer bestimmten Umgebung ermöglicht (vgl. Teil I, Kapitel 1.1).

Die Frage „Was verstehen Sie unter dem Begriff Kultur?" hatte zum Ziel, Kenntnisse darüber zu erhaltenen, was Menschen aus anderen Nationen/ Kulturen unter diesem Begriff verstehen. Die Befragten erhielten keine Vorgaben. Von den sechzig Befragten machten zwölf keine Abgaben, achtundvierzig beantworteten die Frage. Die Tabelle auf der nachfolgenden Seite gibt die Antworten der Befragungsteilnehmer wieder. Anhand der einzelnen Antworten wird Kultur zusammenfassend wie folgt beschrieben:

> *Kultur* ist die Art und Weise, wie Menschen zusammenleben (8). Kultur ist gleichfalls ein Set bzw. eine Gesamtheit von Werten, Glaubensvorstellungen, Gewohnheiten, Traditionen, Normen, Sitten, Bräuchen, Verhaltensmustern, Ansichten, Überzeugungen und kultischen Handlungen bzw. ethischen Ausdrucksformen. Zu Kultur zählt man Elemente wie Sprache, Religion, Wissenschaft, Kunst, Politik, intellektuelle Werte und dynamische Wissensvorräte (29). Kultur ist auch all das, was Menschen geschaffen haben (1). Genannte Parameter beruhen auf Vereinbarungen. Sie werden von einer Gruppe von Menschen sinnvoll geteilt (1) und von einer Generation an die nachfolgende weitergegeben (1).

KONTINENT/Nation	Kultur
AFRIKA • Äthiopien (1)	- Lebensbräuche und -sitten einer Nation
• Burkina Faso (1)	- Gesamtheit aus Sitten bzw. Bräuchen, die von Generation zu Generation übertragen werden
• Kenia (2)	- die Art und Weise, wie Menschen leben z. B. Glaube, Religion, Geschichte, Sprache, allgemeine Gewohnheiten, Zeremonien etc. - keine Angaben
• Namibia (2)	- integriert die Lebensweisen, Normen und Gewohnheiten des Zusammenlebens von Menschen - Kultur ist eine bestimmte Weise, die Welt zu sehen und in ihr zu handeln. Sie beinhaltet z. B. Sprachen, Geschichten, Lieder, Kleidung und umfasst oft ein bestimmtes Gebiet, in dem Menschen leben.
• Südafrika (1)	- Kultur ist Gemeinsamkeit von Sprache, Normen und Menschen.
• Uganda (3)	- Gemeinsamkeiten von Glaubensvorstellungen, charakteristischen Eigenschaften (Merkmalen), Ideen etc. - soziale und ethische Regeln für eine Gruppe von Menschen - verschiedene Glaubensvorstellungen, Überzeugungen, Werte und Normen, die über eine gewisse Zeit gleichbleibend in einer Gesellschaft vorhanden sind.
ASIEN • Bangladesh (1)	- Kultur ist Zivilisation
• China (1)	- komplizierte Herkunft einer Person; durch einen bestimmten kulturellen Hintergrund haben Menschen gewöhnlich dieselben oder ähnliche Meinungen oder Haltungen zum Leben, zur Welt etc.
• Indien (1)	- keine Angaben
• Japan (2)	- Kultur ist eine vielseitig angelegte Vorstellung von menschlichen Aktivitäten - dynamischer Wissensvorrat für Handlungsorientierung
• Libanon (1)	- Lebensweise, die das Verhalten in einer Gesellschaft gestaltet
• Malaysia (3)	- die alltäglichen Praktiken einer Gemeinschaft in einer Kultur - ein Set von Glaubensvorstellungen für eine bestimmte Gruppe von Menschen - keine Angaben
• Nepal (2)	- Kultur ist das traditionelle Vorurteil einer Nation. - eine Mischung von unterschiedlichen sozio-ökonomischen und religiösen Aspekten

• Philippinen (1)	- Ein Set von Werten, Wahrnehmungen, Glaubensvorstellungen bzw. Haltungen, Normen und den Verhaltensweisen einer bestimmten Gruppe von Menschen
• Qatar (1)	- Kultur sind „Sitten (Bräuche), Ideen, Zivilisation etc. einer bestimmten Gesellschaft oder Gruppe von Menschen."
• Türkei (1)	- Eine sehr relative Gruppierung, die abhängig ist von dem, was man sich vorstellt! Vereinbarung einer Lebensweise zwischen Menschen, die diese Lebensweise teilen (was nicht notwendiger-..weise nur auf Linguistisches, Religiöses, Politisches, Geographisches etc. begrenzt ist).
AUSTRALIEN • Australien (1)	 - Glaubensvorstellungen bzw. Ansichten und Werte; Unterschiede zwischen Kulturen beinhalten Unterschiede, die mit Sprache assoziiert werden; aber Wahrnehmungen, Glaubensvorstellungen und Werte sind ein viel größerer Teil von Kultur. Menschen können die gleiche Sprache sprechen und trotzdem aus unterschiedlichen Kulturen stammen.
• Neuseeland (1)	- verschiedene Ansichten und Haltungen, die Menschen wichtig erscheinen
EUROPA • Dänemark (2)	 - das Leben in einem Land – auch geschichtlich ... - Gewohnheiten
• Deutschland (6)	- ist gepflegte Lebensgestaltung, geistige und kulturelle Werte der Gesellschaft wie Kunst, Lebensart, Wissenschaft, Sprache, Geschichte, Zusammenfassung der kollektiven/gesellschaftlichen und individuellen Wertebegriffe - die Gesamtheit der künstlerischen und ethischen Ausdrucksformen, Grundlage eines sozialen Gemeinwesens - Zugehörigkeitsgefühl - von Menschen geschaffene künstlerische, sprachliche, intellektuelle Werte - keine Angaben (2)
• Estland (1)	- keine Angaben
• Finnland (4)	- alles, was Menschen geschaffen haben - das „Band", das Menschen vereint, mit gemeinsamer Sprache, Geschichte und Verhalten - die Kultur ist finnisch mit schwedischem und russischem kulturellen Hintergrund (2)
• Frankreich (1)	- Wertegruppen, die der Nation „gemeinsam" sind
• Großbritannien (1)	- ist der Rahmen für die Lebensweisen, die eine Gruppe von Menschen zusammenhält

• Irland	- Kultur ist ein Set von wohl definierten Elementen (inklusive u. a. Sprache, Wissen und Werte), die gewachsen sind, und die von einer sozialen bzw. gesellschaftlichen Gruppe von Menschen geteilt werden.
• Litauen	- keine Angaben
• Luxemburg	- Gewohnheiten, Glauben und Wissen, dieselbe Nationalität haben
• Niederlande	- eine Kombination eines bestimmten Levels von Zivilisation und ein allgemeines Set von Standards wie Gewohnheiten, Werte, Sprache, Manifestationen von Kunst, Unterhaltung und Freizeit.
• Österreich	- für eine Volksgruppe typische Lebensart, auch Brauchtum und Traditionen; geschichtlich entwickelt - Sitten und Bräuche eines Personenkreises
• Russland	- keine Angaben
• Schweden	- Lebensweisen
• Spanien	- persönliche Bereicherung - keine Angaben (2)
• Zypern	- die Lebensweise von Menschen; die Art und Weise, wie sie Dinge tun; die Dinge, an die sie glauben, und das, was Menschen Sind
MITTEL- UND SÜDAMERIKA • Argentinien	- Kult im Allgemeinen, speziell Kult der menschlichen Geistesgaben
• Bolivien	- Fähigkeit des menschlichen Wesens, ein höheres Bewusstsein zu erreichen.
• Guatemala	- Verhaltensmuster einer bestimmten Gruppe von Personen
• Venezuela	- keine Angaben
NORDAMERIKA • Kanada	- ein Set von Werten, Glaubensvorstellungen und Traditionen, die Menschen voneinander unterscheiden, inbegriffen, wie Menschen oral und nicht oral kommunizieren
• USA	- verschiedene Ethnien, Rassen, sozio-ökonomische Gruppen mit unterschiedlicher Abstammung - keine Angaben

Tab. 8: Beschreibungen der Experten zum Begriff ‚Kultur'

Kultur ist geschichtlich tradiert (2), nicht homogen, sondern dynamisch (1), und auch nicht dauernd lokal bzw. geographisch gebunden oder begrenzt (3). Ein Beispiel soll das verdeutlichen:

> „Finnland war mit Schweden für viele hundert Jahre vereinigt und mit Russland von 1809 bis 1917, danach kam die Unabhängigkeit. Ungefähr 5 Prozent der Bevölkerung hat Schwedisch als Muttersprache, aber praktisch können alle Finnisch sprechen. Die Kommunikation ist hauptsächlich Finnisch, aber einige Zeitungen, Radio- und TV-Programme sind in Schwedisch oder Englisch."

Zum anderen wird Kultur als das Gewebe einer Nation (2), als ein bestimmtes Level für Zivilisation (1), als Zivilisation selbst (1) und als Rahmen bzw. als Band, das eine Gruppe zusammenhält (2), beschrieben. Kultur kann aber auch das traditionelle Vorurteil einer Nation sein, kann Ethnie, Rasse (1), eine gemeinsame sozio-ökonomische Gruppe, (2) auch die Fähigkeit des Menschen sein, ein höheres Bewusstsein zu erreichen (1). Kultur wird aber auch als speziell menschliche Geistesgabe (1) verstanden.

5.3.2 Ergebnisse zum Begriff ‚Nation' (Frage 3.1.)

In der Literatur wird auch dieser Begriff entsprechend seinem Kontext different beschrieben und interpretiert. Wie in den theoretischen Grundlagen erörtert, wird heute allgemein unter dem Terminus ‚Nation' eine bewusste und gewollte politische Gemeinschaft mit festgelegten Staatsgrenzen verstanden, basierend auf einer gemeinsam entwickelten Geschichte, Abstammung, Sprache, Kultur, auf gemeinschaftlichen Werten und Traditionen. Grundpfeiler einer jeden Nation sind Selbstständigkeit, Selbstbestimmung und Unabhängigkeit bzw. Gleichheit, Einheit und Solidarität (vgl. Teil I, Kapitel 1.1.3).

Zur Beantwortung der Frage „Was verstehen Sie unter dem Begriff ‚Nation'?" erhielten die Befragungsteilnehmer keine Antwortvorgaben, nur den Hinweis, dass kurze Stichpunkte genügen. Von sechzig Befragten machten zwölf keine Angaben, achtundvierzig beantworteten die Frage (vgl. Anhang II, Tabelle 15).

Von achtundvierzig Befragten nannten vierundzwanzig den Begriff ‚Land' als Synonym für ‚Nation' und drei Befragte gaben an, dass ‚Nation' die gleiche Bedeutung wie der Begriff ‚Staat' hat. Zusammenfassend beschrieben die Befragten den Terminus ‚Nation' wie folgt:

> Eine *Nation* ist ein geographisches, gegebenes (1) Territorium mit einer gemeinsamen Sprache, Kultur, Religion (9) und Herkunft ihrer Bewohner (1), das historisch (2) bzw. natürlich (1) gewachsen ist. Desgleichen ist eine Nation ein selbstorganisiertes (1) und unabhängiges (1) Gebilde. Außerdem suggeriert sie ein Zugehörigkeitsgefühl (6), was ein Zusammenleben (1) und eine Identi-

fikation ermöglicht (5). Nation ist aber auch eine bei der UNO registrierte politische Einheit (1), eine Organisation von Menschen (1) und eine politisch definierte Grenze zwischen Menschen (1).

5.3.3 Ergebnisse zum Begriff ‚Staat' (Frage 3.1.)

Wie bereits im theoretischen Teil dargelegt (vgl. Teil I, Kapitel 1.1.3), wird unter dem Begriff ‚Staat' eine politische Gemeinschaft von Menschen verstanden, die in einem Territorium mit festgelegten Grenzen unter einer hoheitlichen Gewalt bzw. Regierung zusammenlebt. Genannte Kriterien bilden gleichzeitig die wesentlichen Elemente eines Staates. Grundlegenden Aufgaben eines Staates sind die Wahrung und der Erhalt von gemeinsamen ideellen und materiellen Gütern. Weltweit werden Staaten als politische unabhängige, Einheiten betrachtet, deren Belange durch das Völkerrecht geregelt werden. Die Nation hat sich im Gegensatz zum Staat aus den Traditionen, Sitten und Gebräuchen der Menschen konstituiert.

Mit der Frage „Was verstehen Sie unter dem Begriff ‚Staat'?" sollten Kenntnisse darüber erhalten werden, wie Menschen aus anderen Nationen/Kulturen diesen Begriff erklären. Die Befragten erhielten auch hier keine Antwortvorgaben, sondern lediglich den Hinweis, dass kurze Stichpunkte genügen.

Von sechzig Befragten haben dreizehn keine Angaben gemacht, siebenundvierzig beantworteten die Frage (vgl. Anhang II, Tabelle 16). Die Antworten der Befragten zum Terminus ‚Staat' können folgendermaßen zusammengefasst werden:

> Der *Staat* als ein selbsternanntes (1) System (1) ist ein geographisch (3), territorial begrenztes (4), unabhängiges (1) und politisches Gebilde (4) mit einer eigenen (5) bzw. administrativen (5) Regierung (5) sowie allgemeingültig verfassten Gesetzen, die das Zusammenleben der Staatsbürger regeln (1). Ein Staat wurde für und von Menschen geschaffen (1). Er bildet den rechtlichen, den politischen, den gesetzlichen und sozialen Rahmen eines Landes (2). Er ist ein Machtinstrument, eine Organisation der Gesellschaft und eine Verwaltungseinheit bzw. Administration (6). Der Staat wird auch definiert als Bundesstaat bzw. Provinz mit ähnlichen Strukturen (2). Der Begriff ‚Staat' steht synonym für ‚Land' (3) und ‚Nation' (1) oder als Division im Sinne einer Unterabteilung der Nation (2).

5.3.4 Ergebnisse zum Begriff ,Kommunikation' (Frage 3.1.)

Zum Begriff ,Kommunikation' existiert auch eine Vielfalt von Beschreibungen, die entsprechend des Kontextes eng oder weit gefasst sind (vgl. Teil I, Kapitel 1.2). Allen Kommunikationsbeschreibungen gemein ist das reziproke Senden und Empfangen von Informationen bzw. Nachrichten mittels eines Signal- oder Zeichensystems und die Existenz einer Störquelle. Kommunizieren kann jede natürlich und künstlich geschaffene Form, jedes existierende System, wobei es keine Rolle spielt, ob die Informationen intentional gesendet werden. In Übertragung auf den Menschen wird unter Kommunikation meist Interaktion verstanden, ein intentionaler und wechselseitiger Austausch von Informationen zwischen Individuen und/oder Gruppen auf der Basis von Zeichensystemen.

Durch die Frage „Was verstehen Sie unter dem Begriff ,Kommunikation'?" sollten Kenntnisse dazu gewonnen werden, was Menschen aus anderen Nationen/ Kulturen unter diesem Terminus verstehen. Von insgesamt sechzig Befragten beantworteten fünfundvierzig die Frage, fünfzehn machten keine Angaben. Die Tabelle auf der folgenden Seite gibt die Antworten der Befragten wieder.

Anhand der einzelnen Antworten der Befragten ergibt sich zusammenfassend folgende Beschreibung für ,Kommunikation':

> *Kommunikation* ist das intentionale (1) Senden und Empfangen (10) von Informationen (10) bzw. Nachrichten (7). Kommunikation ist Interaktion (13), Austausch (10) und Mitteilung (1) zwischen Individuen (9) mittels verbalen und nonverbalen (6)[67] Signal- bzw. Zeichensystemen (1). Kommunikation ist auch schriftlich notiert (2) und „symbolisch kognitiv" (1). Durch Kommunikation werden unter anderem Ideen (5), Meinungen (1), Pläne (1) und Gefühle (1) mitgeteilt bzw. geteilt. Gleichfalls dient Kommunikation der Verständigung (3), dem Verstehen (2) und ist wichtig für die Gestaltung des Lebens (1). Kommunikation ist die Übermittlung von Ideen in jeglicher Form (1). Darüber hinaus ist Kommunikation eine Fähigkeit (2) und eine Kunst (1), Beziehungen zu anderen aufzunehmen (1) bzw. in Beziehung zu anderen zu sein (1). Sie stellt eine Bereicherung dar (1) und vermittelt ein Zugehörigkeitsgefühl (1). Kommunikation ist systemisch (1), ist der Akt zu kommunizieren (1), und Kommunikation ist gleichbedeutend mit Kultur (1).

---

[67] wie Körpersprache (1)

KONTINENT/Nation	Kommunikation
AFRIKA • Äthiopien (1)	- Interaktion, Diskussion, Austausch von Wörtern oder Ideen zwischen Individuen
• Burkina Faso (1)	- Austausch von Wörtern zwischen mindestens zwei Personen
• Kenia (2)	- Kommunikation, Interaktion
• Namibia (2)	- Interaktion zwischen Menschen / Interaktion zwischen Individuen und/oder deren Umwelt, dem Milieu
• Südafrika (1)	- Kommunikation ist jegliche Übermittlung von Nachrichten mit verbalen und nonverbalen Mitteln
• Uganda (3)	- Senden und Empfangen von Informationen (2) zwischen zwei oder mehreren Parteien - ein aktiver interaktiver beidseitiger Prozess, Austausch von vollständigen Nachrichten, die gesendet und empfangen werden
ASIEN • Bangladesh (1)	- keine Angaben
• China (1)	- Ideen, die von Mensch zu Mensch übermittelt werden
• Indien (1)	- keine Angaben
• Japan (2)	- Kommunikation beinhaltet alles Menschliche bis zur menschlichen Interaktion - gleichbedeutend mit Kultur
• Libanon (1	- Die Mittel, sich selbst auszudrücken, und die Beziehungen zu anderen.
• Malaysia (3)	- Kommunikation beinhaltet eine Nachricht und einen Sender und einen Empfänger. - Austausch von Informationen auf verschiedenen Wegen
• Nepal (2)	- Kommunikation ist das Medium, wo alle Dinge miteinander geteilt werden, und es ist sehr wichtig im menschlichen Leben. - der Prozess, um Informationen zu erhalten und Ideen zu teilen
• Philippinen (1)	- ein aktiver Prozess zum Austausch von Informationen und Ideen
• Qatar (1)	- Kommunikation ist der Akt zu kommunizieren.
• Türkei (1)	- Intentionale Interaktion mit der eigenen Umgebung (Umwelt) unter Verwendung eines auf Signalen bzw. Zeichen basierten Systems.
AUSTRALIEN • Australien (1)	- Verständnis und Ausdruck, das Teilen von Ideen in mündlichen oder schriftlichen Formen
• Neuseeland (1)	- mündliche und schriftliche Transmission (Übertragung) von Nachrichten zwischen Menschen
EUROPA • Dänemark (2)	- Rede, Gestik, Körpersprache, Sprache - Interpersonaler Austausch von Informationen,

• Deutschland (6)	- Kommunikation ist Austausch von Informationen aller Art, verbal und nonverbal, etwas gemeinsam und miteinander tun - Verständigung (2), - Austausch - Zugehörigkeitsgefühl - keine Angaben
• Estland (1)	- keine Angaben
• Finnland (4)	- Das System, Gedanken und Bedürfnisse anderen Menschen gegenüber auszudrücken und zu verstehen. - mit anderen Menschen zusammen zu sein
• Frankreich (1)	- Information und Beziehung
• Großbritannien (1)	- Austausch von Informationen, Entwicklung von Ideen und Plänen, Gefühle teilen
• Irland (1)	- Austausch von Nachrichten – die Art bzw. die „Kunst", Informationen zu senden und zu empfangen
• Litauen (1)	- keine Angaben
• Luxemburg (1)	- verbaler Austausch
• Niederlande (1)	- Austausch von Ideen, Ansichten, Meinungen und Informationen
• Österreich (2)	- Verständigung zwischen Sender und Empfänger - alle Arten um zu interagieren, verbal und nonverbal
• Russland (1)	- keine Angaben
• Schweden (1)	- die Art und Weise, Informationen auszutauschen
• Spanien (3)	- persönliche Bereicherung (1) - keine Angaben (2)
• Zypern (1)	- Fähigkeit, Nachrichten zu senden und zu empfangen, das Verstehen der anderen Person
MITTEL- UND SÜDAMERIKA • Argentinien (1)	- sich mitteilen
• Bolivien (1)	- Fähigkeit, zu anderen Beziehungen aufzunehmen
• Guatemala (1)	- jegliche Form der Übermittlung irgendeiner Idee
• Venezuela (1)	- keine Angaben
NORDAMERIKA • Kanada (1)	- Symbolisch kognitive Interaktion zwischen Menschen durch orale und nicht orale Mittel; Transaktion
• USA (2)	- Austausch von Ideen zwischen Menschen

Tab. 9: Beschreibungen der Experten zum Begriff ‚Kommunikation'

5.3.5 Ergebnisse zum Begriff ‚Interkulturelle Kommunikation' bzw. ‚Kommunikation im interkulturellen Kontext' (Frage 3.1.)

So wie es eine viele Beschreibungen zu ‚Kultur' und ‚Kommunikation' gibt, so existiert diese Vielfalt auch zum Terminus ‚Interkulturelle Kommunikation' bzw. ‚Kommunikation im interkulturellen Kontext'. Von vielen Autoren wird ‚Interkulturelle Kommunikation' als Interaktion in Beziehung zu Menschen aus anderen Nationen/Kulturen verstanden, wobei kulturelle Besonderheiten zu berücksichtigen sind. Der Fokus ist primär auf Unterschiedlichkeiten gerichtet. Ein wesentliches Ziel für Kommunikation im interkulturellen Kontext ist das Erzielen von Verständigung (vgl. Teil I, Kapitel 1.3).

Mit Hilfe der Fragestellung „Was verstehen Sie unter dem Begriff Interkulturelle Kommunikation?" sollten Erkenntnisse erhalten werden, wie Menschen aus anderen Nationen/Kulturen diesen Begriff beschreiben. Dies scheint besonders für eine Zusammenarbeit im interkulturellen Kontext bedeutsam. Die Befragten erhielten auch hier keine Antwortvorgaben. Von sechzig Befragten machten sechzehn keine Angaben, vierundvierzig Befragungsteilnehmer haben die Frage beantwortet. Die folgende Tabelle auf der präsentiert die Antworten. Von den Befragten wird der Terminus ‚Interkulturelle Kommunikation' zusammenfassend folgendermaßen beschrieben:

> *Interkulturelle Kommunikation* ist intentionale (1) Kommunikation (9), Interaktion (6) Austausch (9), das Senden und Empfangen (6), Übermittlung (2) von Informationen bzw. Nachrichten (8) zwischen verschiedenen Kulturen (22) bzw. zwischen mindestens zwei Menschen (4). Die beteiligten Personen weisen Unterschiede in den Lebensweisen, Lebenseinstellungen, Ansichten, Traditionen, Religionen oder Sprachen auf (6) bzw. Merkmale, die ethnisch, rassisch oder sozioökonomisch distinktiv sind (2). Das Medium ist die Sprache, die auf einem Signal-/Zeichensystem basiert (1) und in verbaler (4), nonverbaler (3) – Gestik und Mimik (1) –, schriftlicher und/oder mündlicher Form (1) realisiert wird. Interkulturelle Kommunikation dient der Verständigung (4), dem gegenseitigem Austausch und dem Teilen von Ideen, Entdeckungen, Gedanken, Plänen, Gefühlen und/oder Bedürfnissen (7). Sie verkörpert letztlich einen Austausch auf allen Gebieten (2). Sie ist systemisch (1), ein Phänomen und eine wissenschaftliche Disziplin (1). Interkulturelle Kommunikation bezieht sich nicht nur auf das Kommunizieren zwischen Menschen und Kulturen, sondern auch auf Kommunikation über Grenzen hinweg (2), was dem Terminus ‚Transkulturelle Kommunikation' entsprechen würde. Interkulturelle Kommunikation schließt die Fähigkeit (2) und die Kunst (1) ein, Bindungen mit Menschen einer anderen Herkunft zu knüpfen (1), um mit diesen in Beziehung (7) zu sein. Erschwerend in diesem Kontext ist, dass das Bedeutungssystem der Anderen während des Kommunizierens entschlüsselt werden muss und parallel darüber verhandelt wird (1).

KONTINENT/Nation	**Interkulturelle Kommunikation**
AFRIKA • Äthiopien (1)	- Kommunikation oder Interaktion zwischen verschiedenen Kulturen, das Teilen von guten (nützlich, sinnvollen) kulturellen Erfahrungen
• Burkina Faso (1)	- Toleranz, reisen, um andere Kulturen kennen zu lernen, Kulturaustausch
• Kenia (2)	- Interaktion zwischen zwei Gruppen von Menschen mit unterschiedlichen Lebensweisen, Ansichten, Religionen und unterschiedlicher Sprache
• Namibia (2)	- Interaktion zwischen Menschen, deren Herkunft verschieden ist und die oft eine unterschiedliche Primärsprache haben - Interaktion zwischen verschiedenen Kulturen
• Südafrika (1)	- siehe oben Genanntes, nur mit anderen Kulturen
• Uganda (3)	- Kommunikation zwischen verschiedenen Kulturen - Senden und Empfangen von Informationen zwischen Kulturen
ASIEN • Bangladesh (1)	- keine Angaben
• China (1)	- Ideen von Menschen, die von den Einen zum Anderen transportiert werden, und die verschiedenen Kulturen angehören
• Indien (1)	- keine Angaben
• Japan (2)	- Ich denke, die Vorstellung von ‚Interkultureller Kommunikation' ist fast dieselbe wie die Vorstellung von Kommunikation. - Phänomen und auch eine wissenschaftliche Disziplin
• Libanon (1)	- Kommunikation von Menschen zwischen verschiedenen Kulturen
• Malaysia (3)	- Kommunikation zwischen Menschen von verschiedenen Kulturen - Kommunikation über Kulturen hinweg
• Nepal (2)	- Kommunikation ist das Medium, um alle Dinge miteinander zu teilen, es ist sehr wichtig im menschlichen Leben - Kommunikation zwischen Menschen von verschiedenen Kulturen, gegenseitiges Teilen von Ideen und Entdeckungen
• Philippinen (1)	- Das Mischen, Zusammensetzen, Teilen, Adaptieren von Information, Ideen und Technologie zwischen Gruppen von Menschen mit gemeinsamen Interessen, Zielen und Ambitionen
• Qatar (1)	- Kommunizieren zwischen unterschiedlichen Kulturen
• Türkei (1)	- Intentionale Kommunikation von Gruppen, die ein Set von Werten teilen und dabei ein auf Signalen bzw. Zeichen basiertes System benutzen.
AUSTRALIEN • Australien (1)	- Kommunizieren mit Menschen aus anderen Kulturen, die sich von der eigenen Kultur unterscheidet. Natürlich ist Sprache ein Teil davon, aber nur ein Teil!
• Neuseeland (1)	- mündliche oder schriftliche Transmission von Nachrichten zwischen Menschen aus verschiedenen Kulturen
EUROPA • Dänemark (2)	- Rede, Gestik, Körpersprache, Sprache zwischen unterschiedlichen Ländern - Kommunikation über kulturelle Grenzen hinweg

• Deutschland (6)	- Austausch von Lebenseinstellungen - Austausch zwischen unterschiedlichen Kulturen - Austausch und Verständigung zwischen den Kulturen auf allen Gebieten - Verständigung zwischen Menschen verschiedener Kulturen - keine Angaben (2)
• Estland (1)	- keine Angaben
• Finnland (4)	- Dieselbe Sache (siehe oben) zwischen verschiedenen Kulturen - damit man auch mit fremden Menschen zusammen sein kann - keine Angaben (2)
• Frankreich (1)	- Information und Beziehung
• Großbritannien (1)	- Interaktion mit Menschen aus anderen Kulturen, während man mit ihrem Bedeutungssystem verhandelt
• Irland (1)	- die Kunst des Sendens und Empfangens von Informationen zwischen verschiedenen kulturellen Gesellschaften
• Litauen (1)	- keine Angaben
• Luxemburg (1)	- verbaler Austausch zwischen Menschen aus unterschiedlichen Kulturen
• Niederlande (1)	- Kommunikation zwischen Mitgliedern aus unterschiedlichen Kulturen, was oft bedeutet, dass sie unterschiedlichen Rassen oder unterschiedlichen Formen von Zivilisation angehören
• Österreich (2)	- Verständigung zwischen Sender und Empfänger aus unterschiedlichen Kulturkreisen - Zwischenmenschliche Interaktion zwischen Personen, die unterschiedlichen Kulturkreisen angehören
• Russland (1)	- keine Angaben
• Schweden (1)	- Art und Weise, wie Menschen mit unterschiedlichen Lebensweisen, Informationen austauschen
• Spanien (3)	- persönliche Bereicherung - keine Angaben (2)
• Zypern (1)	- Kommunikation mit und zwischen anderen Kulturen, die in demselben Land leben
MITTEL- UND SÜDAMERIKA • Argentinien (1)	- sich zwischen verschiedenen Kulturen mitteilen
• Bolivien (1)	- Fähigkeit, Bindungen mit Gruppen anderer Herkunft zu knüpfen, und mit ihnen zu interagieren
• Guatemala (1)	- die Form, Ideen zwischen Personen verschiedener Kulturen zu übermitteln
• Venezuela (1)	- keine Angaben
NORDAMERIKA • Kanada (1)	- Das Teilen von Glaubensvorstellungen bzw. Ansichten, Werten und Traditionen zwischen verschiedenen Kulturen
• USA (2)	- Austausch von Ideen zwischen Menschen aus distinktiv ethnischen, rassischen, sozio-ökonomischen Gruppen - keine Angaben

Tab. 10: Beschreibungen der Experten zum Begriff ‚Interkulturelle Kommunikation'

5.3.6 Ergebnisse zu Formen des menschlichen Zusammenlebens (Frage 3.2.)

Das Zusammenleben von Menschen vollzieht sich aus soziologischer Perspektive beispielsweise in Gruppen, die in ihrer Größe variieren. Ihr kleinster gemeinsamer Nenner wird durch die Parameter ,Verbundenheit' bzw. ,Gemeinsamkeit' bestimmt. Formen des Zusammenlebens sind unter anderem Gesellschaft, Nation, Kultur, Land, Staat, Volk, Gemeinde, Stamm, Clan und Genossenschaft. Die kleinste gesellschaftliche Einheit ist die Familie. Meist werden obige Nennungen unter dem Begriff der Gesellschaft subsumiert, die in einer weiteren Unterteilung unter anderem nach horizontal und vertikal verteilten Parametern weiter kategorisiert werden kann. Zu den horizontalen Parametern zählen zum Beispiel geopolitische Kriterien, zu den vertikalen Parametern, die den Querschnitt durch eine Gesellschaft darstellen, zählen soziale Gruppierungen und Beziehungen wie Zugehörigkeit zu Klassen oder Kasten, Alter und Geschlecht. Das offizielle und rechtsverbindliche Zusammenleben von Menschen wird heute weltweit durch die gesellschaftlichen Formen Nation, Staat und Kultur geregelt (vgl. Teil I, Kapitel 1.1.3 und 1.3.3).

Mit Hilfe der Fragestellung „Welcher der Begriffe beschreibt für Sie das Zusammenleben von Menschen?" sollten Kenntnisse darüber gewonnen werden, welche Formen des Zusammenlebens von Menschen im interkulturellen Kontext bevorzugt werden, und ob andere Formen des Zusammenlebens bekannt sind. Die Befragten erhielten zwar festgelegte Antwortvorgaben wie ,Kultur', ,Nation', ,Staat', ,Land' und ,Gesellschaft'. Diese wurden aber durch die Kategorie „Sonstiges" geöffnet.
Von sechzig Befragten machten sieben keine Angaben, einer nannte die Kategorie „Ich weiß nicht", und zweiundfünfzig beantworteten die Frage.

Anhand der Angaben der Befragten (vgl. Anhang II, Tabelle 17) kann zusammenfassend festgestellt werden: Von zweiundfünfzig Befragten nannten siebenundzwanzig den Begriff ,Gesellschaft', neunzehn den Begriff ,Kultur'[68]an, sieben den Begriff ,Nation', fünf den Begriff ,Staat', und drei der Befragten führten den Begriff ,Land' als Form des menschlichen Zusammenlebens an. Weitere sieben nutzten die Antwortkategorie „Sonstiges", und drei führten aus, dass alle Begriffe in Betracht kommen, da jeder der Begriffe unterschiedlich definiert werden kann.

Für die meisten Befragten (52 Prozent) beschreibt der Begriff ,Gesellschaft' am ehesten das Zusammenleben von Menschen. Zwei Befragungsteilnehmer führten hierzu aus:

---

[68] Exkurs: Ursprünglich nannten sechsundzwanzig der Befragten den Begriff ,Kultur'. Sieben Nennungen können jedoch streng genommen nicht in der Ergebnisauswertung berücksichtigt werden, da die ursprüngliche Fragestellung eine andere gewesen war. Sie wurde während der Haupterhebung geändert, da sie bei den ersten sieben Befragten konstante Antworten lieferte (vgl. Teil II, Kapitel 3.4).

> „Zum einen schließt der Begriff die anderen Begriffe ein und nimmt keine Begrenzung vor, und zum anderen hat eine Gesellschaft die Möglichkeiten, die guten menschlichen Dinge in Beziehung zueinander und zu anderen zu stellen; zum Beispiel kann eine Nation bei Nutzung dieses Potenzials wunderschöne Dinge kreieren."

Den Begriff ‚Kultur' nannten 37 Prozent der Befragten, da dieser am ehesten das Zusammenleben von Menschen beschreibt. Als sonstige Formen des Zusammenlebens wurden die Begriffe ‚Gemeinschaft' und ‚Kommunikation' genannt. Eine der Befragten, die den Terminus ‚Gemeinschaft' angeführt hat, subsumierte darunter Elemente wie Interessen, Ziele, Familienverhältnisse und Toleranz. Ein anderer Befragter, der den Begriff Kommunikation nannte, begründete dies wie folgt:

> „Der Begriff Kommunikation beschreibt am ehesten das Zusammenleben von Menschen, weil Kommunikation ein wertvolles und bereicherndes Mittel ist, um gegenseitiges Verstehen und gegenseitigen Respekt zwischen Menschen zu erreichen. Ich glaube, Kommunikation ist der EINZIG inhärente Faktor, um menschliches Zusammenleben zu gestalten. Das Gute und das Böse ist zum Beispiel ein inhärentes Merkmal (Charakteristikum) aller Individuen. Kommunikation ist somit ein Mittel, um das Gute und das Böse in die Gehirne von anderen Individuen zu übertragen. Wenn wir aber alle das Gute kommunizieren würden, würden wir ein besseres Leben leben können, welcher Gesellschaft wir auch immer angehören."

5.3.7 Zusammenfassung

Der Begriff ‚Kultur' ist vielfältig. Eine allgemeingültige Beschreibung bzw. Definition gibt es nicht. Zum einen stellt Kultur (wie auch Nation und Staat) eine Form des Zusammenlebens von Menschen dar. Zum anderen ist Kultur ein zusammenhängendes Ganzes, dessen kleinster gemeinsamer Nenner Einstellungen, Verhaltensweisen, Lebensgewohnheiten, Traditionen, Religionen, Rituale und Sprachen sind. Durch Kultur fühlen sich Menschen verbunden und fähiger, stärker miteinander in Beziehung zu treten. Durch die Kultur erhalten Menschen und Dinge einen bestimmten Platz bzw. einen Sinn im Leben. Die Bedeutung von Kultur kann sich jederzeit verändern, da sie nichts Unveränderliches ist. Sie ist historisch gewachsen und auch nicht zwingend geographisch gebunden.

Der Begriff ‚Nation' wird ähnlich wie der Terminus ‚Kultur' verwendet. Die meisten Befragten verstehen darunter ein Land oder eine größere Gruppe von Menschen, die historische, kulturelle, sprachliche und/oder religiöse Aspekte miteinander teilen. Über diese Parameter verstehen sich Menschen als Nation, da sie eine identitätsstiftende Wirkung haben. Eine Nation kann viele Kulturen integrieren, aber diese auch trennen. In der Regel ist eine Nation geographisch gebunden, jedoch im Gegensatz zu einem Staat aus sich selbst heraus entstanden.

Ein ‚Staat' ist ein politisches Gebilde, das geschaffen wurde, und das eher eine administrative, institutionalisierende und ausübende Funktion innehat, die das Zusammenleben der Bürger regeln. Nach Angaben eines Befragten basiert der Staat in modernen Gesellschaften auf einer demokratischen Grundordnung. Seine hauptsächliche Aufgabe ist es, die Grundfragen und Grundrechte zu sichern, die auf den Ideen von westlich liberalen und demokratischen Rechtsformen beruhen. Er kann jedoch auch Machtinstrument von Herrschenden sein. Der Begriff ‚Staat' wird synonym für ‚Land' und ‚Nation' gebraucht und stellt eine der Nation untergeordnete Größe dar. Unterformen des Staates sind Bundesstaaten bzw. Provinzen mit ähnlichen Strukturen.

Der Begriff ‚Kommunikation' ist für die meisten Befragten Interaktion, Austausch bzw. das Senden und Empfangen von Informationen bzw. Nachrichten mittels eines Signal- bzw. Zeichensystems, das verbal, nonverbal oder schriftlich fixiert sein kann. Kommunikation dient der Verständigung, dem Verstehen und der Lebensgestaltung.

Der Terminus ‚Interkulturelle Kommunikation' bzw. ‚Kommunikation im interkulturellen Kontext' wird von den meisten Befragten als Interaktion und Austausch zwischen Kommunizierenden bzw. Kulturen beschrieben, die bestimmte Aspekte der Kommunikation teilen wie zum Beispiel Sprache, Traditionen und/ oder Religion. Herausragendes Merkmal ist hierbei die Verschiedenheit bzw. Unterschiedlichkeit zwischen Individuen und/oder Gruppen. Das primäre Ziel besteht darin, eine Verständigung zwischen den Teilnehmern zu erreichen. Dies setzt Respekt und Toleranz zur Überwindung von Barrieren und Störungen voraus. Weiterführendes Ziel ist, eine Kommunikation über Kulturgrenzen hinweg zu erreichen, im Sinne von Transkulturalität.

Formen des menschlichen Zusammenlebens werden durch die Begriffe ‚Gesellschaft', ‚Kultur', ‚Nation', ‚Staat' und ‚Land' ausgedrückt. Alle genannten Modelle haben regulierende bzw. gestaltende Funktionen. ‚Staat' zum Beispiel betont die organisatorische Seite, ‚Gesellschaft' die öffentliche Diskussion, ‚Nation' ein gemeinsames Zugehörigkeitsgefühl und ‚Kultur' einen gemeinsamen Hintergrund. Ein alternatives Modell für ein Zusammenleben stellt ‚Kommunikation' selbst dar, da Menschen durch diese Fähigkeit mittels verbaler und nonverbaler Zeichen- oder Signalsysteme die Welten, in denen sie leben, wahrnehmen und gestalten.

TEIL III

INTERPRETATION UND AUSBLICK

1. Interpretation und Diskussion

Im Folgenden sollen zum einen die Ergebnisse der empirischen Untersuchung zum ‚Stottern' interpretiert und diskutiert werden, und zum anderen soll unter Berücksichtigung der Thesen, der empirischen Untersuchungsergebnisse und der theoretischen Darlegungen des ersten Teils die Hauptfragestellung dieser Arbeit erörtert werden, inwiefern die ‚Konstruktive Komplextherapie' und im Besonderen das ‚Modell der Therapeutischen Wirkfaktoren' einen interkulturellen Ansatz zur Behandlung des Stotterns darstellen.

1. 1 These 1

Stottern – ein weltweites Phänomen mit vielfältigen Beschreibungen

In den theoretischen Vorüberlegungen wurde davon ausgegangen, dass Stottern ein weltweit bekanntes Phänomen ist.
Desgleichen wurde vermutet, dass Bezeichnungen, Klassifikationen, Definitionen, Epidemiologien, Symptombeschreibungen, Ätiologien, Behandlungsansätze sowie der gesellschaftliche Umgang mit dem Phänomen im internationalen/ interkulturellen Kontext vielfältig sind. Aufgrund der empirischen Untersuchung können folgende Aussagen getroffen werden.

1.1.1 Allgemeine Angaben (Klassifikation, Definitionen, Epidemiologie)

Bekanntheit und Bezeichnungen

Die empirische Untersuchung zeigt, dass der Terminus ‚Stottern' allen Befragungsteilnehmern bekannt ist und dass entsprechend der jeweils gesprochenen Sprachen regionale Bezeichnungen für das Phänomen existieren (vgl. Kuster 2004, 1-3). Daraus könnte der Schluss gezogen werden, dass Stottern ein weltweit existierendes Phänomen darstellt. Dies ist jedoch aus folgenden Gründen fraglich: 1. Der Bekanntheitsgrad ist noch kein Indiz für ein universelles Auftreten des Phänomens, da alle Befragten Experten für Stottern sind. Auch die große Anzahl der vertretenen Nationen (20,3 Prozent) lässt keine Rückschlüsse auf ein weltweites Auftreten zu, da die Zahl der beteiligten Kulturen bei 0,4 Prozent liegt. 2. Ebenso wenig kann mit Sicherheit festgestellt werden, ob die Benennungen in jedem Fall ‚Stottern' meinen oder vielleicht funktionelle Sprechunflüssigkeiten bzw. artikulatorische Unflüssigkeiten. Ein klassisches Beispiel dafür ist der Terminus ‚Hottentotte(n)', der aus dem Altniederländischen stammt und soviel wie „der Stotterer, etwas stotternd vortragen" bedeutet (Wendt 1968, 33f.; Wahrig 2005, 660). Als Hottentotten wurden ursprünglich die khoekhoesprechenden Namas des heutigen Namibia von den europäischen Einwanderern bzw. Kolonisatoren bezeichnet. Die in der dort gesprochenen Sprache vorhandenen Schnalz- oder Klicklaute, die durch die Saugwirkung der Zunge geformt werden, wurden als Sprechunflüssigkeit wahrgenommen und als ein gestottertes Sprechen interpretiert (Haacke 2001, 240; Voßen 2001, 283-285; Wendt 1961,

33f.).[69] Von einer weltweiten Verbreitung des Stotterns kann nicht mit Sicherheit ausgegangen werden, da die Daten dafür nicht ausreichend sind.

Klassifikation

Von den meisten Befragungsteilnehmern der Studie wurde das Phänomen entweder unter dem Terminus ‚Störung', ‚Behinderung' und ‚Beeinträchtigung' subsumiert, weniger unter ‚Krankheit' ‚Ausdruck' oder ‚Reduktion'.
Stottern wird von den Befragten überwiegend dann als Störung beschrieben, wenn die Funktionen des Sprechens, der Rede, der Sprache oder der Kommunikation gestört sind. Eine ‚Behinderung' liegt vor, wenn sprachliche und soziale Fähigkeiten gestört sind, die beispielsweise Auswirkungen auf die Persönlichkeitsentwicklung haben. Es handelt sich um eine ‚Beeinträchtigung', wenn Teilfunktionen gestört sind, um eine ‚Krankheit', wenn neurologische, psychiatrisch und/oder psychologisch manifeste Grunderkrankungen oder eine geistige Behinderung mit dem Stottern verknüpft sind. Eine ‚Reduktion' liegt vor, wenn kommunikative Fähigkeiten eingeschränkt sind, und ein ‚Ausdruck', wenn der Glaube (Fluch oder Verwünschung) mit dem Stottern verknüpft ist (vgl. Teil II, Kapitel 5.2.1.3).
Die Ergebnisse dieser Untersuchung decken sich mit den theoretischen Ausführungen (vgl. Teil I, Kapitel 2.2.2 und Kapitel 2.2.3). Hinsichtlich der spezifischen Klassifikationen liegt eine hohe Variationsbreite bei den Antworten der Befragten vor. Ob Stottern als eine Störung, Beeinträchtigung, Behinderung, Krankheit oder als etwas Anderes, sogar als nicht existent wahrgenommen wird, ist auch abhängig von den individuellen und kollektiven Sichtweisen, von den Empfindungstoleranzen und von den gesellschaftlichen Normen der jeweiligen Nationen/Kulturen. Dies hat dann Auswirkungen auf die Definitionen der jeweiligen Begriffe (vgl. Teil I, Kapitel 2; Braun 2002, 32f.; Trommsdorf 1987, 23-47).

Definitionen

Das Phänomen ‚Stottern' wird von den Befragten der empirischen Studie – meist nach verursachenden, bedingenden, auslösenden oder symptomatischen Annahmen – unterschiedlich beschrieben bzw. definiert. Mit Ausnahme von fünf Beschreibungen konnten alle anderen dem ätiologischen Modell von BRAUN zugeordnet und unter den entsprechenden Erklärungsansätzen subsumiert werden (vgl. Braun 2002, 215; 2006, 218; Teil II, Kapitel 5.2.2).
Weil das Modell der Erklärungsansätze kein in sich abgeschlossenes System darstellt, wurde ein weiteres Modul eingefügt, dem die entsprechenden Antworten zugeordnet wurden. Die Vielfalt der Definitionen bzw. Beschreibungen

---

[69] In der Alltagskommunikation wird der Begriff auch heute noch verwendet und oft mit ‚Unordentlichkeit' assoziiert (Nolte 2004, 30). Vergleiche auch KRAUSE, der sich in seinen Ausführungen zum Stottern auf die Untersuchungen von JOHNSON (1944) und SNIDECOR (1947) bezieht, die beispielsweise bei den in Idaho (USA) lebenden Bannock und Shoshone Ureinwohnern kein Stottern und keine Bezeichnungen für Stottern fanden (Krause 1981, 20).

deckt sich mit den theoretischen Ausführungen (vgl. Teil I, Kapitel 2.2.3). Das Grundmodell der Erklärungsansätze nach BRAUN stellt somit auch ein für den interkulturellen Kontext geeignetes Modell zur Systematisierung von Definitionen bzw. Beschreibungen des Stotterns dar.

Epidemiologie

Die *Verbreitung* des Stotterns schwankt nach Angaben der Befragten zwischen 0,05 und 10 Prozent der Gesamtbevölkerung. Diese Werte entsprechen den Angaben, die BLOODSTEIN zusammengetragen hat (Bloodstein 1997, 113). Ein Drittel aller Befragten gibt als Mittelwert für die Verbreitung im Erwachsenenalter ein Prozent an. Die Ergebnisse hinsichtlich der Differenzierungsangaben zwischen Kindern (bis 12 Jahre), Jugendlichen (13-18 Jahre) und Erwachsenen können leider nur bedingt genutzt werden, da zwei Drittel der Befragten dazu Angaben keine machten. Nach Aussagen der Befragungsteilnehmer, von denen Angaben vorliegen, schwanken die Werte bei Kindern zwischen 2-10 Prozent, bei Jugendlichen und Erwachsenen zwischen 0,7 und 10 Prozent. Das entspricht jeweils einem Mittelwert von /4,3/, /2,0/ und /1,5/ Prozent. Die Ergebnisse entsprechen damit also dem allgemein ermittelten und bekannten Wertebereich für Kinder und Erwachsene (vgl. Teil I, Kapitel 2.2.4; Teil II, Kapitel 5.2.3.1). Die Angaben der Befragten zur Verbreitung des Stotterns lassen allerdings keine weltweiten Aussagen zu, da diese meist nicht auf eigenen Untersuchungen beruhen, sondern sich meist auf Schätzungen sowie auf die internationalisierten Längsschnittstudien von ANDREWS, MANSSON und YAIRI beziehen (vgl. Teil I, Kapitel 2.2.4; Natke 2005, 10; Sheenan 1984, 223-239). Lediglich ein Befragter aus der Türkei gibt eine Inzidenzrate von etwa 1,5 Prozent an, die auf eigenen Untersuchungen beruht (Erst- und Nachfolgeerhebung zur Inzidenz des Stotterns bei Kindergartenkindern und Schülern der Klassen 1-5 in seiner Heimatstadt).[70] Die Angaben in der Literatur zur Verbreitung des Stotterns lassen keine umfassenden Aussagen für den globalen Kontext zu, da die oben genannten Studien sich auf bestimmte Nationen (USA, Großbritannien und Dänemark) beziehen.

Hinsichtlich der *Geschlechterverteilung* gaben zwei Drittel der Befragten an, dass in der Regel mehr männliche Personen stottern als weibliche. Die Zahlenverhältnisse schwanken zwischen 1:2 und 1:10 von weiblich zu männlich und sind im Wesentlichen mit den in der Literatur gefundenen Zahlen identisch (vgl. Teil II, Kapitel 5.2.3.2).

Weshalb mehr männliche als weibliche Personen stottern, bleibt unbekannt. Es wird allgemein vermutet, dass Mädchen weniger Auffälligkeiten während der Sprachentwicklung zeigen als Jungen.

---

[70] Es handelt sich hier um eine unveröffentlichte Pilotstudie.

Zu einem anderen Ergebnis kommt ANDREWS, dessen Untersuchungen kaum Unterschiede zwischen Jungen und Mädchen aufzeigen (Andrews 1985, 1-12).[71] Interessant sind die Aussagen von drei Befragten, die angeben, dass mehr bzw. tendenziell mehr Frauen stottern als Männer. Dies könnte ein Indiz dafür sein, dass Stottern auch durch psychosoziale und umweltbedingte Faktoren verursacht bzw. mit verursacht, ausgelöst oder aufrechterhalten wird (vgl. Krause 1981, 20-24).[72]
Diese Annahmen werden einerseits durch die Aussagen der UNESCO gestützt, wonach Frauen durch die rasch voranschreitende Globalisierung und die damit verbundenen Mehrfachbelastungen einem größeren psychosozialen Stresspotenzial ausgesetzt als noch vor 10 Jahren. Frauen, besonders auch ältere Frauen, müssen beispielsweise in afrikanischen Kulturen/Nationen traditionelle Aufgaben von Männern übernehmen, da ein Großteil der Bevölkerung an HIV infiziert bzw. an AIDS erkrankt ist. Dadurch steht nahezu eine ganze Generation nicht mehr zur Verfügung (UNESCO 2005).
Andererseits berichten ein Arzt, der in afrikanischen Flüchtlingslagern arbeitet, und zwei Sprachtherapeutinnen in Namibia, dass Sprachstörungen wie Rede- bzw. Sprechstörungen, zu denen das Stottern zählt, nichts Ungewöhnliches sind. Untersuchungen im internationalen/interkulturellen Vergleich dazu sind nicht bekannt.

Den *Beginn* des Stotterns datieren die Befragten zwischen das erste und zwölfte, überwiegend jedoch zwischen das zweite und sechste Lebensjahr. Erste Symptome können aber auch erst im Erwachsenenalter auftreten (vgl. Teil II, Kapitel 5.2.3.3).
Die große Variationsbreite resultiert wahrscheinlich zum einen daraus, dass die funktionellen Sprechunflüssigkeiten, die während der Sprachentwicklung auftreten können, bereits als Stottern interpretiert werden, und zum anderen aus der Tatsache, dass Spracherwerb und Mehrsprachigkeit nicht ausreichend berücksichtigt werden. Der Spracherwerb nach KLANN-DELIUS, FOX, ÜNSAL, KRACHT und OSKAAR verläuft in den jeweiligen Nationen/Kulturen individuell und unterschiedlich (Klann-Delius 2005, X. IASLC / 1999, 46-49; Fox 2005, 42-46; Ünsal 1997, 11-14; Ünsal/Fox 2002, 10-15; Kracht 2000, 57-63/2003, 202-210; vgl. Oskaar 1987, 2003). Mehrsprachigkeit, die in vielen Nationen/Kulturen notwendig ist, kann eine zusätzliche Erschwernis darstellen, wenn beispielsweise die Strukturen der Sprachsysteme und die Zeiten des Sprachbeginns zu stark divergieren. Namibia ist beispielsweise eine Nation, die

---

[71] Die Aussagen von Andrews können durch die Beobachtungen in der logopädischen Praxis bestätigt werden.

[72] Bisher wurde angenommen, dass vorrangig Jungen einem größeren gesellschaftlichen Stresspotenzial unterliegen und 3-4mal häufiger als Mädchen Entwicklungs- und Verhaltensauffälligkeiten aufzeigen, zu denen das Stottern gerechnet wird (Kraemer 2003; Befragte Zypern 2004, vgl. Anhang III, 3).

etwa 15 größere Kulturen und eine unbekannte Anzahl von Subkulturen mit unterschiedlichen Sprachen integriert. Offizielle Landessprachen sind Owambo, Kavango, Damara, Englisch, Afrikaans und Deutsch (Haacke 2001, 240-263; Malan 2000, 7-19). In der Regel erlernen die Kinder gleichzeitig oder zeitversetzt mindestens zwei bis drei Sprachen, die zum Teil sehr unterschiedlich sein können. Problematisch wird dies unter anderem, wenn Kinder häufig ihr soziales Umfeld wechseln müssen und dadurch psychosoziale Unsicherheiten erfahren. Mit dem Wechsel werden sie gezwungen, jedes Mal ein neues und anderes Sprachsystem zu erlernen. Das bis dahin Gelernte kann dann nicht weiter benutzt werden, da die neue Umwelt ihr eigenes System hat. Dies hat manchmal fatale Folgen, nicht nur für den Spracherwerb und die Sprachentwicklung, sondern auch für die gesamte Persönlichkeitsentwicklung der betroffenen Kinder. Bei Beratungen und Behandlungen des Stotterns sind deshalb einerseits der Spracherwerb und andererseits die Sprachentwicklung sowie der kulturelle Kontext bedeutsam (vgl. van Borsel et al. 2001, 179-205; van Borsel/Medeiros 2005, 109-124; Finn et al. 1997, 219-236).
Die Zeitangaben zum Beginn des Stotterns können aber auch ein Indiz dafür sein, dass zum einen die funktionellen Sprechunflüssigkeiten während der Sprachentwicklung nicht ausreichend von den symptomatischen Sprechunflüssigkeiten differentialdiagnostisch abgegrenzt werden, und diese ihrerseits nicht von Störungsbildern wie dem Poltern oder von neurologischen Störungen wie Dysphasien, Dyspraxien oder Epilepsien, bei denen Stottern als Sekundärsymptomatik auftreten kann. Ein spätes Einsetzen der symptomatischen Sprechunflüssigen kann aber auch auf psychosoziale Ursachen oder psychosozial bedingende Faktoren des Stotterns verweisen.
Deswegen ist eine differentiale Abgrenzung von Bedeutung, weil sie Auswirkungen auf die Behandlung des Stotterns hat, die entweder als Primär- oder Begleitbehandlung stattfindet.

1.1.2 Symptomatik

Die Beschreibungen zur Symptomatik des Stotterns beziehen sich bei den Befragungsteilnehmern in der Regel auf die sichtbare Symptomatik. Als Kern- bzw. Primärsymptome der Sprechebene werden vornehmlich Wiederholungen, Prolongationen und Blockaden von Lauten, Silben und Wörtern meist am Wortanfang, Embolophrasien wie Starter und Interjektionen, längere Sprechpausen, Paraphrasen, Abbrüche mit Neubeginn, stimmliche Auffälligkeiten und ein Verlust der Sprechkontrolle angegeben. Als Begleit- bzw. Sekundärsymptome werden körperliche Anspannungen und Mitbewegungen, Auffälligkeiten der Atmung und der Artikulation, Störungsbewusstsein und -erwartung, Situations- und Wortängste, wenig Selbstbewusstsein und -vertrauen und grundsätzliche Schwierigkeiten in der Interaktion sowie kommunikatives Flucht- und Vermeidungsverhalten als gemeinsame Schnittmenge genannt (vgl. Teil II, Kapitel 5.2.4). Diese Angaben stehen im Widerspruch zu den teilweise engen Auffassungen in der gesichteten Literatur, die stottertypische Sprechunflüssigkeiten

auf willkürliche, ungewollte Wiederholungen, Prolongationen und Blocks von einsilbigen Wörtern, Silben- und Lautwiederholungen, Pausen (wenn sie länger als 300 ms andauern) oder auf eine hörbare bzw. nicht hörbare Glottisunterbrechung (vgl. Teil I, Kapitel 2.2.5) reduzieren.
Diese zu engen Beschreibungen der Primär- und Sekundärsymptomatik des Stotterns berücksichtigen zum einem nicht ausreichend die im interkulturellen Kontext auftretenden Merkmale, wie unterschiedliche Sprachsysteme und ihre Besonderheiten, Denkweisen, Wahrnehmungen und zeitliche Dimensionen (vgl. Teil I, Kapitel 1.3.3; vgl. Klugman 2004, 65). Zum anderen wird in der Literatur die individuelle Variabilität der Symptomatik, die von intrapersonalen, interpersonalen und/oder den Kommunikationssituationen abhängig ist und die durch Ergebnisse der empirischen Untersuchung gestützt wird, nicht genügend berücksichtigt. Entsprechend der Erläuterungen kann grundlegend von einer individuell variierenden Symptomatik ausgegangen werden. Das bedeutet, dass jeder Mensch, der stottert, anders stottert oder ein anderes Stottern hat.
Für den interkulturellen Kontext erscheint es bedeutsam, eine Einteilung der Symptomatik zu wählen, die von vornherein kulturspezifische Besonderheiten berücksichtigt. Eine Möglichkeit bietet das ‚Modell der Wirkfaktoren' nach BRAUN. In dieser Arbeit konnten alle von den Befragten genannten Primär- und Sekundärsymptomatiken nach sprecherischen, kognitiven, affektiven und interaktiven Aspekten kategorisiert werden (vgl. Teil II, Kapitel 5.2.4).

1.1.3 Ätiologie

Durchschnittlich geben die Befragten zwei mögliche Ursachen für das Stottern an, wobei etwa die Hälfte biologische und neurologische Erklärungsansätze vermutet (vgl. Teil II, Kapitel 5.2.5). Die Ergebnisse stützen die Angaben in der Literatur (vgl. Teil I, Kapitel 2.2.6). Die biologischen und neurologischen Erklärungsansätze, die derzeit wieder in den Wissenschaften favorisiert werden, werden zum einen mit den Vererbungshypothesen anhand der Zwillingsforschung, einem gehäuften Auftreten von stotternden Kindern stotternder Mütter gegenüber stotternden Kindern stotternder Väter (Johannsen 2003, 153; Natke 2005, 1-3), einem Defekt des Chromosoms 12 (Riaz et al. 2005, 647-651) und einer Dysfunktion des Sprachzentrums in der linken Hemisphäre (Neumann 2005, 31) begründet. Zum anderen werden diese Annahmen per fMRT, PET und MEG (sichtbare hirnstrukturelle Veränderungen) gestützt (Neumann 2005a 30-35; 2005b, 48-50). Trotz dieser Tendenzen bleibt die Ursache des Stotterns nach wie vor unbekannt. Bedingt durch die Existenz und das Zusammenwirken von mehreren ätiologischen Hypothesen wird deshalb sowohl von den Befragten als auch in der vorliegenden Arbeit und der dazu verwendeten Literatur von einer multifaktoriellen Verursachung ausgegangen.
Eine Differenzierung zwischen ätiologischen Annahmen, bedingenden und auslösenden Faktoren wurde von den Befragten nicht vorgenommen. Die vermuteten Erklärungsansätze dieser empirischen Studie sowie sämtliche in der Literatur gefundenen Erklärungsansätze lassen sich in das ätiologische Modell von

BRAUN einordnen und den Erklärungsmodulen zuordnen (vgl. Teil I, Kapitel 2.2.6 und Teil II, Kapitel 5.2.5).
Die Ergebnisse der empirischen Studie stützen gleichfalls die Annahme, dass Stottern ein individuelles Phänomen mit individueller Verursachung und individuell auslösenden Bedingungen und Begleiterscheinungen ist. Das wird auch durch die beobachtbaren Unregelmäßigkeiten an der Symptomoberfläche gestützt. Entsprechend den Ausführungen stellt das ‚Modell der Erklärungsansätze' somit ein für den interkulturellen Kontext geeignetes ätiologisches Modell dar.

1.1.4 Behandlungsansätze, Ziele und Behandlungsergebnisse

Behandlungsansätze – intrakulturelle Perspektive

Die empirische Untersuchung hat ergeben, dass im internationalen/interkulturellen Kontext eine Vielzahl von Behandlungsansätzen des Stotterns existiert. Diese lassen sich alle in das Braunsche Modell der vier ‚Therapeutischen Wirkfaktoren' einordnen und können unter den jeweiligen Wirkfaktoren der Sprechkompetenz, der affektiven und kognitiven Verarbeitung und der kommunikativen Beziehungsgestaltung subsumiert werden (vgl. Teil I, Kapitel 2.2.7 und Teil II, Kapitel 5.2.6.1).

- *Sprecherischer Wirkfaktor:*
  Entspannungs-, Atem- und Stimmübungen wie die Kostalatmung nach DEL FERRO, Stimmtechniken zur Entlastung des Larynxbereiches wie weiche Stimmeinsätze und Stimmflusstherapie; Übungen zur Artikulation wie Akzentuierungsmethode eines natürlichen Sprechens nach HAUSDÖRFER und allgemeine Sprechrhythmusübungen; stotterspezifische Hilfen und Techniken wie Sprechen mit Handbewegungen, langsames, prolongiertes und metronomes Sprechen, Masking, DAF zur Reduzierung der Sprechgeschwindigkeit, Sprechhilfe SpeechEasy; Verwendung von Software, Therapieprotokolle, Videofeedback; Modifikations- und Desensibilisierungstechniken nach VAN RIPER, Sprechtechniken nach ANDREWS und GREGORY, Stotter-Kontrolltechniken nach McGUIRE und STARFISH; Sprechmodule der Bio-phonetischen Therapie nach FRÖSCHELS, der physiologischen Komplextherapie nach GUTZMANN, der DOECHTIMER Methode und der Interaktionstherapie nach KATZ-BERNSTEIN; die Therapieansätze nach DELL, LARSSON und STARKWEATHER, die Kasseler Stottertherapie, das Camperdown-Programm nach PACKMAN, das Lidcombe-Programm nach ONSLOW und die Stottertherapie nach STARKE.

- *Affektiver Wirkfaktor:*
  Techniken und Methoden im Umgang mit kommunikativem Stress wie Autosuggestionen (Stotterformeln, die Sprechangst oder andere stotterbegleitende Angstsymptome reduzieren helfen); allgemeine psychologische

Techniken und Methoden, die das Selbstwertgefühl und die Selbstsicherheit stärken und stützen wie NLP; Kinderspieltherapien; Musik- und Bewegungstherapien;

- *Kognitiver Wirkfaktor:*
  Sozial- und Verhaltensmodul zum Abbau von Störungsverhalten nach der DOETINCHEMER Methode und allgemeine Übungen zum Selbstwertgefühl, Nichtvermeidungs-Ansätze, sowie persönlich konstruktive psychologische Ansätze, die nicht näher benannt werden.

- *Kommunikativ interaktiver Wirkfaktor:*
  Kommunikationstechniken und -methoden wie Diskussionen im Einzel- und Gruppensetting sowie Gruppenaktivitäten; Therapieansatz nach RUSTIN (Modul der sozialen Fähigkeiten), allgemeine und spezifische kommunikative und sprecherische Umweltweltanpassungen und die Interaktionstherapie nach KATZ-BERNSTEIN.

Die in der Literatur gefundenen Behandlungsansätze können diesem Modell ebenfalls zugeordnet werden. Eine Fokussierung auf die Oberflächensymptomatik entspricht jedoch einer Symptombehandlung, die den Vorteil hat, dass das stotternde Sprechen reduziert bzw. aufgehoben wird. Dadurch wird zunächst Erleichterung erzielt. Die tiefer liegenden Probleme, die sich eher auf der affektiven, kognitiven als auch kommunikativen Ebene bewegen, werden dadurch nicht wirklich gelöst.

Kulturspezifischen Behandlungsansätze

Kulturspezifische Behandlungsansätze wurden von den Befragten kaum genannt, wobei die genannten sich genau wie die intrakulturellen bzw. interkulturellen ausnahmslos in das Braunsche Modell der vier Wirkfaktoren einordnen lassen. Zu den speziellen Ansätzen zählen unter anderem: ‚zum Wassertrinken einen Behälter aus Schneckenhäusern' benutzen, ‚nicht vom Boden eines „canaris" trinken' (ein Kakadu), den Absud von ‚Eulennestern' (vermutlich eine Pflanze) und ‚Heiliges Wasser' trinken (affektiver Wirkfaktor); die ‚Rezitation des Korans' (Reduzierung der Sprechgeschwindigkeit, Veränderung des Sprechrhythmus, deutlichere Artikulation) und die ‚Verwendung von Sprachmelodien der jeweiligen Einzelsprachen' (sprecherischer Wirkfaktor) sowie die Kommunikationsmethode ‚Vergrößerung der Zuhörerschaft', die dem interaktiven Wirkfaktor zugeordnet wurde (vgl. Teil II, Kapitel 5.2.6.2).
Einige der genannten Ansätze wirken auf Menschen, die stottern, und besonders auf Experten aus anderen als der jeweiligen Nationen/Kulturen zunächst befremdend oder unzeitgemäß. Für eine Arbeit im interkulturellen Kontext sind diese Ansätze jedoch sehr bedeutsam, da sie eng mit kulturspezifischen Merkmalen wie Glaubens-, Werte- und Verhaltensvorstellungen der Menschen verknüpft sind. Im Rahmen eines therapeutischen Settings können diese als interkulturelle

Ressourcen für die therapeutische Arbeit höchst effektiv genutzt werden (vgl. Salman/Hegemann 2003, 346-348; Punter 2003, 1-8). Zum einen fördern sie die Vertrauensbildung zwischen Patienten und Therapeuten, und zum anderen sind sie in Kombination mit anderen Behandlungsansätzen wirkungsvoll für die Menschen, die stottern.

Zielstellungen

Zu den primären Zielstellungen im intra- und interkulturellen Kontext zählen nach Angaben der Befragten unter anderem Veränderungen des Sprechens durch Atem-, Stimm- und Artikulationsregulierungen und Modifikationen des Stotterns (flüssiges Sprechen, flüssiges Stottern), Veränderungen der kognitiven Einstellungen wie Entwicklung von Selbstakzeptanz und Selbstvertrauen durch Enttabuisierung des Stotterns, affektive Verarbeitung des Stotterns wie die Verarbeitung von Angst und Scham sowie die Entwicklung kommunikativer Kompetenz zur ungezwungenen und freien Kommunikation mit anderen. Der Fokus der Zielstellungen ist zwar größtenteils auf die Entwicklung von Sprechkompetenz gerichtet, aber ebenso wichtig sind die Gestaltung der kommunikativen Interaktion als auch die kognitive und affektive Verarbeitung des Stotterns. Die von den Befragten angegebenen Zielstellungen lassen sich ebenso widerspruchslos den jeweiligen Wirkfaktoren des Braunschen Modells zuordnen. Besondere kulturspezifische oder interkulturelle Zielstellungen wurden nicht genannt (vgl. Teil II, Kapitel 5.2.6.5 und 5.2.6.6). Die Zielstellungen, die in der Literatur genannt werden (vgl. Teil I, Kapitel 2.2.7; vgl. Shapiro D. 2004a, 4-5), wurden durch die Untersuchung bestätigt.
Die Zielstellungen im intrakulturellen und interkulturellen Kontext werden durch die individuellen Bedürfnisse der Menschen, die stottern, ihre Umwelt (besonders bei Kindern), durch die jeweils angewendeten Behandlungsansätze, durch die Experten und den nationalen/interkulturellen Kontext bestimmt. Dadurch stehen manchmal die Zielsetzungen der Ansätze (festgelegte Programme) und die der Experten im Vordergrund, bedingt auch durch den Primärwunsch vieler Menschen, die stottern, und deren Umfeld, eine Befreiung vom Stottern bzw. ‚Heilung' zu erlangen. Die individuellen Bedürfnisse der Menschen, die stottern, sowie kulturspezifische und interkulturelle Besonderheiten werden dadurch nicht entsprechend berücksichtigt. Tendenziell wird diese Annahme durch die Ergebnisse der empirischen Untersuchung gestützt, wonach zwei Drittel der Befragten keine andersartigen Zielstellungen kennen und 25 Prozent nicht sicher sind, ob es Unterschiede gibt.

Behandlungsresultate

Die Behandlungsergebnisse sowohl im intra- als auch im interkulturellen Kontext sind einerseits mit den Zielstellungen und den Behandlungsansätzen verknüpft. Andererseits sind sie abhängig von Faktoren wie dem Alter, dem Schweregrad des Stotterns, den gesellschaftlichen Umweltbedingungen und den Bewältigungs- Erlebnis-, Verstehens- und Verarbeitungsperspektiven als therapeutische Veränderungsprozesse. Als Behandlungsergebnisse nennen die Befragungsteilnehmer überwiegend Sprechflüssigkeit, ein flüssiges Stottern, Sprechkontrolle, Abbau von Vermeidung des Stotterns, Abbau von Sprechangst und Störungsbewusstsein, mehr Sicherheit, Selbstvertrauen und Akzeptanz gegenüber dem Stottern sowie weniger Stress in der Interaktion und Kommunikationsfreiheit. Gute bis sehr gute Ergebnisse liegen bei Klein- und Vorschulkindern und bei Kindern bis zum 7./8. Lebensjahr vor.

Bei der Gruppe der Jugendlichen und Erwachsenen sind die Ergebnisse in Bezug auf die Sprechflüssigkeit weniger gut, da in diesen Altersgruppen das Stottern meist chronisch und manifest ist. Beide Gruppen zeigen auch eine hohe Rückfallquote. Der Terminus ‚Heilung' ist umstritten (vgl. Teil II, Kapitel 5.2.6.7 und 5.2.6.8).

Des Weiteren stehen die Behandlungsergebnisse auch in Abhängigkeit zur Beziehung zwischen Menschen, die stottern, und den Therapeuten, deren Persönlichkeit, deren pädagogischen Konzeptionen und therapeutischen Herangehensweisen (direkt, indirekt oder gemischt). Das ‚Therapeutische Stufenmodell' (zweiter Teil der Konstruktiven Komplextherapie) nach BRAUN kann als Handreichung zur Diagnostik und als Leitfaden zum Behandlungsvorgehen eine wertvolle Hilfestellung bieten. Der ‚Dialogprozess' nach MATOBA kann zur Sensibilisierung für interkulturelle Prozesse ebenso genutzt werden (vgl. Teil I, Kapitel 3.3.2 und Kapitel 3.3.1). Evaluationsstudien zur Evidenz von Behandlungen für den interkulturellen Kontext sind nicht bekannt.

Behandlungsdauer

Für die zeitliche Dauer einer Behandlung im interkulturellen Kontext gibt es weder einen allgemeinen noch kulturspezifischen Zeitrahmen. Die Angaben sind individuell und variieren zwischen einen Tag (Sprechhilfe SpeechEasy)[73] und Jahren (Kurzzeit- oder Langzeittherapien). Die Dauer ist ebenso abhängig von dem Schweregrad der Symptomatik, den persönlichen und therapeutischen Zielstellungen und den Behandlungsansätzen, wobei die Nachsorge in der Regel eine wichtige Rolle innehat (vgl. Teil II, Kapitel 5.2.6.9).

Für den interkulturellen Kontext ist beim Zeitfaktor unbedingt zu berücksichtigen, dass Zeit kulturell unterschiedlich wahrgenommen wird. Für die einen stellt Zeit etwas objektiv Erfahrbares (etwas Messbares, Lineares, Statisches), für die anderen etwas Subjektives (nichts Messbares, Prozessuales, Dynamisches) dar (vgl. Teil I Kapitel 1.3.3).

1.1.4 Gesellschaftliche Perspektiven

Gesellschaftlicher Umgang im Allgemeinen

Die gesellschaftliche Akzeptanz gegenüber Menschen, die stottern, ist in allen an der Befragung beteiligten Nationen/Kulturen unterschiedlich, jedoch scheinbar nicht kulturspezifisch. Nationen/Kulturen, die ökonomisch zu den sogenann-

---

[73] Vgl. Starke 2005b, What about SpeechEasy?

ten entwickelten gehören und zu denen nordamerikanische, europäische, australische und teilweise asiatische Nationen/Kulturen gerechnet werden, verfügen im Allgemeinen durch verschiedene Organisationen und Institutionen wie Gesundheitsinstitutionen, Berufsverbände und Selbsthilfeorganisationen über gute bis sehr gute Ressourcen der Aufklärung. Für Nationen/Kulturen, die zu den sogenannten unterentwickelten zählen wie afrikanische, teilweise asiatische und mittel- und südamerikanische Nationen/Kulturen sind umfangreiche Aufklärungsarbeiten oft nicht möglich, da andere Bedürfnisse Vorrang haben (vgl. Nohlen/Nuscheler 2000, 14-108; Friedrich 1996, 9-36).
Unabhängig davon werden Menschen, die stottern, in allen Nationen/Kulturen mehr oder weniger diskriminiert und stigmatisiert, auch wenn das nicht immer öffentlich geschieht. Missachtung, Diskriminierung und Stigmatisierung sind im Besonderen vom Schweregrad der Symptomatik des Stotterns abhängig. Ist das Stottern deutlich sichtbar, und ist das Sprechen mit großen Anstrengungen verbunden, reagiert die Umwelt oft mit Ungeduld, Anspannung, Mitleid, peinlicher Berührtheit oder mit Kommunikationsabbrüchen und sozialer Isolierung. Ist das Stottern hingegen leicht und flüssig und erinnert es eher an normale Sprechunflüssigkeiten, verhält sich die Umgebung in der Regel tolerant. Menschen, die stottern, werden in einigen Bereichen, wie den Medien, partiell immer noch in belustigender Form dargestellt, andererseits haben Menschen, die stottern, einen selbstbewussten Umgang mit dem Stottern entwickelt (Teil II, Kapitel 5.2.7.2; vgl. Chew 2004, 7; Brandi 2005). Der Umgang von Menschen, die stottern, mit Menschen, die nicht stottern, ist letztlich sehr individuell und wird durch persönliche und gesellschaftliche Toleranzen bestimmt.
Es scheint aber, dass es Mädchen und Frauen schwerer haben als Männer. Stottern bei Männern gilt im Gegensatz zu Frauen manchmal als ‚sexy'. Inzwischen gibt es auch eine große Anzahl von männlichen Experten, die stottern oder gestottert haben, aber kaum Frauen (vgl. Kollbrunner 2004, 11-13).

Gesellschaftlicher Umgang bei stigmatisierenden Infektionserkrankungen wie HIV/AIDS

HIV bzw. AIDS zählen laut UNICEF zu den Infektionserkrankungen, die weltweit am häufigsten auftreten, nicht heilbar sind und einen tödlichen Verlauf haben. Derzeit sind etwa 42 Millionen Menschen weltweit infiziert, von denen etwa 5 Millionen Kinder unter 15 Jahren sind.[74] Trotz Aufklärungsarbeit und Prävention infizieren sich jährlich mehr als Zehntausend mit dem Virus. Die Zahl steigt. Über 70 Prozent der HIV-Infizierten leben dabei in den Nationen südlich der Sahara (Unicef 2005).[75] Die empirische Untersuchung hat ergeben,

---

[74] 13,4 Millionen Kinder und Jugendliche haben laut UNICEF entweder einen oder beide Elternteile durch AIDS verloren, und 1,6 Millionen Kinder werden jährlich zu Waisen.

[75] Wirksamster Schutz gegen HIV/AIDS sind nach UNICEF Aufklärung und Information bzw. nach RUBENBAUER Aufklärung durch Kommunikation statt Information (Unicef 2002; Rubenbauer 2003, 1).

dass die Reaktionen der Umwelt auf Menschen, die stottern, und an einer Infektionskrankheit wie HIV/AIDS erkrankt sind, besonders problematisch sind. Auch wenn die meisten der Befragten ausdrücklich angeben, dass sie kein Problem in der Zusammenarbeit mit Menschen sehen, die stottern, und gleichzeitig HIV/AIDS haben, wird doch anhand vieler Antworten deutlich, dass verdeckt eine Berührungsangst besteht, besonders dann, wenn die Krankheit bekannt ist. Nur wenige der Befragten gehen mit solchen Themen offen und unbefangen um, wie eine Befragte, die angibt, dass sie zwar zur Zeit keine konkreten Bedenken hat, aber nicht weiß, wie sie im konkreten Fall reagieren würde. Lediglich eine Befragte drückt offen ihren Unmut hinsichtlich der Fragestellung aus (vgl. Teil II, Kapitel 5.2.7.3).
Es ist deshalb anzunehmen, dass Menschen, die stottern und infektiös sind, diskriminiert werden, wenn dies bekannt wird. In vielen Nationen/Kulturen ist das Thema trotz guter Aufklärungsarbeit sowohl öffentlich als auch privat traditionell noch immer tabuisiert (Bemmer 2005, 14). Scham, Angst vor Ausgrenzung, Diskriminierung oder Stigmatisierung sind hierbei bestimmende Faktoren. Zum Thema Stottern und Infektionserkrankungen wie HIV/AIDS sind zur Zeit keine Untersuchungen bekannt.

Versorgungslage, Bildungs- und Sozialstatus

Die Versorgungslage in den einzelnen Nationen/Kulturen ist sehr unterschiedlich. In den meisten an der Befragung beteiligten Nationen/Kulturen gibt es zumindest eine der folgenden Institutionen/Organisationen: freie Praxen, Kliniken, Beratungsstellen bzw. Beratungszentren, Schulen oder Selbsthilfegruppen. Eine gute bis sehr gute Versorgungslage liegt unter anderem in Europa, Nordamerika, Australien, Teilen Asiens und Süd- und Mittelamerikas sowie des südlichen Afrika vor, weniger in west- und ostafrikanischen Nationen/Kulturen (Teil II, Kapitel 5.2.7.1). Der Zugriff auf diese Ressourcen ist dabei üblicherweise von den finanziellen Mitteln der Betroffenen abhängig und damit mittelbar vom Sozial- und Bildungsstatus. In vielen Nationen/Kulturen sind die Beratungs- und Behandlungsangebote nicht kostenlos, sondern müssen von den Betroffenen selbst finanziert werden, auch dann, wenn Stottern als Krankheit oder Behinderung definiert wird. Nur in wenigen Nationen/Kulturen werden die Beratungen und Behandlungen durch die jeweiligen Sozial- und Gesundheitssysteme finanziert.
Der Sozial- und Bildungsstatus steht nicht in Abhängigkeit zum Stottern selbst. Menschen, die stottern, heben sich außer durch ihre Störung nicht von den anderen Mitgliedern der Gesellschaft ab. Sie müssen nach Aussagen der Befragten in der Regel auch gegenüber der übrigen Bevölkerung keine Bildungshindernisse, die den Sozialstatus beeinflussen, in Kauf nehmen. Tatsächlich ist der Bildungs- und Sozialstatus mit dem Schweregrad des Stotterns und der Akzeptanz und Toleranz der Umwelt verknüpft. Wachsen Menschen, die sehr stark stottern, beispielsweise in sozialen Umfeldern auf, denen wenig Bildungsressourcen und finanzielle Mittel zur Verfügung stehen, und die damit teilweise

sogar um ein Überleben kämpfen müssen, haben diese kaum einen Zugriff auf Bildung. In vielen Nationen/Kulturen werden Menschen mit einer offensichtlichen Störung oder Behinderung in diesen Umfeldern nicht für förderungswürdig gehalten (vgl. Weigt 2001, 1-5). Tendenziell wird dies von einigen Befragungsteilnehmern bestätigt. Sie geben an, dass es vereinzelt Defizite bzw. Einschränkungen gibt, die beispielsweise zu Begrenzungen bei der Berufswahl führen. In einigen Nationen/Kulturen betrifft das besonders Mädchen und Frauen, die gegenüber den männlichen Mitgliedern der Gesellschaft benachteiligt werden (Teil II, Kapitel 5.2.7.4 und 5.2.7.5).

Die theoretischen Darlegungen und die Ergebnisse der empirischen Untersuchung zum Phänomen ‚Stottern' zeigen, dass Stottern auch im interkulturellen Kontext ein individuelles und vielfältiges Phänomen ist. Dies muss in der Diagnostik und Behandlung berücksichtigt werden.

1.2 These 2
Stottern als Sprechstörung hat Auswirkungen auf die gesamte Kommunikation

Durch die Ergebnisse der empirischen Studie, die die theoretischen Grundlagen bestätigt, wird ersichtlich, dass das Phänomen ‚Stottern' nicht nur eine Störung des Sprechens oder der Rede darstellt, sondern ein Problem der gesamten Kommunikation ist. Zum selben Ergebnis kommt BRAUN in seinen Untersuchungen zum Stottern. Ausgangspunkt ist, dass jeder störungsfreie, nicht beeinträchtigte Kommunikationsprozess – in dessen Mittelpunkt Sprache steht – vier wesentliche Faktoren der Kommunikation integriert: Sprechen, Kognition, Affekte/Emotionen und die Gestaltung der kommunikativen Beziehung. Alle können beim Stottern potentiell gestört sein. Das zeigt sich im Besonderen an der Variabilität der Stottersymptomatik, die am intensivsten von situativen Kontextbedingungen sowie von verbalen, intra- und interpersonalen Faktoren abhängig ist (Braun 1997a, 397; 2002, 9-31 / 299f.).
BRAUNs Annahme, dass die oben genannten Ebenen der Kommunikation beim Stottern beeinträchtigt sein können, wird durch die Untersuchungsergebnisse bestätigt.
Im Durchschnitt geben alle Befragten zwei dieser Ebenen an. Betroffen sind die Sprechebene, zu der alle physiologischen Faktoren zählen, die mit dem Sprechen in Verbindung stehen (Haltung, Atmung, Stimme und Artikulation); die Kognitionsebene, zu der alle geistigen Prozesse wie Wahrnehmen, Erinnern, Schlussfolgern, Denken, Problemlösen und Entscheiden gerechnet werden; die Affekt- oder Emotionsebene, wozu alle affektiven Zustände und Emotionen wie Wut, Freude, Scham und Trauer zählen; und die Ebene der kommunikativen Beziehungsgestaltung zu der interaktive, dialogische und kooperative Faktoren gehören (vgl. Teil II, Kapitel 5.2.6; Teil III, Kapitel 1.1.3). Anhand der Litera-

tur, der Ergebnisse und der praktischen Erfahrungen kann gleichfalls festgestellt werden, dass beim Stottern immer (mindestens) eine dieser Ebenen betroffen ist, in einigen Fällen sogar alle. Am häufigsten wird die Sprechebene genannt.

Folglich ist Stottern nicht nur ein Problem des Sprechens oder des Redeflusses, sondern ein Problem, das die gesamte Kommunikation umfasst. Stottern ist eine Sprech- oder Redeflussstörung, wenn primär die Ebene des Sprechens betroffen ist. Entsprechend ist Stottern als Sprech- oder Redeflussstörung unter dem Begriff der Kommunikationsstörungen zu subsumieren.

Ob Stottern als Störung, Behinderung, Beeinträchtigung oder Krankheit definiert wird, ist vom interkulturellen Kontext abhängig, von den in den Nationen/Kulturen vorliegenden und gebräuchlichen Beschreibungen zu diesen Termini. Die Beschreibungen der WHO zu den genannten Begriffen und die wissenschaftlichen Definitionen stellen für den interkulturellen Kontext eine von vielen Sichtweisen dar, die mit den anderen Beschreibungen in keiner Weise übereinstimmen müssen. Die Sicht auf Dinge und Handlungen, die Aneignung von Erfahrungen, um sich ein Bild von der Welt zu machen, ist individuell. Analog können Beschreibungen bzw. Defintionen von Begriffen, die auf einer anderen Sichtweise beruhen, nicht übertragen und als die einzig ‚richtige' Sichtweise deklariert werden. Für eine Arbeit im interkulturellen Kontext ist ein Wissen um die Vielfalt deshalb von großer Bedeutung (vgl. Ausführungen zu These 1).

1.3 These 3
Das Modell der ‚Therapeutischen Wirkfaktoren' – ein universell geeigneter Rahmen für die umfassende Behandlung des Stotterns

Das ‚Modell der Therapeutischen Wirkfaktoren' beruht auf den vier genannten wesentlichen Ebenen der Kommunikation (vgl. Teil III, Kapitel 1.2; These 2; Braun 1997a, 397; 2002, 299f.; 2006, 328). Mit der Feststellung BRAUNs, dass Stottern ein Problem der Gesamtkommunikation darstellt, wird durch Berücksichtigung der vier kommunikativen Ebenen als Wirkfaktoren ein universeller Rahmen zur umfassenden Behandlung des Stotterns erschlossen. Diese vier Wirkfaktoren können auch als universale Elementarbausteine betrachtet werden. Analog zu den Ausführungen zum Phänomen ‚Stottern' (vgl. Teil III, Kapitel 1.1) lassen sich alle zu beobachtenden Behandlungsansätze und Zielstellungen des Stotterns widerspruchslos in das Modell einordnen und den entsprechenden Wirkfaktoren zuordnen. Gleichzeitig können durch die Wirkweise des Modells sowohl individuelle als auch kollektive Besonderheiten der jeweiligen Nationen/Kulturen berücksichtigt werden (vgl. Teil I, Kapitel 1.3). Folglich stellt das Modell der ‚Therapeutischen Wirkfaktoren' als Teil der ‚Konstruktiven Komplextherapie' einen effektiven Behandlungsansatz dar, der für den interkulturellen Kontext uneingeschränkt geeignet ist. Falls festgestellt werden sollte, dass noch weitere wesentliche Ebenen der Kommunikation existieren, muss das

Modell der Wirkfaktoren nicht verworfen werden, sondern kann durch weitere Wirkfaktoren erweitert werden.

1. 4 These 4
Globalisierung – Dominanz internationalisierter Behandlungsansätze und Benachteiligung kulturspezifischer Ressourcen

Der durch die Globalisierung und durch die historisch bedingten kolonialen Beziehungen der Nationen/Kulturen untereinander bestehende Austausch zwischen den Experten zum Thema ‚Stottern' führt anscheinend zu einer Benachteiligung von kulturspezifischen Ressourcen sowie Behandlungsansätzen zu Gunsten von internationalisierten, d. h. vor allem von ‚westlich' geprägten Ansätzen. Diese Vermutung wird durch die in der Literatur gefundenen Ansätze zur Ätiologie und Behandlung des Stotterns gestützt, die sich im Wesentlichen auf die in diesen Nationen/Kulturen entwickelten Konzeptionen beziehen und meist angloamerikanische Ansätze integrieren. Hinweise zu Ätiologien und Behandlungsansätzen, die interkulturelle Aspekte gleichwertig gegenüber den ‚westlich' tradierten Ansätzen berücksichtigen, sind vereinzelt zu finden, wie die von KATHARD, AU-YEUNG et al., CHENG et al., KORENBROT et al., PILLAY, TSENG oder PENN (Kathard 1998, 1-14; Au-Yeung et al. 2000, 1-9; Cheng/Olea/ Marzan 2002, 79-82; Korenbrot/Hertzano /Aroya 2002, 72-74; Pillay 2003, 293-299; Tseng 2002, 83-86; Penn 2002, 95-99). Berichte zu kulturspezifischen Ansätzen unterliegen dabei häufig einer negativen oder diskriminierenden Bewertung.

Dass kulturspezifische Ansätze benachteiligt werden, wird durch die Ergebnisse der empirischen Untersuchung bestätigt. Nach den Angaben der Befragungsteilnehmer erfolgt die Auswahl der Behandlungsansätze zumeist vor allem nach internationalen Standards, die überwiegend direkt am Sprechen ansetzen, auf neurobiologischen und physiologischen Erklärungsansätzen beruhen und primär verhaltenstheoretisch wirken, wie zum Beispiel das Lidcombe-Programm nach ONSLOW (vgl. O'Brian et al. 2004, 1081-1087; 2005, 1029-1032), das Camperdown-Programm nach PACKMAN (vgl. Prins 2005, 1025-1028), der Therapieansatz inklusive der Modifizierungen nach VAN RIPER, DELL und STARKWEATHER (vgl. Teil II, Kapitel 5.2.6.1 bis 5.2.6.3; Teil III, Kapitel 1.1.5). Die standardisierten Programme lassen für die Integration von kulturspezifischen Methoden sehr wenig Raum. Nur wenige Behandlungsansätze berücksichtigen den kulturellen Hintergrund und integrieren diesen in eine Behandlung (vgl. Teil III, Kapitel 1.1; vgl. Shapiro D. 2004b, 65-66).

Entsprechend werden kulturspezifische Ressourcen für eine Behandlung im interkulturellen Kontext kaum genutzt. Durch den Trend der Globalisierung, verbunden mit der Tendenz zur Vereinheitlichung, geht eine Vielfalt an lokal kulturellem Wissen verloren.

1. 5 These 5
Interkulturelle Kommunikation – eine Vielfalt von Beschreibungen

Wie bereits im theoretischen Teil dargelegt, ist der Begriff ‚Interkulturelle Kommunikation' mit den Termini ‚Kultur' und ‚Kommunikation' verknüpft. Die Beschreibungen in der Literatur und in der vorliegenden Untersuchung sind vielfältig, individuell, kontextgebundenen und zeigen nur wenige Redundanzen. Kleinste gemeinsame Schnittmengen als Methodenbestandteile werden als selbstverständlich vorausgesetzt.

Kultur

Der Begriff ‚Kultur' zählt aufgrund seines vielfältigen Gebrauchs zu den strittigsten, da er in Abhängigkeit von der Sichtweise der Benutzer und vom Kontext eng oder weit beschrieben wird. Dadurch variiert seine Bedeutung (vgl. Teil II, Kapitel 5.3.1; Teil II, Kapitel 5.3.1). Enge Begriffsbestimmungen sowohl in der Literatur als auch in der Untersuchung richten ihren Blick vor allem auf die künstlerisch ästhetischen Produkte, die durch Menschen geschaffen wurden und werden. Weit gefasste Kulturbeschreibungen erklären Kultur dagegen als Lebenserscheinungen, Lebensbedingungen, Lebensweisen und Lebensäußerungen von Menschen und als Grundlage für Kommunikation an sich. Nach einigen Beschreibungen ist Kultur in ihrer Beschaffenheit etwas Homogenes, Statisches, für andere ist sie eher etwas Dynamisches, das ständigen Veränderungen unterliegt und dadurch chaotisch erscheint. Der Terminus ‚Kultur' wird aber teilweise auch als eine Form des menschlichen Zusammenlebens definiert, analog zu ‚Nation', ‚Land', ‚Staat', oder ‚Gesellschaft' (vgl. Teil I, Kapitel 1.1.3).
Die Beschreibungen zum Terminus ‚Kultur' nehmen grundlegend Bezug auf die Bedeutung ‚cultus' (das Bebaute, Bearbeitete), die sich in einem europäisch historischen Kontext entwickelt hat. Der Begriff scheint ein europäisches bzw. ‚westliches' Instrument zur Segmentierung und Identifikation der Wirklichkeit zu sein. Er wird zwar weltweit verwendet (vgl. UNESCO 2005, 1), ist aber nicht universell und selbstverständlich. Das Wissen um andere Sicht- und Denkweisen ist für eine Arbeit im interkulturellen Kontext von zentraler Bedeutung. So stellt beispielsweise ‚das Denken im Denken eines Anderen' eine Anforderung dar, selbst gelernte Denkweisen zu relativieren, um neue und veränderte Denkweisen zuzulassen (vgl. Wimmer 2004, 43-52; Teil I, Kapitel 3.3.1).
Aus dem Blickwinkel des Konstruktivismus und der Systemtheorien stellen Kulturen systemische und dynamisch aktive Gebilde dar, die in eine Vielzahl von Systemen und Subsystemen bzw. in eine unendliche oder endliche Anzahl von Kulturen und Subkulturen unterteilt werden können. Alle Subkulturen weisen eigene, kulturspezifische Merkmale auf, die mit den über- oder untergeordneten Kulturen Übereinstimmungen in den grundlegenden Merkmalen zeigen. Jeder einzelne Mensch kann somit als eine Subkultur angesehen werden. Das übergeordnete System ist dann die jeweilige gesellschaftliche Form, wie Gruppe, Kultur oder Nation, innerhalb der Menschen zusammenleben.

Formen des Zusammenlebens

Im 21. Jahrhundert ist die Welt aufgeteilt in Nationen, souverän anerkannte Staaten bzw. Länder und in Kulturen, die durch Globalisierung, Uniformität und abhängige Interdependenzen bestimmt und geprägt werden (vgl. Teil I, Kapitel 1.1.3; UNO/ UNESCO 2005, 2). Nach FUCHS M. stehen Gesellschaftsformen wie ‚Nation' und ‚Kultur' jedoch in einem Widerspruch zueinander, da der Kulturbegriff auf Vielfalt, der Nationenbegriff hingegen auf eine Einheitlichkeit (Universalitätsanspruch der Menschenrechte) verweist (Fuchs M. 2002, 1-8; UNESCO 2002).

Die Formen des Zusammenlebens sind mit den Begriffen ‚Raum' und ‚Territorium' verknüpft. Räume besitzen Grenzen, die in Abhängigkeit zu ihrer Substanz stehen und in ihrer Form entweder statisch oder dynamisch sind. Analog sind Kultur- und Nationenräume unterschiedlich historisch gewachsen, haben ungleiche Größen und Funktionen, die beispielsweise verbinden oder trennen, aber auch identitätsstiftend sein können. Die Aufteilung der Welt in Territorial- bzw. in Nationalstaaten und die Eingliederung von Kulturen, bergen zwangsläufig ein Konfliktpotenzial, das Trennungen eher verstärkt (vgl. Pisani 2001, 223-230). Die Entstehung von Nationen als Territorialstaaten führte beispielsweise zu einer Trennung der Kurden, die heute teilweise in der Türkei, im Iran und Irak leben. Palästinenser leben heute im Libanon, in Jordanien, Israel und Syrien. Die Malinke verteilen sich auf den Senegal, auf Mali, Guinea, Burkina Faso und die Cote d'Ivoire. Trennungen, die nicht gewollt sind und unter Zwang erfolgen, können zu Entwurzelungen führen, die wiederum in persönliche oder kollektive psychosoziale Anspannungen münden können. Lang anhaltender und psychosozialer Stress kann zu Persönlichkeitsveränderungen oder zu einer gestörten Identitätsentwicklung führen, was sich wiederum in Störungen der Kommunikation wie Stottern äußern kann.

Die Probleme bei der Definition der Form des Zusammenlebens werden durch die Angaben der Befragten gestützt (vgl. Teil II, Kapitel 5.3.6.; Diener 2001, 231-258). So geben fast 50 Prozent der Befragten den Begriff ‚Gesellschaft' an, und fast 37 Prozent nannten den Begriff ‚Kultur'. Das Zusammenleben wird also weniger durch ‚Nation', ‚Staat' und ‚Land' ausgedrückt. Alle Erscheinungsformen besitzen regulierende Funktionen.

Kommunikation

Die empirische Untersuchung zum Begriff ‚Kommunikation' ergab auch für diesen Terminus keine einheitliche Beschreibung (vgl. Teil II, 5.3.4). Ebenso wie der Begriff ‚Kultur' wird auch dieser entsprechend seinem Kontext und in Abhängigkeit von der Sichtweise der Benutzer eng oder weit beschrieben. Enge Beschreibungen erklären Kommunikation vorwiegend eindimensional und monoton, weite dagegen eher prozessual und dynamisch. Der Terminus ist im Gegensatz zu ‚Kultur' jedoch weit weniger strittig, da hier eine größere gemeinsame Schnittmenge von gemeinsamen Parametern vorliegt. Alle Beschreibungen der Befragten stimmen mit der basalen Kommunikationsbeschreibung von

SHANNON und WEAVER überein (Shannon/Weaver 1963, 7). Menschliche Kommunikationsprozesse sind komplex, unterliegen stetigen Veränderungen, haben weder Anfang noch Ende und werden unter anderem durch physische, psychische, personale, soziale, linguistische, normative und/oder strategische Faktoren bestimmt. Sie sind individuell und kollektiv geprägt, wodurch Kommunikation auch ein störanfälliges System ist (Pschibul 1980, 21; vgl. Teil I, Kapitel 1.2).

Interkulturelle Kommunikation und Interkulturelle Kompetenz

Die Ergebnisse der empirischen Untersuchung zum Begriff ‚Interkulturelle Kommunikation' stützen die theoretischen Annahmen. Von den meisten Autoren und Befragten wird ‚Interkulturelle Kommunikation' als ein komplexes Phänomen angesehen, das basal als Begegnung von und Interaktion mit Menschen aus anderen Nationen/Kulturen beschrieben wird. Spezifische Beschreibungsunterschiede ergeben sich aus den jeweiligen kontextuellen Zusammenhängen. Der Fokus im interkulturellen Zusammenhang ist auf Unterschiede, Unterschiedlichkeiten und Gegensätzlichkeiten ausgerichtet, die Konflikte auslösen können, die es zu überwinden gilt (vgl. Teil II, Kapitel 5.3.5; Teil I, Kapitel 1.3). Zur Auflösung von Unterschieden, die beispielsweise zu Verunsicherungen führen, werden Fähigkeiten und Fertigkeiten benötigt, die allen Menschen als Ressourcen innewohnen. Zu diesen gehören unter anderem Offenheit, Toleranz, Akzeptanz und Respekt gegenüber Ambiguitäten, Empathie, Flexibilität, kognitives und emotionales Verstehen, die Fähigkeit zum Perspektivwechsel, der Umgang mit Ängsten und Unsicherheiten, Selbst- und Fremdwahrnehmung, aktives Zuhören sowie Reflexionsfähigkeit hinsichtlich des eigenen Denkens, Handelns und Verhaltens. Im Allgemeinen werden diese Fähigkeiten unter dem Begriff der ‚Interkulturellen Kompetenz' zusammengefasst und sind jeweiligen Teilkompetenzen (soziale, fachliche, methodische und personale) zugeordnet. Einige Autoren beschränken das Aktivieren, Erlernen oder Aneignen von interkultureller Kompetenz auf das berufliche Umfeld mit der Begründung, dass nicht alle Menschen permanent die genannten Fertigkeiten und Teilkompetenzen benötigen und möglicherweise überfordert wären (vgl. Teil I, Kapitel 3).
Interkulturelle Kommunikation bezieht sich nicht nur auf professionelle Begegnungen mit den Anderen, sondern auf Begegnungen mit Menschen allgemein. Diese Begegnungen sind oftmals Begegnungen mit dem Unbekannten und dem Fremden.[76] Diese können beispielsweise intrapersonal innewohnende, unbewusste Unsicherheiten und Ängste auslösen, die auf die Anderen übertragen werden, wenn sie zum Beispiel nicht durch Wissen kompensiert werden können. So ist der Andere der Spiegel des eigenen Selbst. Nach GRUEN hat beispielsweise Fremdenhass etwas mit Selbsthass zu tun. „Wenn wir verstehen wollen, warum Menschen andere Menschen quälen und demütigen, müssen wir uns

---

[76] Fremdheit wird nach GRUEN bestimmt durch den Grad der Bekanntheit und Unbekanntheit, der Vertrautheit und Unsicherheit (Gruen 2002).

zuerst mit dem beschäftigen, was wir in uns selbst verabscheuen. Denn der Feind, den wir in anderen zu sehen glauben, muss ursprünglich in unserem eigenen Inneren zu finden sein. Diesen Teil von uns wollen wir zum Schweigen bringen, indem wir den Fremden, der uns daran erinnert, weil er uns ähnelt, vernichten. Nur so können wir fernhalten, was uns in uns selbst fremd geworden ist. Nur so können wir weiter aufrecht gehen" (Gruen 2002, 10f.; vgl. Kristeva 1990, 208-211).

In Übertragung auf Behandlungen, Beratungen, Konsultationen oder Gespräche mit Menschen, die stottern, können Maßnahmen nur dann wirksam sein, wenn der jeweilige nationale/kulturelle Kontext der Behandelten und die eigene Fremdheit des Behandelnden in die jeweiligen Settings einbezogen werden und Berücksichtigung finden. Das ‚Therapeutische Stufenmodell' und der ‚Dialogprozess' bieten Hilfestellungen für Experten mit dem Schwerpunkt ‚Stottern' (vgl. Teil I, Kapitel 3.3), da diese beiden Modelle alle oben genannten Fähigkeiten und Fertigkeiten beinhalten, die für den interkulturellen Kontext benötigt werden. Bewusste als auch unbewusste Fremdheiten, Missverständnisse und Vorurteile, von denen auch Experten nicht frei sind, können unter Zuhilfenahme dieser Modelle abgebaut und überwunden werden.

2. Schlusswort und Ausblick

Indem das Phänomen ‚Stottern' in einen globalen komplexen Zusammenhang gestellt wurde, konnte gezeigt werden, dass ‚Stottern' auch im interkulturellen Kontext ein komplexes, individuelles und kommunikativ reaktives Störungsbild darstellt, das nahezu weltweit verbreitet ist, und in den jeweiligen Nationen/ Kulturen unterschiedlich wahrgenommen, beschrieben und behandelt wird.

Die zentrale Frage, ob die ‚Konstruktive Komplextherapie des Stotterns' einen interkulturellen Ansatz darstellt, kann zumindest für den konzeptuellen Teil positiv beantwortet werden. Das Braunsche Modell der ‚Therapeutischen Wirkfaktoren' stellt einen geeigneten Ansatz zur Behandlung des Stotterns für den interkulturellen Kontext dar. In diesem Modell werden internationalisierte und kulturspezifische Behandlungsansätze gleichwertig betrachtet. Das wird durch die theoretischen Grundlagen und die Ergebnisse der empirischen Untersuchung in einem auf kulturelle Vielfalt angelegten Umfeld bestätigt. Die Diagnostik und Behandlung des Stotterns orientieren sich hier strikt an der individuellen Problematik und den jeweiligen Bedürfnissen der Menschen, die stottern. Veränderungen werden somit immer berücksichtigt. Entsprechend gibt es nicht nur eine einzige Behandlungsform, wodurch auch kulturspezifische Ressourcen genutzt und in ein Behandlungssetting integriert werden können.

In den konzeptuellen Teil wurden das Definitionsmodell (auf der Basis des ätiologischen Modells), das Symptomatikmodell (auf der Basis der Wirkfaktoren) und das Modell der Erklärungsansätze als ätiologisches Modell integriert. Alle Modelle stellen geeignete Instrumente zur Systematisierung von Definitionen, von Symptomen und ätiologischen Annahmen des Stotterns im interkulturellen Kontext dar (vgl. Anhang III, Graphik 2).

Das ‚Therapeutische Stufenmodell' als methodischer Teil der ‚Konstruktiven Komplextherapie' ist ein diagnostisches Instrument sowohl für den intrakulturellen als auch für den interkulturellen Kontext und ein Leitfaden bzw. eine Hilfestellung für den Aufbau einer effektiven Behandlung des Stotterns.
Die Frage, ob das ‚Therapeutische Stufenmodell' für den weltweiten interkulturellen Kontext ein geeignetes Werkzeug ist, kann nicht erschöpfend beantwortet werden, da eine empirische Untersuchung dazu bisher nicht vorliegt.

Der Fokus in interkulturellen Kontexten ist primär auf Unterschiede und Gegensätzlichkeiten ausgerichtet, die Konflikte auslösen können, die es zu überwinden gilt. Von Experten werden deshalb fachliche, methodische, soziale und persönliche Fähigkeiten und Fertigkeiten als Teilkompetenzen verlangt, die unter dem Terminus ‚Interkulturelle Kompetenz' zusammengefasst werden. Der methodische Teil wurde aus diesem Grunde um die Kommunikationsmethode ‚Dialogprozess' nach MATOBA erweitert. Diese stellt ein geeignetes Instrument für den Erwerb von basaler interkultureller Kompetenz dar.

Weiterführende Forschungsarbeiten, die sich durch die vorliegende Arbeit anbieten, wären eine Überprüfung der Anwendbarkeit des Modells der ‚Therapeutischen Wirkfaktoren' aus der Sicht anderer Nationen/Kulturen bzw. weiterer kulturspezifischer Ansätze. Des Weiteren könnte das ‚Therapeutische Stufenmodell' in Verbindung mit dem ‚Dialogprozess' zu einem interkulturell geeigneten diagnostischen Instrument und Behandlungsleitfaden für Experten mit Schwerpunkt ‚Stottern' weiterentwickelt werden.[77]

Damit die kulturelle Vielfalt im Sinne der UNESCO und vieler Wissenschaftler auch in den kommenden Jahrzehnten, trotz der zunehmenden globalen Vernetzung und der Dominanz der so genannten ‚westlichen' Werte- und Ordnungssysteme, erhalten bleibt (vgl. Fischer S. 2001, 49-106), ist es dringend notwendig, den interkulturellen Austausch der Experten zum Thema weiter auszubauen, um die kulturspezifischen Ressourcen zu sichten und zu sichern, und sie in Behandlungsmodelle zu integrieren, die den interkulturellen Aspekt von vornherein berücksichtigen. Auf diese Weise kann ein größtmöglicher Nutzen für diejenigen erlangt werden, die Hilfe benötigen.

[77] Für den intrakulturellen Kontext könnte ebenfalls untersucht werden, ob die Grundstruktur des Braunschen Modells der ‚Therapeutischen Wirkfaktoren' auf weitere komplexe Störungsbilder übertragen werden kann. Für das ‚Poltern' liegt bereits eine Diplomarbeit von ATANASSOV vor (vgl. Atanassov 2004).

3. Abkürzungsverzeichnis

Abb.:	Abbildung
ADS:	The Association for Denmark Stutterers
AIDS:	Acquired Immune Deficiency Syndrome
AJSLP:	Australian Journal of Speech and Language Pathology
ASA:	American Stutter's Association
DAF:	Delay Auditory Feedback
fMR:	funktionelle Magnetresonanz
fMRT:	funktionelle Magnetresonanz-Tomographie
HIV:	Human Immunodeficiency Virus
H-T-M-V-K:	Hilfen – Techniken – Methoden – Verfahren – Konzepte
IASCL	International Congress for the Study of Child Language
k. A.:	keine Angaben
MEG	Magnetencephalografie
n. b.:	nicht bekannt
n. z.:	nicht zutreffend
NSA:	Nepal Stutters' Association
NLP:	Neurolinguistisches Programmieren
PET:	Positronen – Emissions – Tomographie
PWS:	Person Who Stutters
SLP:	Speech and Language Pathologist
SLT – Dep.:	Speech and Language Therapy – Department
SP:	Spech Pathologist
u. a.:	unter anderem
UNESCO	United Nations Educational Scientific and Cultural Organization
UNICEF:	United Nations International Children's Emergency Fund
UNO	United Nations Organization
U.S.:	United States
Vgl.:	vergleiche
vs.:	versus
WHO	World Health Organization
z. B.:	zum Beispiel

4. Literaturverzeichnis

ADERHOLD, Egon / WOLF, Edith (1989): Sprecherzieherisches Übungsbuch. Berlin: Henschel Verlag.

ADERHOLD, Egon (1995): Das gesprochene Wort. Berlin: Henschel Verlag.

ADLER, Alfred (1974): Der Sinn des Lebens. Frankfurt am Main: Fischer Taschenbuch Verlag.

ANDREWS, Gavin / HARRIS, Marry / GARSIDE, Roger / KAY, David (1965): The syndrome of stuttering. In: Clinics in Developmental Medicine. London: Heinemann Mecical Books.

ANDREWS, Gavin (1985): The epidemiology of Stuttering (1-12). In: CURLEE, Richard F. / PERKINS, William H. (ed.): Nature and Treatment of Stuttering: New directions. London: Taylor & Franis.

APPADURAI, Arjun (1996): Modernity at Large. Cultural Dimensions of Globalization. Minneapolis: University of Minnesota Press.

ASANTE, Molefi Kete / GUDYKUNST, William B. (1989): Handbook of International and Intercultural Communication. Newbury Park: Sage Publication.

ATANASSOV, Nicole (2004): Poltern – eine Studie zur diagnostischen Erfassung und Therapie. Diplomarbeit. Berlin: Humboldt Universität zu Berlin, Institut für Rehabilitationswissenschaften.

AU-YEUNG, James / HOWELL, Peter / DAVIS, Peter / CHARLES, Nicole / SACKLIN, Stevie (2000): Bilingualism and Stuttering. University College London, Department of Psychology. Paper appeared in the Proceeding of the 3rd World Congress on Fluency Disorders (1-9). www.speech.psychol.ucl.ac.uk.html

AUERNHEIMER, Georg (2002): Interkulturelle Kompetenz – ein neues Element pädagogischer Professionalität? (183-205) In: AUERNHEIMER, Georg (Hrsg.): Interkulturelle Kompetenz und pädagogische Professionalität. Reihe: Interkulturelle Studien, Band 13. Opladen: Verlag Leske + Budrich.

AUERNHEIMER, Georg (2003): Einführung in die Interkulturelle Pädagogik. Darmstadt: Wissenschaftliche Buchgesellschaft Darmstadt.

BAMSHAD, Michel J. / OLSON, Steve E. (2005): Menschenrassen – eine Fiktion? In: Spektrum der Wissenschaft 5, 90-97.

BARTSCH, Elmar / MARQUART, Tobias (2003): Grundwissen Kommunikation. Stuttgart: Ernst Klett Verlag.

BAUMGARTNER, Stephan (2002): Sprechflüssigkeit (162-255). In: BAUMGARTNER, Stephan / FÜSSENICH, Iris: Sprachtherapie mit Kindern. München: Verlag Ernst Reinhardt.

BECKER, Klaus-Peter / SOVAK, Milos (1983): Lehrbuch der Logopädie. Berlin: Verlag Volk und Gesundheit.

BECKER, Klaus-Peter / WLASSOWA, Natalia Alexandrowna et al. (1988): Stottern. Berlin: VEB Verlag und Gesundheit.

BELLEBAUM, Alfred (1994): Soziologische Grundbegriffe. Stuttgart: Verlag Kohlhammer.

BEMMER, Ariane (2005): Nebenwirkung: Ausgrenzung. Sandra hat AIDS – Protokoll einer Kindheit. Berlin: Tagesspiegel vom 28.11.2005, 14.

BENDER-SZYMANSKI, Dorothea (2002): Interkulturelle Kompetenz bei Lehrerinnen und Lehrern aus der Sicht der empirischen Bildungsforschung (153-179). In: AUERNHEIMER, Georg (Hrsg.): Interkulturelle Kompetenz und pädagogische Professionalität. Opladen: Leske + Budrich Verlag.

BENECKEN, Jürgen (1982): Klientenzentrierte Kinderspieltherapie bei sprach- und sprechgestörten Kindern (74-81). In: BENECKEN Jürgen (Hrsg.): Kinderspieltherapie. Fallstudien. Stuttgart: Verlag W. Kohlhammer.

BENECKEN, Jürgen (1996a): Das freie Spiel in der Logopädie. In: Forum Logopädie. 5, 14-18.

BENECKEN, Jürgen (1996b): Wenn die Grazie misslingt – Stottern und stotternde Menschen im Spiegel der Medien. Köln: Demosthenes Verlag.

BENECKEN, Jürgen / SPINDLER, Claudia (2004): Zur psychosozialen Situation stotternder Schulkinder in Allgemeinschulen. In: Die Sprachheilarbeit 49 (2), 61-70.

BENTELE, Günter (1989): Zeichen, Sprache und journalistischer Sprachgebrauch. In: Modellversuch-Journalistenweiterbildung, Fernstudium Kommunikationswissenschaft, Teil 1. München: Ölschläger Verlag.

BETA, Kirsten / LÜCK, Senta (2004): Sprachheilpädagoginnen auf dem Weg zu einer Interkulturellen Kompetenz – Versuch einer Perspektivenübernahme in der Kommunikation mit dem Fremden (203-216). In: LÜDTKE, Ulrike (Hrsg.): Fokus: Mensch. Subjektzentrierte Unterrichts- und Therapiemodelle in der Sprachbehindertenpädagogik. Festschrift zur Verabschiedung von Prof. Dr. Gerhard Homburg. Würzburg: edition von freisleben.

BIBEL (1973): nach der deutschen Übersetzung D. Martin Luthers. Altenburg: Evangelische Haupt-Bibelgesellschaft.

BINDEL, Rolf (1981): Therapie der sprechmotorischen Symptome des Stotterns. In: Die Sprachheilarbeit 26, 99-102.

BINDEL, Rolf (1987): Stottern als dialogische Fehlentwicklung: Ein funktionales Modell zur Theorie und Therapie des Stotterns. Göttingen: Verlag Hogrefe.

BINDEL, Rolf (1992): Stottern als Redeabstimmungsstörung (348-358). In: GROHNFELDT, Manfred (Hrsg.): Handbuch der Sprachtherapie. Störungen der Redefähigkeit Band 5. Berlin: Marhold im Wissenschaftsverlag Volker Spiess.

BINDEL, Rolf W. (1996): Stottern beim Vorschulkind: Funktionale Theorie und Therapie. In: Sprache – Stimme - Gehör 20 (1), 32-45.

BINDEL, Rolf (2001): Therapie des Stotterns. Tagungsbericht der Deutschen Gesellschaft für Sprachheilpädagogik, Berlin 2000. Würzburg: Edition von Freisleben.

BLEY, Martina / MIELKE, Ursel (1993): Taijiquan in der Stottertherapie. In: Sprache-Stimme-Gehör 17 (3), 101-104.

BLOODSTEIN, Oliver (1985): Stuttering as an Anticipatory Struggle Disorder (171-186). In: In: CURLEE, Richard F. / PERKINS, William H. (ed.): Nature and Treatment of Stuttering: New directions. London: Taylor & Franis.

BLOODSTEIN, Oliver (1997): A Handbook on Stuttering. San Diego: Singular Publishing Group.

BOCK, Philip K. (1970): Foreword (12-17). In: BOCK, Philip K.(ed.): Culture shock. A Reader in Modern Cultural Anthroplogy. New York: Alfred A. Knopf.

BOHM, David / NICHOL, Lee (1996): On Dialogue. London: Routledge.

BOHM, David (1998): Der Dialog – Das offene Gespräch am Ende der Diskussionen, Stuttgart: Klett-Cotta Verlag.

BOLTEN, Jürgen (1997): Interkulturelle Wirtschaftskommunikation (469-497). In: WALTER, Rolf (Hrsg.): Wirtschaftswissenschaften. Eine Einführung. Paderborn: Verlag S. Schöningh.

BOLTEN, Jürgen (2001): Interkulturelle Kompetenz. Erfurt: Landeszentrale für politische Bildung.

BOURDIEU, Pierre (1987): Die feinen Unterschiede. Kritik der gesellschaftlichen Urteilskraft. Frankfurt am Main: Verlag Suhrkamp.

BRANDI, Casper (2005): Stottern: Studieren mit Handikap. In: UniCOMPACT 1/2-05.Mai. Bayreuth.

BRANDOM, Robert (2001): Expressive Vernunft. Frankfurt am Main: Suhrkamp Verlag.

BRAUN, Otto (1992): Stottern im Schulalter (135-163). In: GROHNFELDT, Manfred (Hrsg.): Handbuch der Sprachtherapie. Störungen der Redefähigkeit Band 5. Berlin: Marhold im Wissenschaftsverlag Volker Spiess.

BRAUN, Otto (1997 a): Der pädagogisch-therapeutische Umgang mit stotternden Kindern und Jugendlichen. Berlin: Edition Marhold.

BRAUN, Otto (1997 b): Umorientierung in der schulischen Stottertherapie (366-369). Sonderpädagogik in Berlin. Heft 3. Berlin: Fachverband für Behindertenpädagogik Landesverband Berlin.

BRAUN, Otto (2002): Sprachstörungen bei Kindern und Jugendlichen. Stuttgart: Verlag W. Kohlhammer.

BRAUN, Otto (2006): Sprachstörungen bei Kindern und Jugendlichen. Stuttgart: Verlag W. Kohlhammer.

BRAUN, Gerald / HILLEBRAND, Karl (1992): Multikulturelle Gesellschaft in Deutschland. Probleme und Perspektiven. Zeitschrift für Kulturaustausch.

BREIDENBACH, Joana / ZUKRIGL, Ina (1998): Tanz der Kulturen. Kulturelle Identität in einer globalisierten Welt. München: Verlag Antje Kunstmann.

BREZINKA, Wolfgang (1976): Erziehungsziele, Erziehungsmittel, Erziehungserfolge. Beiträge zu einem System der Erziehungswissenschaft. München: Ernst Reinhardt Verlag.

BRISLIN, Richard W. / LANDIS, Dan / BRANDT, Mary E. (1983): Conceptualizations of Intercultural Behavior and Training (1-35). In: BRISLIN, Richard W. / LANDIS, Dan (ed.): Handbook of Intercultural Training. Vol. I – Issues in Theory and Design. New York: Pergamon Press.

BRISLIN, Richard W. (1990): Applied Cross-Cultural Psycholgy. An Introduction (9-33). In: Brislin Richard W. (ed.): Applied Cross-Cultural Psychology. Cross-Cultural Researches and methodology Series Volume 14. Newbury Park: Sage publications.

BROCKHAUS (1997): Die Enzyklopädie: Gesellschaft. Band 8. Leipzig / Mannheim: Verlag Brockhaus.

BROCKHAUS (1997): Die Enzyklopädie: Kultur. Band 12. Leipzig / Mannheim: Verlag Brockhaus.

BROCKHAUS (1997): Die Enzyklopädie: Kommunikation. Band 12. Leipzig / Mannheim: Verlag Brockhaus.

BROCKHAUS (1998): Die Enzyklopädie: Nation. Band 15. Leipzig / Mannheim: Verlag Brockhaus.

BROCKHAUS (1998): Die Enzyklopädie: Staat. Band 20. Leipzig / Mannheim: Verlag Brockhaus.

BROCKHAUS (1998): Die Enzyklopädie: Störung. Band 21. Leipzig / Mannheim: Verlag Brockhaus.

BROSCH, Sibylle / PIRSIG, Wolfgang (2001): Einige historische und kunstgeschichtliche Aspekte des Stotterns. In: Sprache-Stimme-Gehör 25 (3), 97-99.

BRÜCK, Friedericke (2005): Grundlagen und Übungen des Gospel- Jazz- und Bluesgesangs. Berlin: Hand-Out.

BUBER, Martin (1962): Zur Geschichte des dialogischen Prinzips (291-306). In: Werke. Schriften zur Philosophie. Band 1. München: Kösel-Verlag, Verlag Lambert Schneider.

BUBER, Martin (1998): Das dialogische Prinzip. In: PIRSCHEL, Reinhard: Dialogisches Prinzip nach Martin Buber und Konzepte zur Förderung von behinderten Kindern und Jugendlichen. Oldenburgische Beiträge zu Jüdischen Studien. Band 1. Oldenburg: Bibliotheks- und Informationssystem der Universität Oldenburg.

BÜHLER, Karl (1982): Sprachtheorie. Die Darstellungsfunktion der Sprache. Ungekürzter Neudruck der Ausgabe Jena, Fischer 1934. Stuttgart: Gustav Fischer Verlag.

BUNDESAMT für STATISTISCHES (2005/2006): www.destatis.de

BUNDESVEREINIGUNG STOTTERER-SELBSTHILFE E.V. (2003): Unser Kampf zur Verbesserung der Situation stotternder Menschen in Kamerun. Köln: Der Kieselstein, online.

BUNDESVEREINIGUNG STOTTERER-SELBSTHILFE E.V. (2003): Das unerträgliche Leiden des Stotterns in Afrika. Köln: Der Kieselstein, online.

BUNDESVEREINIGUNG STOTTERER-SELBSTHILFE E.V. (2003): Stottern in Burkina Faso. Köln: Der Kieselstein, online.

BUNDESVEREINIGUNG STOTTERER-SELBSTHILFE E.V. (2003): Glänzende Hoffnungen für stotternde Menschen in Uganda. Köln: Der Kieselstein, online.

BUNDESVEREINIGUNG STOTTERER-SELBSTHILFE E.V. (2004): Das unerträgliche Leiden des Stotterns in Afrika. Köln: Der Kieselstein, online.

BUßMANN, Hadumod (1990): Lexikon der Sprachwissenschaften. Stuttgart: Alfred Kröner Verlag.

CASMIR, Fred (1985): Stereotypes and Schemata (48-67). In: GUDYKUNST, William B. / STEWART, Lea P. / TING-TOOMEY, Stella (Hrsg.): Communication, Culture, and Organizational Processes. International and Intercultural Communication Annual Vol. IX. Beverly Hills: Sage publications.

CASMIR, Fred (1994): Interkulturelle Kommunikation (86-93). Mythologie und Realität. In: LUGER, Kurt / RENGER, Rudi (Hrsg.): Dialog der Kulturen. Die multikulturelle Gesellschaft und die Medien. Wien: Österreichischer Kunst- und Kulturverlag.

CASMIR, Fred (1998): Interkulturelle Kommunikation als Prozeß (15-26). In: JONACH, Ingrid (Hrsg.): Interkulturelle Kommunikation. München: Ernst Reinhardt Verlag.

CASMIR, Fred (1999): Foundations for the study of intercultural communication based on a third-culture building model. International Journal of Intercultural Relations 23 (1), 91-116.

CASTRO VARELA, Maria del Mar / SCHULZE, Sylvia / VOGELMANN, Silvia / WEIß, Anja (1998): Suchbewegungen. Interkulturelle Beratung und Therapie. Tübingen: dgvt-Verlag.

CASTRO VARELA, Maria del Mar (2002): Interkulturelle Kompetenz - ein Diskurs in der Krise (35-48). In: AUERNHEIMER, Georg (Hrsg.): Interkulturelle Kompetenz und pädagogische Professionalität. Opladen: Leske + Budrich Verlag.

CAVALLI-SFORZA, Luigi Luca (1999): Gene, Völker und Sprachen. Die biologischen Grundlagen unserer Zivilisation. Ulm: Carl Hanser Verlag.

CHEN, Guo-Ming / STAROSTA, William J. (1998): Foundations of intercultural communication. Boston: Allyn & Bacon.

CHENG T. Winston / OLEA, TRICIA Christina M. / MARZAN, Jocelyn (2002): Speech – Language Pathology in the Phillipines: reflection on the Past and Present, Perspektive for the Future. In: Folia Phoniatrica et Logopaedica 54 (2), 79-82.

CHEW, Jason (2004): A profile of stuttering and perceptions of discrimination in the workplace (7). In: Notes on the World Congress for People Who Stutter, held at fremantle, Western Australia, February 15-20, 2004, Part I. Tauranga: Warren Brown, New Zealand.

CHOMSKY, Noam (1972): Studies on Semantics in Generative Grammar. Janua Linguarum, Series Minor 107, Indiana Universtity. The Hague: Mouton & Co. N.V..

CHOMSKY, Noam (1977): Reflexionen über die Sprache. Frankfurt am Main: Suhrkamp Verlag.

COBLENZER, Horst (1994): Erfolgreich sprechen. Wien: ÖBV Pädagogischer Verlag.

COBLENZER, Horst / MUHAR, Franz (1999): Atem und Stimme. Wien: ÖBV Pädagogischer Verlag.

CRESWELL, John W. (2002/2003): Research Design. Qualitative, Quantitative and Mixed Methods Approaches. University of Nebraska.Thousend Oaks: Sage Publications.

D'ANDRADE, Roy Goodwin (1981): The Cultural Part of Cognition. Cognitive Sciences 5, 179-195.

DEL FERRO, Len (2002): Handreichungen des Del-Ferro-Institutes. Online. Amsterdam:

DELL, Carl Jr. (2001): Therapie für das stotternde Schulkind. Köln: Verlag der Bundesvereinigung Stotterer-Selbsthilfe e.V..

DEMOSTHENES-INSTITUT der BUNDESVEREINIGUNG STOTTERERSELBSTHILFE e. V. (2004): Informationsmappe PEVOS (Programm zur Evaluation von Stottertherapien), Köln.

DERRIDA, Jacques (1992): Das andere Kap. Die vertagte Demokratie. Zwei Essays zu Europa. Frankfurt am Main: Verlag Suhrkamp.

DEUSE, Arno (1992): Computergestützte Therapie mit Stotternden (235-260). In: GROHNFELDT, Manfred (Hrsg.): Handbuch der Sprachtherapie. Störungen der Redefähigkeit Band 5. Berlin: Edition Marhold im Wissenschaftsverlag Volker Spiess.

DEUSE, Arnold (1994): Atem-, Stimm- und Sprechübungen am Computer im Rahmen eines ‚ganzheitlichen', methoden-integrierten Konzepts. In: Die Sprachheilarbeit 39 (3), 152-164.

DIEKMANN, Andreas (2004): Empirische Sozialforschung. Grundlagen, Methoden, Anwendungen. Hamburg: Verlag Rowohlt Taschenbuch.

DIENER, Ingolf (2001): Ethnicity and nation-building: towards unity without constraint of the majority (231-258). In: DIENER, Ingolf / GRAEFE, Olivier (ed.): Contemporary Namibia. The first landmarks of a post-apartheid society. Windhoek: Gamsberg Macmillan Publishers / IFRA.

DODD, Carley H. (1991): Dynamics of Intercultural Communication. Dubuque: Wm. C. Brown.

DODD, Carley H. (1998): Dynamics of Intercultural Communication. Boston: McGraw Hill.

ECO, Umberto (1987a): Semiotik. Entwurf einer Theorie der Zeichen. München: Wilhelm Fink Verlag.

ECO, Umberto (1987b): Streit der Interpretationen. Konstanzer Bibliothek Band 8. Konstanz: Universitätsverlag Konstanz GmbH.

ELLINOR, Linda / GERARD, Glenna (2000): Der Dialog im Unternehmen: Inspiration, Kreativität, Verantwortung. Stuttgart: Verlag Klett-Cotta.

ELLIS, Albert (1997): Grundlagen und Methoden der rational-emotiven Verhaltenstherapie. München: Verlag J. Pfeiffer.

ELSAS, Christoph (1975): Problemgeschichtliche Einleitung (16-82). In: ELSAS, Christoph (Hrsg.): Religion. Ein Jahrhundert theologischer, philosophischer, soziologischer und psychologischer Interpretationsansätze. München: Verlag Chr. Kaiser.

ELSAS, Christoph (2002): Religionsgeschichte Europas. Religiöses Leben von der Vorgeschichte bis zur Gegenwart. Darmstadt: Primus Verlag, Wissenschaftliche Buchgesellschaft.

ELSTNER, Walter (1992): Bewegung als Hilfe zum flüssigen Sprechen (285-306). In: GROHNFELDT, Manfred (Hrsg.): Handbuch der Sprachtherapie. Störungen der Redefähigkeit Band 5. Berlin: Edition Marhold im Wissenschaftsverlag Volker Spiess.

ENDRUWEIT, Günter / TROMMSDORFF, Gisela (2002): Wörterbuch der Soziologie. Stuttgart: Verlag Lucius & Lucius.

EßBACH, Wolfgang (1996): Studium Soziologie. München: UTB - Wilhelm Fink Verlag.

FERNAU-HORN, Helene (1962): Über die traumatischen Symptome des Stotterns. In: Die Sprachheilarbeit 7 (3), 200-203.

FERNAU-HORN, Helene (1969): Die Sprechneurosen. Stuttgart: Hippokrates Verlag.

FIEDLER, Peter / STANDOP, Renate (1994): Stottern. Ätiologie, Diagnose, Behandlung. Weinheim: BELTZ Psychologie Verlag Union.

FINN, Patrick / CORDES, Anne K. (1997): Multicultural identification and treatment of stuttering: A continuing need for research. In: Journal of Fluency Disorders 22 (3), 219-236.

FISCHER, S. (2002): Brücken in die Zukunft. Ein Manifest für den Dialog der Kulturen. Eine Initiative von Kofi Annan. Frankfurt am Main: S. Fischer Verlag.

FISCHER, Veronika (2005): „Interkulturelle Kompetenz" in der fachwissenschaftlichen Diskussion. HZ/DVVAktuelles. Erfurt: www.iiz-dvv.de.

FIUKOWSKI, Heinz (1992): Sprecherzieherisches Elementarbuch. Tübingen: Max Niemeyer Verlag.

FLICK, Uwe / KARDORFF, Ernst v. / STEINKE, Ines (2004): Qualitative Forschung. Ein Handbuch. Hamburg: Rowohlt Taschenbuch Verlag.

FÖRSTER, Klaus (2002 – 2005): Universities worlwide. www.uni.cc

FORGAS, Joseph P. (1995): Soziale Interaktion und Kommunikation. Eine Einführung in die Sozialpsychologie. Weinheim: Beltz Verlag.

FOX, Anette V. (2005): Kindliche Aussprachestörungen. Phonologischer Erwerb – Differentialdiagnostik – Therapie. Idstein: Schulz-Kirchner Verlag.

FRIEDRICH, Albrecht (1996): Zwischen landverbundener und weisser Wissenschaft: zur Problematik der Sonderpädagogik in Ländern der Dritten Welt – dargelegt am Beispiel Ecuadors. Frankfurt am Main: Verlag für Interkulturelle Kommunikation (IKO).

FUCHS, Max (2002): Dialog zwischen den Kulturen. Kulturtheoretische und -politische Anmerkungen (1-8). Online-Magazin der Deutschen UNESCO-Kommission, Ausg. 3.

FUCHS, Susanne (1997): Studie zum gegenwärtigen Sprechstil in der Präsentation von Nachrichten im Rundfunk. Berlin: Institut für Rehabilitationswissenschaften der Humboldt Universität, Diplomarbeit.

GADET, Francoise (2003): Sprachen und ihre Verbreitung (14-15). In: LE MONDE DIPLOMATIQUE (Hrsg.): Atlas der Globalisierung. Berlin: Verlag TAZ.

GALTUNG, Johan (1998): Die andere Globalisierung. Perspektiven für eine zivilisierte Weltgemeinschaft im 21. Jahrhundert. Münster: Agenda Verlag.

GARLINER, Daniel (1989): Myofunktionelle Therapie in der Praxis. Gemering: Verlag Dinauer.

GEERTZ, Clifford (1987): Dichte Beschreibungen. Beiträge zum Verstehen kultureller Systeme. Frankfurt am Main: Verlag Suhrkamp Taschenbuch Wissenschaft.

GEERTZ, Clifford (1991): Religiöse Entwicklungen im Islam. Beobachtet in Marokko und Indonesien. Frankfurt am Main: Verlag Suhrkamp.

GEHLEN, Arnold (1978a): Gesamtausgabe in 2 Bänden. Philosophische Schriften I (1925-1933) hrsg. von SAMSON, Lothar. Frankfurt am Main: Verlag Vittorio Klostermann.

GEHLEN, Arnold (1978b): Gesamtausgabe in 2 Bänden. Philosophische Schriften II (1933-1938) hrsg. von SAMSON, Lothar. Frankfurt am Main: Verlag Vittorio Klostermann.

GERBNER, Georg (2002a): Early Theories: Building Communications as a Discipline (37-92). In: MORGAN, Michael (ed.): Against the Mainstream. The Selected Works of Georg Gerbner. New York: Peter Lang Publishing.

GERBNER, Georg (2002b): Looking Back, Looking Forward (485-499). In: MORGAN, Michael (ed.): Against the Mainstream. The Selected Works of Georg Gerbner. New York: Peter Lang Publishing.

GLASER, Evelyne (2003): Fremdsprachenkompetenz in der interkulturellen Zusammenarbeit (74-93). In: THOMAS, Alexander / KAMMHUBER, Stefan / SCHROLL-MACHL, Sylvia (Hrsg.): Handbuch Interkulturelle Kommunikation und Kooperation. Band 1: Grundlagen und Praxisfelder. Göttingen: Vandenhoeck & Ruprecht.

GORDON, Raymond G. (2005): Ethnologue: Language of the World. Dallas, Tx: www.ethnologue.com.

GREGERSEN, H. / SAILER, L. (1993): Chaos theory and its implications for social sciene research, Human Relations 46, 777-802.

GROHNFELDT, Manfred (1992): Was ist „Erfolg" in der Stottertherapie? In: Die Sprachheilarbeit 37 (5), 227-239.

GROHNFELDT, Manfred (1996): Merkmale der pädagogischen Sprachtherapie (13-31). In: GROHNFELDT, Manfred (Hrsg.): Handbuch der Sprachtherapie. Grundlagen der Sprachtherapie. Band 1. Berlin: Edition Marhold im Wissenschaftsverlag Volger Spiess.

GRUEN, Arno (2002): Der Fremde in uns. München: Klett-Cotta / Deutscher Taschenbuchverlag.

GUDENBERG von Alexander / EULER, Harald / NEUMANN, Katrin (2005): Langfristige Wirksamkeit der Kassler Stottertherapie. Kassel: Universität Kassel, Institut für Psychologie, dbl, 1-23. www.kassler-stottertherapie.de

GUDYKUNST, William B. (1985): Normative Power and Conflict Potential in Intergroup Relationship (155-173). In: GUDYKUNST, William B. / STEWART, Lea P. /TING-TOOMEY, Stella (Hrsg.): Communication, Culture, and Organizational Processes. Beverly Hills: Sage publications 1985. International and Intercultural Communication Annual Vol. IX.

GUDYKUNST, William B. / TING-TOOMEY, Stella (1988): Culture and Interpersonal Communication. Newbury Park: Sage publications, Sage Series: Interpersonal Communication 8.

GUDYKUNST, William B. / NISHIDA, Tsukasa (1989): Theoretical Perspektives for Studying Intercultural Communication. In: ASANTE, Molefi Kete / GUDYKUNST, William, B (eds.).: Handbook of International and Intercultural Communication. Newbury Park: Sage Publications.

GUDYKUNST, William / SHAPIRO, Robin B. (1996): Communication in everyday interpersonal and intergroup encounters. International Journal of Intercultural Relations, 20 (1), 19-45.

GUDYKUNST, William B. (1998): Individualistic and Collektivistic Perspektives on Communication: An Introduction. In: GUDYKUNST, William (Guest Ed.): Individualistic and Collektivistic Perspektives on Communication. International Journal of Intercultural Relations, Vol. 22, Number 2, 107-128.

GUDYKUNST, Willam B. (2002a): Intercultural Communication. Introduction (179-182). In: GUDYKUNST, William / MODY, Bella (eds.): Handbook of International and Intercultural Communication. 2. ed. Thousand Oaks: Sage Publications.

GUDYKUNST, Willam B. (2002b): Intercultural Communication (183-224). In: GUDYKUNST, William / MODY, Bella (eds.): Handbook of International and Intercultural Communication. 2. ed. Thousand Oaks: Sage Publications.

GUMPERZ, John J. (1964): Linguistic and Social Interaction in Two Communities (137-153). In: GUMPERZ, John J. / HYMES, Del (eds.): The Ethnography of communication. American Anthropologist Part 2, Vol. 66, No. 6.

GUTZMANN, Hermann / NADOLECZNY, Max (1926): Gutzmanns Sprechübungsbuch. Osterwick: Verlag E. Staude.

HAACKE, W.H.G. (2001): Khoekhoegowab (240-244). In: DAHLE Wendula / LEYERER, Wolfgang: Namibia. Bremen: Verlag Edition Temmen.

HABERMAS, Jürgen (1981a): Theorie kommunikativen Handelns. Band 1: Handlungs-rationalität und gesellschaftliche Rationalisierung. Frankfurt am Main: Verlag Suhrkamp.

HABERMAS, Jürgen (1981b): Theorie kommunikativen Handelns. Band 2: Zur Kritik der funktionalistischen Vernunft. Frankfurt am Main: Verlag Suhrkamp.

HABERMAS, Jürgen (1983): Diskursethik. Notizen zu einem Begründungsprogramm (53-125). In: HABERMAS, Jürgen: Moralbewusstsein und kommunikatives Handeln. Frankfurt am Main: Verlag Suhrkamp.

HABERMAS, Jürgen (1984): Was heißt Universalpragmatik? (353-439). In: HABERMAS, Jürgen: Vorstudien und Ergänzungen zur Theorie des kommunikativen Handelns. Frankfurt am Main: Verlag Suhrkamp.

HABERMAS, Jürgen (1990): Strukturwandel der Öffentlichkeit. Untersuchungen zu einer Kategorie der bürgerlichen Gesellschaft. Frankfurt am Main: Verlag Suhrkamp.

HALL, Edward T. (1959): The silent language. Garden City (N.Y.): Doubledy & Company.

HALL, Edward T. (1964): Adumbration as a Feature of Intercultural (154-163). In: GUMPERZ, John J. / HYMES, Del (eds.): The Ethnography of communication. American Anthropologist Part 2, Vol. 66, No. 6.

HALL, Edward T. / HALL, Mildred Reed (1985): Verborgene Sprachsignale. Studie zur internationalen Kommunikation. Über den Umgang mit Japanern. Hamburg: Verlag Gruner und Jahr.

HALL, Stuart (1994): Rassismus und kulturelle Identität. Ausgewählte Schriften 2. Hamburg: Verlag Argument.

HAM, Richard (2000): Techniken in der Stottertherapie. Köln: Demosthenes Verlag der Bundesvereinigung Stotterer-Selbsthilfe e.V..

HANSEN, Bernd / IVEN, Claudia (2004): Stottern bei Kindern. Ein Ratgeber für Eltern und pädagogische Berufe. Idstein: Schulz-Kirchner-Verlag.

HARTKEMEYER, Johannes / HARTKEMEYER, Martina & DHORITY, Freeman (2001): Miteinander Denken - Das Geheimnis des Dialogs. Stuttgart: Verlag Klett-Cotta.

HAUSDÖRFER, Oskar (1986): Durch die Nacht zum Licht. Köln: Demosthenes Verlag der Bundesvereinigung Stotterer-Selbsthilfe e.V..

HERMANN-RÖTTGEN, Marion / MIETHE, Erhard (1990): Stimmtherapeutisches Programm. Stuttgart: Thieme Verlag.

HINZ-ROMMEL, Wolfgang (1994): Interkulturelle Kompetenz. Ein neues Anforderungsprofil für die soziale Arbeit. Münster: Verlag Waxmann.

HINZ-ROMMEL, Wolfgang (1998): Interkulturelle Kompetenz als Anforderungsprofil für pädagogische und soziale Arbeit (13-22). Dokumentation eines Fachtages. Bremen: Paritätisches Bildungswerk, Institut für soziale Weiterbildung.

HOFSTEDE, Geert / McCRAE, Robert R. (2004): Personality and Culture Revisited: Linking Traits and Dimensions of Culture. Cross-Cultural Research 38 (1), 52-88.

HOFSTEDE, Geert (2006): Lokales Denken – globales Handeln. Interkulturelle Zusammenarbeit und globales Management. 3. Aufl. München: Deutscher Taschebuch Verlag.

HORN, Peter (2000): "Kultur" in den Gesellschaften der Bantusprachigen Völker Südafrikas. In: Enzyklopädie vielsprachiger Kulturwissenschaften. Wien, © INST: Institut zur Erforschung und Förderung österreichischer und internationaler Literatur-prozesse, 2000.

HYMES, Del (1964): Introduction: Towards Ethnographics of Communication (1-34). In: GUMPERZ, John J. / HYMES, Del (eds.): The Ethnography of communication. American Anthropologist Part 2, Vol. 66, No. 6.

INGHAM, Roger J. / FOX, Peter T. / INGHAM, Janis / XIONG, Jinhu et al. (2004): Brain Correlates of Stuttering and Syllable Production: Gender Comparison and Replication. In Journal of Speech, Language, and Hearing Research 47 (2), 321-341.

IQBAL BHATTI, Karin (1998): Comics und Interkulturelle Kommunikation (219-228). In: JONACH, Ingrid (Hrsg.): Interkulturelle Kommunikation. Sprache und Sprechen Band 34. München: Ernst Reinhardt Verlag.

IQBAL BHATTI, Karin (2002): Konstruktive Komplextherapie zur Behandlung des Stotterns nach Otto Braun. In: mitSprache, Fachzeitschrift für Sprachhheilpädagogik (4), 5-30.

IRWIN, Ann (1998): Unser Kind fängt an zu stottern. Stuttgart: Trias Verlag.

ISENSEE, Josef (2004): Staat und Verfassung (1-106). Staat als Voraussetzung und Gegenstand von Verfassung (33-74). In: ISENSEE, Josef / KIRCHHOF, Paul (Hrsg.): Handbuch des Staatsrechts der Bundesrepublik Deutschland. Band II. Verfassungsstaat. Heidelberg: C. F. Müller Verlag.

ISRAEL, Joachim (1995): Martin Buber. Dialogphilosophie in Theorie und Praxis. Sozialwissenschaftliche Abhandlungen der Görres-Gesellschaft, Band 23. Berlin: Verlag Duncker & Humblot.

IVEN, Claudia (1994): Was heisst „Professionalität“? In: Die Sprachheilarbeit 39 (2), 61-62.

IWERT, Hans (1992): Atem- und Entspannungstraining bei Sprechneurosen (307-327). In: GROHNFELDT, Manfred (Hrsg.): Handbuch der Sprachtherapie. Störungen der Redefähigkeit Band 5. Berlin: Edition Marhold im Wissenschaftsverlag Volker Spiess.

JACOBSEN, Gerd (1992): Die koordinierte Stotterkontrolle. München: Verlag Ernst Reinhardt.

JACOBSON, Edmund (1999): Entspannung als Therapie. Progressive Relaxation in Theorie und Praxis. Stuttgart: Verlag Klett-Cotta.

JEHLE, Peter / RANDOLL, Dirk (1987): Die Behandlung des beginnenden Stotterns. Bericht über die Entwicklung und erste Evaluation einer Konzeption zur Elternberatung und direkten Förderung des Kindes. Frankfurt am Main: Deutsches Institut für Internationale Pädagogische Forschung.

JEHLE, Peter (1994): Kurz- und langfristige Ergebnisse der Behandlung des Stotterns mit dem Therapieprogramm von Boberg und Kully. Bericht über einen Modellversuch. Frankfurt am Main: Deutsches Institut für Internationale Pädagogische Forschung.

JOHANNSEN, Helge S. (2003): Stottern bei Kindern (150-159). In: GROHNFELDT, Manfred (Hrsg.): Lehrbuch der Sprachheilpädagogik und Logopädie. Erscheinungsformen und Störungsbilder. Band 2. Stuttgart, Verlag W. Kohlhammer.

JONACH, Ingrid / RÖHNER-MÜNCH, Karla (2000): Interkulturelle Handlungskompetenz – auch für Sonderpädagogen? In: Vierteljahreszeitschrift für Heilpädagogik und ihre Nachbargebiete 39 (3), 349-356.

JUNGERMANN, Christoph Daniel (2004): Wie ist Beziehungsdesign in kulturell vielfältigen Begegnungen möglich. Witten/Herdecke: Diplomarbeit.

JUNGERMANN, Christoph Daniel / MORAWSKI, Frank / RUBENBAUER, Ursula (2005a): Dialogerfahrungen in Namibia. In: HARTKEMEYER Johannes F. & Martina: Die Kunst des Dialogs. Kreative Kommunikation entdecken. Erfahrungen, Anregungen, Übungen (262-270). Stuttgart: Verlag Klett-Cotta.

JUNGERMANN, Christoph Daniel (2005b): Chinesische Geschäftskultur. Daimler Chrysler. Handout.

KARDORFF v., Ernst (1998): Experten und Laien – Ein Problem transkultureller Kommunikation (54-61). In: JONACH, Ingrid (Hrsg.): Interkulturelle Kommunikation. München: Ernst Reinhard Verlag.

KATZ-BERNSTEIN, Nitza (1992): Aufbau der Sprach- und Kommunikationsfähigkeit bei redeflußgestörten Kindern. Ein sprachtherapeutisches Übungsprogramm. Luzern: Schweizerische Zentralstelle für Heilpädagogik.

KATZ-BERNSTEIN, Nitza / SUBELLOK, Katja (2002): Gruppentherapie mit stotternden Kindern und Jugendlichen. Konzepte für die sprachtherapeutische Praxis (41-52). In: KATZ-BERNSTEIN, Nitza / SUBELLOK, Katja: Therapiebausteine in der Gruppentherapie von redeflussgestörten Kindern und Jugendlichen. Müchen: Ernst Reinhardt Verlag.

KATZ-BERNSTEIN, Nitza (2003): Therapie aus pädagogisch-psychologischer Sicht (66-90). In: GROHNFELDT, Manfred (Hrsg.): Lehrbuch der Sprachheilpädagogik und Logopädie. Beratung, Therapie und Rehabilitation. Band 4. Stuttgart: Verlag W. Kohlhammer.

KATHARD, Harsha (1998): Issues of culture and stuttering: A South African Perspective (1-14). www.stuttering.za

KEßLER, H. Bernd (1981): Rational-emotive Therapie bei Stottern. In: Die Sprachheilarbeit 26 (2), 91-98.

KIM, Uichol (1995): Individualism and Collectivism. Psychological, Cultural and Ecological Analysis. Copenhagen: Nordic Institute of Asian Studies (NIAS).

KIRCHHOFF, Sabine / KUHNT, Sonja / LIPP, Peter / SCHLAWIN, Siegfried (2003): Der Fragebogen. Datenbasis, Konstruktion und Auswertung. Opladen: Verlag Leske + Budrich.

KIRSCHHOFER-BOZENHARDT von, Andreas / KAPLITZA, Gabriele (1991): Der Fragebogen. Tübingen: Francke Verlag.

KLANN-DELIUS, Gisela (1999): Spracherwerb. Stuttgart: Verlag J.B. Metzler.

KLUGMAN, Tanya (2004): The Realionship between Fluency, Stuttering and Code-Switching in Bilingual Adults (65). In: Notes on the World Congress for People Who Stutter, held at fremantle, Western Australia, February 15-20, 2004, Part VI. Tauranga: Warren Brown, New Zealand.

KNURA Gerda (1982): Grundfragen der Sprachbehindertenpädagogik (41-46). In: KNURA, Gerda / NEUMANN, Berthold (Hrsg.): Handbuch der Sonderpädagogik. Pädagogik der Sprachbehinderten, Band 7. Berlin: Carl Marhold Verlagsbuchhandlung.

KÖNIG, Rene (1998): Schriften 1. Die naturalistische Ästhetik in Frankreich und ihre Auflösung. Ein Beitrag zur systemwissenschaftlichen Betrachtung der Künstleresthetik. Opladen: Leske + Budrich.

KOLLBRUNNER, Jürg (2004): Psychodynamik des Stotterns. Psychosoziale Ursachen, Stottertheorien, tiefenpsychologisch orientierte Therapie, Zukunftsperspektiven der Sprachtherapieausbildung. Stuttgart: Kohlhammer Verlag.

KONERSMANN, Ralf (2003): Kulturphilosophie zur Einführung. Hamburg: Verlag Junius.

KONTOS, Maria (2000): Dokumentation und Analyse wissenschaftlicher Konzepte zum Thema „Interkulturelle Kompetenz“ – Forschungsstand und Definition-. Dokumentation der internationalen Fachtagung „Interkulturelle Kompetenz“ – Schlüsselqualifikationen von Immigrantinnen in Berlin 1999: Bonn: BIBB.

KORENBROT, F. / HERTZANO T./ BEN AROYA, A. (2002): Emerging Issues in Israel: Commentaries in a Global Context. In: Folia Phoniatrica et Logopaedia 54 (2), 72-74.

KRACHT, Anette / WELLING, Alfons (2000): Aussiedlung und Einwanderung: Problem der Einsprachigkeit – Wege zur Mehrsprachigkeit. Ein sprach(behinderten) pädagogischer Ansatzpunkt. In: Die Sprachheilarbeit 45 (2), 57-63.

KRACHT, Anette (2003): Sprachtherapie und Beratung im Kontext kindlicher Mehrsprachigkeit (202-210). In: GROHNFELDT, Manfred (Hrsg.): Lehrbuch der Sprachheilpädagogik und Logopädie. Beratung, Therapie und Rehabilitation. Band 4. Stuttgart: Verlag W. Kohlhammer.

KRAUSE, Rainer (1981): Sprache und Affekt. Das Stottern und seine Behandlung. Stuttgart: Verlag W. Kohlhammer.

KRECH, Hans (1962): Die kombiniert-psychologische Übungsbehandlung des Stotterers. Leipzig: Phoniatrie Barth.

KRECH, Eva-Maria (1987): Vortragskunst. Leipzig: VEB Bibliographisches Institut.

KRISTEVA, Julia (1990): Fremde sind wird uns selbst. Frankfurt am Main: Verlag Suhrkamp.

KROEBER, A. L. / KLUCKHOHN, Clyde (1952): Culture. A critical review of concepts and definitions. Papers of the Peabody Museums of American Archaeology and Ethnology, Vol. XLVII-No. 1. Cambridge: The museum, Harvard University.

KRUSE, Waltraud (1994): Entspannung: Autogenes Training für Kinder. Köln: Deutscher Ärzte Verlag.

KÜHNE, Anja (2005): Denkmäler für bedrohte Sprachen (7). Berlin: Tagesspiegel vom 24./25.3.

KUSTER, Judy (2004): Words for Stuttering from around the world (1-3). Zitiert nach: KITCHEN, Richard / VAN RIPER, Charles (1982): The Nature of Stuttering. www.mnsu.edu

LANDIS, Dan / BRISLIN, Richard W. / BRANDT, Mary E. (1983): Conceptualizations of Intercultural Behavior and Training (1-35). In: LANDIS, Dan / BRISLIN, Richard W. (ed.): Handbook of Intercultural Training. Vol. I – Issues in Theory and Design. New York: Pergamon Press.

LATTERMANN, Christina / SHENKER, C. Rosalee (2005): Bilingualität und kindliche Redeflusssstörungen – müssen wir wirklich auf eine Sprache verzichten? In: Forum Logopädie 19 (3), 12-16.

LEBANIDZE, Guram (2000): Abgrundgedanken und Kulturidee. In: Enzyklopädie vielsprachiger Kulturwissenschaften. Wien: © INST: Institut zur Erforschung und Förderung österreichischer und internationaler Literaturprozesse.

LEENEN, Wolf Rainer / GROß, Andreas / GROSCH, Harald (2002): Interkulturelle Kompetenz in der Sozialarbeit (81-102). In: AUERNHEIMER, Georg (Hrsg.): Interkulturelle Kompetenz und pädagogische Professionalität. Opladen: Leske + Budrich Verlag.

LENZ, Herbert (1980): Der individualpsychologische Ansatz zur Behandlung des Stotterns (284-294). In: KNURA, Gerda / NEUMANN, Bernd (Hrsg.): Pädagogik der Sprachbehinderten. Handbuch der Sonderpädagogik, Band 7. Berlin: Verlag Marhold.

LENZEN, Dieter (Hrsg). / ROST Friedrich (1994): Pädagogische Grundbegriffe. Aggression bis Interdisziplinarität. Band 1. Rowohlt Enzyklopädie. Hamburg: Rowohlt Taschenbuchverlag.

LEVI-STRAUSS, Claude (1965): Das Ende des Totemismus. Frankfurt am Main: Verlag Suhrkamp.

LEVI-STRAUSS, Claude (1977): Das wilde Denken. 2.Aufl. Frankfurt am Main: Verlag Suhrkamp.

LEVI-STRAUSS, Claude (1985): Der Blick aus der Ferne. München: Fink Verlag.

LINDNER, Gerhart (1981): Grundlagen und Anwendung der Phonetik. Berlin: Akademie Verlag.

LUCHTENBERG, Sigrid (1994): Überlegungen zur Interkulturellen Kommunikativen Kompetenz (49-66). In: LUCHTENBERG, Sigrid / NIEKE, Wolfgang (Hrsg.): Interkulturelle Pädagogik und Europäische Dimension – Herausforderung für Bildungssystem und Erziehungswissenschaft. Festschrift von Manfred Hohmann. Münster: Waxmann Verlag.

LÜDTKE, Ulrike / BETA, Kirsten / DEGENHARDT, Tina (2003): Fremde sind wir uns selbst. In: Die Sprachheilarbeit 48 (5), 200-211.

LUGER, Kurt (1994): Offene Grenzen in der Kommunikationswissenschaft (23-65). In: LUGER, Kurt / RENGER, Rudi (Hrsg.): Dialog der Kulturen. Die multikulturelle Gesellschaft und die Medien. Wien: Österreichischer Kunst- und Kulturverlag.

LUHMANN, Niklas (2005a): Die Gesellschaft als soziales System (11-86). In: BAECKER, Dirk (Hrsg.): Luhmann, Niklas: Einführung in die Systemtheorie. Heidelberg: Carl-Auer-System Verlag.

LUHMANN, Niklas (2005b) / BAECKER, Dirk (Hrsg.): Einführung in die Theorie der Gesellschaft. (I. die Gesellschaft als soziales System, 1. Vorlesung (11-86). Heidelberg: Cral-Auer Verlag.

LUHMANN, Niklas (2005c): Soziologische Aufklärung 4. Beiträge zur funktionalen Differenzierung der Gesellschaft. Gesellschaftsstrukturelle Bedingungen und Folgeprobleme des naturwissenschaftlich-technischen Fortschritts (51-66). Wiesbaden: Verlag für Sozialwissenschaften.

MALAN, Johan S. (2000): Die Völker Namibias. Göttingen: Klaus Hess Verlag.

MALETZKE, Gerhard (1996): Interkulturelle Kommunikation. Zur Interaktion zwischen Menschen verschiedener Kulturen. Opladen: Westdeutscher Verlag.

MARSCHALL, Wolfgang (1993): Die zweite Natur des Menschen. Kulturtheoretische Positionen in der Ethnologie. In: HANSEN, Klaus (Hrsg.): Kulturbegriff und Methode: der stille Paradigmenwechsel in den Geisteswissenschaften; eine Passauer Ringvorlesung. Tübingen: Verlag Gunter Narr.

MATOBA, Kazuma (1997): Referenzperspektive in Sprechakten. Ihre Funktion und Entwicklung in der deutschen und japanischen Sprache. Frankfurt am Main: Verlag Peterlang.

MATOBA, Kazuma (2000): Dialogkompetenz in der transkulturellen Kommunikation (55-70). In: CASPARY, Sigrun / MATOBA, Kazuma (Hrsg.): Transkultureller Dialog. Marburg: Verlag-Metropolis.

MATOBA, Kazuma (2001): Project Proposal – Transcultural Dialogue – Namibia / Germany 2001. Student Research Project. Witten/Herdecke: Hand-out.

MATOBA, Kazuma (2002): Global Dialogue. Transformation Through Transcultural Communication. Engime Workshop: Communication Across Cultures in Multicultural Cities. Witten/Herdecke: Hand-out.

MATOBA, Kazuma (2004a): Transcultural Dialogue Project in Namibia. Research Project – University Witten/Herdecke. Witten: Hand-out.

MATOBA, Kazuma (2004b): „Transcultural Dialogue Project" in Namibia. Forschungsgruppe „Transcultural dialogue" der Universität Witten/Herdecke. In: Fokus Afrika. Sietar Journal 2, 10-13.

MATOBA, Kazuma / SCHEIBLE, Daniel (2004): Interkulturelle und transkulturelle Kommunikation. Brauchen wir eine neue Begrifflichkeit? Ein Diskussionspapier. Witten: Universität Witten/Herdecke: Wirtschaftsfakultät.

MAYER, Horst O. (2004): Interview und schriftliche Befragung. Entwicklung, Durchführung und Auswertung. München: R. Oldenbourg Wissenschaftsverlag.

MAYRING, Phillipp (2000): Qualitative Inhaltsanalyse. Grundlagen und Techniken. Weinheim: Deutscher Studien Verlag.

MAYRING, Phillipp (2005): Qualitative Inhaltsanalyse. Forum Qualitative Sozialforschung. www.qualitative-research.net/fqs-texte/2-00/2-00mayring-d.htm /.

McGUIRE, Dave (2004): The Sport of Speaking (38-39). In: Notes on the World Congress for People Who Stutter, held at fremantle, Western Australia, February 15-20, 2004, Part III. Tauranga: Warren Brown, New Zealand.

MEICHENBAUM, Donald W. (1995): Kognitive Verhaltensmodifikation. Weinheim: Psychologie Verlags Union.

MERTEN, Klaus (1977): Kommunikation. Eine Begriffs- und Prozessanalyse. Opladen: Westdeutscher Verlag.

MEYERS GROSSES TASCHENLEXIKON (2003): Gesellschaft. Band 8. Mannheim: Bibliographisches Institut & F. A. Brockhaus.

MEYERS GROSSES TASCHENLEXIKON (2003): Kultur. Band 13. Mannheim: Bibliographisches Institut & F. A. Brockhaus.

MEYERS GROSSES TASCHENLEXIKON (2003): Nation. Band 16. Mannheim: Bibliographisches Institut & F. A. Brockhaus.

MIDDENDORF, Ilse: Der Erfahrbare Atem. Eine Atemlehre. Paderborn: Verlag Junfermann, 1995.

MIELKE, Ursula / DAVID, Helmtraud / HOPPE, Fritzi / STOLL, Antje (1993): Stottern. Ursachen, Bedingungen, Therapie. Berlin: Ullstein Mosby Verlag.

MINTZEL, Alf (1993): Kultur und Gesellschaft (171-199). In: HANSEN, Klaus (Hrsg.): Kulturbegriff und Methode: der stille Paradigmenwechsel in den Geisteswissenschaften; eine Passauer Ringvorlesung. Tübingen: Verlag Gunter Narr.

MOAYEDI, Taher (2002): Graphikgestaltung des Modells der therapeutischen Wirkfaktoren, Berlin.

MODY, Bella (2002): Development Communication: Introduction (415-418). In: GUDYKUNST, William / MODY, Bella (eds.): Handbook of International and Intercultural Communication. 2. ed. Thousand Oaks: Sage Publications.

MORRIS, Charles W. (1975): Grundlagen der Zeichentheorie. Ästhetik und Zeichentheorie. München: Verlag Hanser.

MOTSCH, Hans-Joachim (1979): Problemkreis Stottern. Theoretische und therapeutische Neuorientierung. Berlin: Marhold Verlag.

MOTSCH, Hans-Joachim: Idiographische Logopädie (1990). In: Zeitschrift für Heilpädagogik 29, 2-13.

MOTSCH, Hans-Joachim (1992): Die idiographische Betrachtungsweise -Metatheorie Stottern- (21-42). In: GROHNFELDT, Manfred (Hrsg.): Handbuch der Sprachtherapie. Störungen der Redefähigkeit Band 5. Berlin: Edition Marhold im Wissenschaftsverlag Volker Spiess.

MOTSCH, Hans-Joachim (1996): Sprach- oder Kommunikationstherapie? (73-95) In: Grohnfeldt, Manfred (Hrsg.): Handbuch der Sprachtherapie. Band 1, Grundlagen der Sprachtherapie. Berlin: Verlag Marhold.

MÜLLER, Hans-Jürgen (1999): Erschließen durch Versprachlichen - Zur Didaktisierung von Schlüsselqualifikationen im Kontext des handlungs- und erfahrungsorientierten Lernens. In: ARNOLD, R. / MÜLLER, Hans-Jürgen (Hrsg.): Kompetenzentwicklung durch Schlüsselqualifikationen, Grundlagen der Berufs- und Erwachsenenbildung, Band 19. Hohengehren: Schneiderverlag.

NAECKEL, Heinz / WERTENBROCH, Wolfgang (1987): Die Behandlung jugendlicher und erwachsener Stotterer nach der Methode Georg H. Naeckel. In Die Sprachheilarbeit 32 (4), 154-161.

NATKE, Ulrich (2000/2005): Stottern. Erkenntnisse, Theorien, Behandlungsmethoden. Bern: Verlag Hans Huber.

NEUMANN, Kathrin (2005a): Wortstau im Gehirn. Spektrum der Wissenschaft, Gehirn & Geist, Ausgabe 1-2, 30-35.

NEUMANN, Kathrin (2005b): Forschungsprojekt der Universitäten Frankfurt/Main, Hamburg und Göttingen zum Thema Stottern. Forum Logopädie, Heft 3 (19), 48-50.

NÖTH, Winfried (1985): Handbuch der Semiotik. Stuttgart: J.B. Metzlerische Verlagsanstalt.

NOHLEN, Dieter / NUSCHELER, Franz (2000): Begriffliche Grundlagen – Entwicklungsindikatoren (14-108). In: NOHLEN, Dieter / NUSCHELER, Franz (Hrsg.): Handbuch der Dritten Welt. Grundlagen, Theorien, Strategien. Band 1. Bonn: Verlag J. H. W. Dietz.

NOLTE, Dorothee (2004): Hottentotten verteidigen. Wie eine Mutter die Stadt erleben kann. In: Tagesspiegel Berlin (20.12.), 30.

O'BRIAN, Sue / PACKMAN, Ann / ONSLOW, Mark (2004): Measurement of Stuttering in Adults: Comparison of Stuttering-Rate and Severity-Scaling Methods. In: Journal of Speech, Language, and Hearing Research 47 (5), 1081-1087.

O'BRIAN, Sue / ONSLOW, Mark / CREAM, Angela et al. (2005): Reviewing the Literature? A Response to Prins and Ingham. In: Journal of Speech, Language, and Hearing Research 48 (5), 1029-1032.

OSKAAR, Els (1987): Spracherwerb im Vorschulalter. Einführung in die Pädolinguistik. Stuttgart: Verlag W. Kohlhammer.

OSKAAR, Els (2003): Zweitspracherwerb. Wege zur Mehrsprachigkeit und zur Interkulturellen Verständigung. Stuttgart: Verlag W. Kohlhammer.

PAHN, Johannes (1968): Stimmübungen für Sprechen und Singen. Berlin: VEB Verlag Volk und Wissen.

PAHN, Johannes / PAHN, Elke (1994): Die Nasalierungsmethode. In: Die Sprachheilarbeit 39, 63-73.

PAPE, Uwe (1992): Erlernen neuer Sprechformen als Stottertherapie (261-272). In: GROHNFELDT, Manfred (Hrsg.): Handbuch der Sprachtherapie. Störungen der Redefähigkeit Band 5. Berlin: Edition Marhold im Wissenschaftsverlag Volker Spiess.

PAPE, Uwe (1995): Stottertherapie mit Jugendlichen. Die Sprachheilarbeit 40, 192-195.

PAPE-NEUMANN (2004): Ergebnisse der Pilotphase von PEVOS: Programm zur Evalution von Stottertherapien. In: Forum Logopädie 3 (18), 18-23.

PAWLOWA-ZAHALKOVA, A. (1970): Komplexe Schlaftherapie des Stotterns. In: Die Sonderschule 15 (1), 3-10.

PEARCE, W. Barnett (1989): Communication and the Human Condition. Carbondale: Southern Illinois University Press.

PEIRCE, Charles S. (1983): Phänomen und Logik der Zeichen. Frankfurt am Main: Suhrkamp Taschenbuch Verlag.

PENN, Claire (2002): Cultural Narratives: Bridging the Gap. Educating Speech-Language Pathologists to Work in Multicultural Populations. In: Folia Phoniatrica et Logopaedia 54 (2), 95-99.

PERKINS, William H. (1984): Techniques for Establishing Fluency (173-181). In: PERKINS, William H. (ed.): Current Therapy of Communication Disorders. Stuttering Disorders. New York: Thieme Stratton Inc..

PERLS, Frederick S. (1985): Grundlagen der Gestalt-Therapie. Einführung und Sitzungsprotokolle / Fritz Perls. München: Verlag Pfeiffer.

PERLS, Fritz. In: GINGER, Serge / GINGER, Anne (1994): Gestalttherapie. Fritz Perls. Der Vater der Gestalttherapie: Ein enfant terrible (44-63). Weinheim: Psychologie Verlags Union.

PILLAY, Mershen (2003): Cross – Cultural Practice: What Is It *Really* About? In: Folia Phoniatrica et Logopaedia 55 (6), 293-299.

PISANI, Andre du (2001): On culture in independent Namibia (223-230). In: DIENER, Ingolf / GRAEFE, Olivier (ed.): Contemporary Namibia. The first landmarks of a post-apartheid society. Windhoek: Gamsberg Macmillan Publishers / IFRA.

PLESSNER, Helmuth (1985): Gesammelte Schriften Band IX: Schriften zur Philosophie. In: DUX von, Günther / MARQUARD, Odo / STRÖKER, Elisabeth et al. (Hrsg.): Gesammelte Schriften in 10 Bänden. Frankfurt am Main: Verlag Suhrkamp.

PLEßNER, Helmuth (1928): Die Stufen des Organischen und der Mensch. Einleitung in die philosophische Anthropologie. Leipzig: Walter de Gruyter & Co.

PRINS, David / INGHAM, Roger J. (2005): Letters to the Editor. Reviewing the Literature: Comments on „The Camperdown Program: Outcomes of a New Prolonged-Speech Treatment Model" (2003) for Stuttering. In: Journal of Speech, Language, and Hearing Research 48 (5), 1025-1028.

PRÜß, Holger (2000): Stottern kontrollieren lernen. Köln: Demosthenes Verlag der Bundesvereinigung Stotterer-Selbsthilfe e.V..

PSCHIBUL, Manfred (1980): Mündlicher Sprachgebrauch. Verstehen und Anwenden gesprochener Sprache. Donauwörth: Ludwig Auer Verlag.

PUNTER, Amy (2003): Cultural Considerations in the Assesment and Treatment of Stuttering (1-8). web.nmsu.edu/~lleeper/pages/Fluency/Culture/index.hmt.

RANDOLL, Dirk (1985): Direkte Intervention bei 3-9jährigen stotternden Kindern. Eine Kurzdarstellung des Systematic Fluency Training for Young Children (SFTYC) von R. E. Shine. In: Die Sprachheilarbeit 30(2), 62-67.

RANDOLL, Dirk (1988): Erfahrungen und Ergebnisse bei der Anwendung des Systematic Fluency Training for Young Children (SFTYC) von R.E. Shine. In: Die Sprachheilarbeit 33, 227-240.

REHBEIN, Jürgen (1985): Interkulturelle Kommunikation. Tübingen: Gunter Narr Verlag.

RENGER, Kurt (1994): Der Kultur auf der Spur (66-85). In: LUGER, Kurt / RENGER, Rudi (Hrsg.): Dialog der Kulturen. Die multikulturelle Gesellschaft und die Medien. Wien: Österreichischer Kunst- und Kulturverlag.

REINHOLD, Gerd / LAMNEK, Siegfried / RECKER, Helga (1991): Soziologie-Lexikon. München: Oldenbourg Verlag.

RIAZ, Neveeda / STEINBERG, Stacy / AHMAD, Jamil / PLUZHNIKOV, Anna / RIAZUDDIN, Sheik / COX, Nancy J. / DRAYNA, Dennis (2005): Genomewide Significant Linkage to Stuttering on Chromosome 12. In: The American Journal of Human Genetics 76 (4), 647-651.

RICHTER, Erwin (1987): Über Hausdörfers Methode zur Behandlung des Stotterns. In: Die Sprachheilarbeit 32, 212-218.

RICHTER, Erwin (1996): Natürliches Sprechen befreit vom Stottern. Köln: Demosthenes Verlag der Bundesvereinigung Stotterer-Selbsthilfe e.V..

RICHTER, Erwin / NEFFE, Franz J. / RITTER, Klaus D. (2003): Die Befreiung des Stotterns durch Autosuggestion. Pfaffenhofen: Franz Josef Neffe Verlag für Könnenschaft.

ROBERTS, Phillip J. (2003): Globale Therapie des Stotterns. Victoria: Trafford Publishing.

RÖMHILD, Regina (2004): Multi-, Trans- und Inter-... Was ist eigentlich Kultur? Frankfurt am Main, Institut für Kulturanthroplogie und Europäische Ethnologie der Universität Frankfurt. www.wusgermany.de.

ROGERS, Carl (1985): Therapeut und Klient: Grundlagen der Gesprächspsychotherapie. Frankfurt am Main: Fischer Taschenbuch Verlag.

ROGERS, Everett M. / KINCAID D. Laurence (1981): Communication Networks. Toward a New Paradigm for Research. New York: Free Press.

ROGERS, Everett M. / HART, William B. (2002): The Histories of Intercultural, International, and Development Communication (1-10). In: GUDYKUNST, William / MODY, Bella (eds.): Handbook of International and Intercultural Communication. Thousand Oaks: Sage Publications.

ROMANENKO, Olja Konstantinowna (1993): Gruppentherapie von Erwachsenen mit dauerhaften Formen des Stotterns. In: Die Sprachheilarbeit 38 (1), 35-43.

ROMMEL, Dieter (2001): Die Bedeutung der Sprache für den Verlauf des Stotterns im Kindesalter. In: Sprache-Stimme-Gehör 25 (1), 25-33.

RUBENBAUER, Ursula (2003): Kommunikation statt Information. HIV/AIDS-Prävention in Namibia (1-9). Berlin: Vortrag Gesellschaft für Technische Zusammenarbeit. Hand-Out.

RUPP, Hans Heinrich (2004): Die Unterscheidung von Staat und Gesellschaft (879-927). In: ISENSEE, Josef / KIRCHHOF, Paul (Hrsg.): Handbuch des Staatsrechts der Bundesrepublik Deutschland. Band II. Verfassungsstaat. Heidelberg: C. F. Verlag Müller.

SALMAN, Ramazan / HEGEMANN, Thomas (2003): Interkulturelle Dimensionen in psychosozialer und medizinischer Praxis (342-361). In: THOMAS, Alexander / KAMMHUBER, Stefan / SCHROLL-MACHL, Sylvia (Hrsg.): Handbuch Interkulturelle Kommunikation und Kooperation. Band 2: Länder, Kulturen und interkulturelle Berufsfelder. Göttingen: Vandenhoeck & Ruprecht.

SANDRIESER, Patricia / SCHNEIDER, Peter (2001): Stottern im Kindesalter. Forum Logopädie. Stuttgart: Georg Thieme Verlag.

SANDRIESER, Patricia / SCHNEIDER, Peter (2003): Mini-KIDS – ein Konzept zur direkten Behandlung von Stottern im Kindergartenalter. In: Forum Logopädie 17 (2), 14-19.

SAPIR, Edward (1961): Die Sprache. Eine Einführung in das Wesen der Sprache. München: Hueber Verlag.

SAUSSURE de, Ferdinand (2001): Grundfragen der allgemeinen Sprachwissenschaft. Berlin: Verlag de Gruyter.

SCHERER, Alios (1995): Elternkurs: Mein Kind stottert! München: Ernst Reinhard Verlag.

SCHICHO, Walter (2003/2004): Grundlagenmodul: Kultur und Interkulturalität, Grundlagen der Kommunikation, Migration, Weltbilder, kulturelle Identität, interkulturelle Kommunikationsstörungen, Religionen sowie Recht. Universität Wien, Institut für Afrikanistik / Universität Luzern (1-5). Online. www.univie.ac.at.

SCHINDLER, Angelika (1998): Stottern erfolgreich bewältigen. Ratgeber für Betroffene und Angehörige. Ursachen und Erscheinungsformen. Therapiemöglichkeiten mit hilfreichen Übungen. Augsburg: Medina Verlag.

SCHLAFFHORST, Clara / ANDERSEN, Hedwig (1928): Atmung und Stimme. Wolfenbüttel: Möseler Verlag.

SCHOENAKER, Theo (1978): Stottern. Theorie und Praxis. In: Zeitschrift für Individualpsychologie. 3 (1/2), 70-79, 137-156.

SCHOENAKER, Theo (2000): Ja..., aber! Ein individualpsychologisches Konzept des Stotterns. Sintal-Züntersbach: Verlag RDI, 2000.

SCHOTTKY, Albrecht (2000): Die Behandlung des Stotterns aus der Sicht eines individualpsychologischen Psychotherapeuten (116-121). In: Schoenaker, Theodor (Hrsg.): Ja..., aber! Ein individualpsychologisches Konzept des Stotterns. Sintal-Züntersbach: Verlag RDI.

SCHRÖDER, Hartmut (2000): Informationstheoretische Kommunikationsmodelle. Linguistische Kommunikationstheorie II. Textlinguistik, Pragmatik, Gesprächsanalyse (1-6). Online-Seminar. Europa-Universität Frankfurt /O. www.euv-frankfurt-o.de.

SCHOLL, Armin (2003): Die Befragung. Sozialwissenschaftliche Methode und kommunikationswissenschaftliche Anwendung. Konstanz: UVK Verlagsgesellschaft.

SCHULTZ, Johannes H. (1966): Das autogene Training. Konzentrative Selbstentspannung. Versuch einer klinisch-praktischen Darstellung. Stuttgart: Georg Thieme Verlag.

SCHULZ von THUN, Friedemann (2005a): Miteinander Reden 1 – Störungen und Klärungen. Allgemeine Psychologie der Kommunikation. Reinbek: Verlag Rowohlt, 41. Auflage.

SCHULZ von THUN, Friedemann (2005b): Miteinander Reden 2. Stile, Werte und Persönlichkeitsentwicklung. Differentielle Psychologie der Kommunikation. Reinbek: Verlag Rowohlt.

SCHULZ von THUN, Friedemann (2005c): Miteinander Reden 3. Das ‚innere Team' und situationsgerechte Kommunikation. Kommunikation, Person, Situation. Reinbek: Verlag Rowohlt.

SEEMANN, Miloslav (1965): Sprachstörungen bei Kindern. Berlin: VEB Verlag Volk und Gesundheit.

SHANNON, Claude E. / WEAVER, Warren (1963): The Mathematical Theory of Communication. Urbana: University of Illinois Press.

SHANNON, Claude E. / WEAVER, Warren (1976): Mathematische Grundlagen der Informationstheorie. München: R. Oldenbourg Verlag.

SHAPIRO, David (2004a): Beyond Speech Fluency: Lessons Learned in Pursuit of Communication Freedom (4-5). In: Notes on the World Congress for People Who Stutter, held at fremantle, Western Australia, February 15-20, 2004, Part I. Tauranga: Warren Brown, New Zealand.

SHAPIRO, David (2004b): A multinational investigation of Stuttering Intervention (65-66). In: Notes on the World Congress for People Who Stutter, held at fremantle, Western Australia, February 15-20, 2004, Part IV. Tauranga: Warren Brown, New Zealand.

SHEEHAN, Joseph G. (1984): Problems in the Evaluation of Progress and Outcome (223-239). In: PERKINS, William H. (ed.): Current Therapy of Communication Disorders. Stuttering Disorders. New York: Thieme Stratton Inc..

SIMO, David (2000): Kultur und "Entsprechungen" in der Sprache *ghom'ala*. In: Enzyklopädie vielsprachiger Kulturwissenschaften. Wien: © INST: Institut zur Erforschung und Förderung österreichischer und internationaler Literaturprozesse.

SIGNER, David (1994): Konstruktion des Unbewussten. Die Agni in Westafrika aus ethnopsychoanalytischer und poststrukturalistischer Sicht. Wien: Passagen Verlag.

SMITH, Svend (1983): Handreichungen zur praktischen Arbeit mit der Akzentmethode. Kopenhagen: Bezug über Autor, Kopenhagen.

SOW, Alione (2000): La notionde culture en Wolof. In: Enzyklopädie vielsprachiger Kulturwissenschaften. Wien: © INST: Institut zur Erforschung und Förderung österreichischer und internationaler Literaturprozesse.

SPIEGEL Online (2004): Frösche stottern für Sex. Spiegel Wissenschaft, 22.5.2006.

ST. LOUIS, Kent (2001): Living with Stuttering. Stories, Basics, Resources and Hope. Morgantown: WV. Populore.

STALDER, Karin (1998): Stottern fremdsprachiger Kinder – diagnostische und therapeutische Wege. In: Forum Logopädie 2, 9-14.

STARKE, Andreas (1993a): Umfrage unter Absolventen eines Therapieprogramms für stotternde Erwachsene (226-243). In: Deutsche Gesellschaft für Phoniatrie und Pädaudiologie/Deutscher Bundesverband für Logopädie (Hrsg.): Stottern. Münster 1993. Ulm: Verlag Phoniatrische Ambulanz.

STARKE, Andres (1999): Zen und die Kunst der Stottertherapie. Nachschrift eines Vortrages, 28. dbl-Kongress.

STARKE, Andres (2005a): Therapie des Stotterns. www.starke.de

STARKE, Andreas (2005b): What about SpeechEasy?: www.andresstarke.de/ DAF/FAF.

STARKWEATHER, Woodruff C. (1984): A Multiprocess Behavioral Approach to Stuttering Therapy (129-145). In: PERKINS, William H. (ed.): Current Therapy of Communication Disorders. Stuttering Disorders. New York: Thieme Stratton Inc..

STARKWEATHER, Woodruff C. / PETERS, Herman F. M. (1990): The interaction between speech motor coordination and language processes in the development of Stuttering: Hypotheses and suggestions for research. In: Journal of Fluency Disorders 15 (2), 115-125.

STAROSTA, William J. / CHEN, Guo-Ming (2003a): „Ferment," and Ethic of Caring, and the Corrective Power of Dialogue (3-23). In: STAROSTA, William J. / CHEN, Guo-Ming (Ed.): Ferment in the Intercultural Field. Axiology/Value/Praxis. International and Intercultural Communication Annual, Vol. XXVI. Thousand Oaks: Sage Publications.

STAROSTA, William J. / CHEN, Guo-Ming (2003b): On Theorizing Diference. Culture as Centrism (277-287). In: STAROSTA, William J. / CHEN, Guo-Ming (Ed.): Ferment in the Intercultural Field. Axiology/Value/Praxis. International and Intercultural Communication Annual, Vol. XXVI. Thousand Oaks: Sage Publications.

STEINBACHER, Franz (1976): Kultur. Begriff-Theorie-Funktion. Stuttgart: Verlag Kohlhammer.

STOLL, Antje (1992): Sprechleistungsstufen (273-284). In: GROHNFELDT, Manfred (Hrsg.): Handbuch der Sprachtherapie. Störungen der Redefähigkeit Band 5. Berlin: Edition Marhold im Wissenschaftsverlag Volker Spiess, 1992.

SZAGUN, Gisela (2004): Neurobiologische und entwicklungsmäßige Grundlagen des Spracherwerbs. In: Stimme-Sprache-Gehör 28 (1), 8-14.

TAGESZEITUNG (TAZ): Stottern. 24.10.2005, 9.

TAYLOR, Charles (1993): Multikulturalismus und die Politik der Anerkennung. Frankfurt am Main: Verlag Fischer.

TRIANDIS, Harry C. (1990): Theoretical Concepts That Are Applicable to the Analysis of Ethnocentrism (34-55). In: Brislin Richard W. (ed.): Applied Cross-Cultural Psychology. Cross-Cultural Researches and methodology Series Volume 14. Newbury Park: Sage publications.

TRIANDIS, Harry C. / SINGELIS, Theodore M. (1998): Training to Recognize Individual Difference in Collectivism and Individualism Within Culture. In: International Journal of Intercultural Relations 22 (1), 35-48.

TROMMSDORF, GISELA (1987): Behinderte in der Sicht verschiedener Kulturen (23-47). In: KLAUER, Kark Josef / MITTER, Wolfgang: Vergleichende Sonderpädagogik (Handbuch der Sonderpädagogik, Band 11). Berlin: Verlag Marhold.

TSENG, Chin-Hsing / WEN, Yi-chang (2002): Treatment Programm Planning by Speech Therapists in Taiwan. In: Folia Phoniatrica et Logopaedica 54 (2), 83-86.

TYLOR, Edward B. (1871): Primitive Culture: Researches Into The Development Of Mythology, Philosophy, Religion, Art, and Custom. Vol. I. London: John Murray.

TYLOR, Edward B. (1873): Die Anfänge der Kultur. Untersuchungen über die Entwicklung der Mythologie, Philosophie, Religion, Kunst und Sitte. Erster Band, C.F. Winter'sche Verlagshandlung.

ÜNSAL, Figen (1997): Der Knoten in der doppelten Zunge: Zweisprachigkeit von Migrantenkindern in Deutschland. In: Forum Logopädie 6, 11-14.

ÜNSAL, Figen / FOX, Anette V. (2002): Lautspracherwerb bei zweisprachigen Migrantenkindern (Türkisch-Deutsch). In: Forum Logopädie, 3 (16), 10-15.

UNESCO (2002): Universal Declaration on cultural diversitiy.
Paris: www.unesco.org/culture.

UNESCO (2005): Allgemeine Erklärung zur kulturellen Vielfalt.
In: UNESCO heute, Zeitschrift der deutschen UNESCO-Kommision, Ausgabe 1-2, 2002, www.unesco.de/arbeitsgebiete/kulturelle vielfalt.

UNICEF (2005): HIV/AIDS. www.unicef.org.

VAN BORSEL, John / MAES, Elise / FOULON, Sofie (2001): Stuttering and bilingualism. A review. In: Journal of Fluency Disorders 26 (3), 179-205.

VAN BORSEL, John / MEDEIROS de BRITTO PEREIRA, Monica (2005): Assesment of Stuttering in a familiar versus an unfamiliar language. In: Journal of Fluency Disorders 30 (2), 109-124.

VAN RIPER, Charles (1992): Die Behandlung des Stotterns. Köln: Bundesvereinigung Stotterer-Selbsthilfe e.V..

VAN RIPER, Charles / IRWIN, John V. (1994): Artikulationsstörungen. Diagnose und Behandlung. Berlin: Edition Marhold im Wissenschaftsverlag Volker Spiess, Berlin.

VON DER FUHR, Gijs (1998): Multikulturelle Kommunikation - Gedanken und Thesen über Selbstorganisation und ihr Umfeld in den Niederlanden (62-67). In: JONACH, Ingrid (Hrgs.): Interkulturelle Kommunikation. München: Ernst Reinhard Verlag.

VON DER FUHR, Gijs / BECHER, Jutta (Podiumsdiskussion 2003): Anforderungen an ein jugendpolitisches Gesamtpaket. In: Integrationshilfen der Jugendsozialarbeit – Mehr als Sprachförderung. Bonn: Jugend-Beruf-Gesellschaft, Zeitschrift für Jugendsozialarbeit 3, 202-209.

VOßEN, Rainer (2001): Khoisan (283-285). In: MABE, E. Jacob (Hrsg.): Das Afrika Lexikon. Ein Kontinent in 1000 Stichwörtern. Wuppertal/Stuttgart: Peter Hammer Verlag & Verlag J.B. METZLER.

WAHRIG, Gerhard / WAHRIG-BURFEIND, Renate (2005): Deutsches Wörterbuch. Gütersloh: Wissen Media Verlag.

WATZLAWICK, Paul / BEAVIN, Janet H. (1990): Einige formale Aspekte der Kommunikation (95-115). In: WATZLAWICK, Paul / WEAKLAND, John H. (Hrsg.): Interaktion. Menschliche Probleme und Familientherapie. München: R. Piper Verlag.

WATZLAWICK, Paul / BEAVIN, Janet H. / JACKSON, Don D. (2003): Menschliche Kommunikation. Formen, Störungen, Paradoxien. Bern: Verlag Hans Huber.

WEBER, Max (1988): Gesammelte Aufsätze zur Wissenschaftslehre. / Tübingen: Verlag Mohr, 7. Auflage.

WEBSTER (1986): Third New International Dictionary of the English Language unabridged with Seven Language Dictionary. Vol. I. Chicago: Merriam Webster Inc..

WEIGT, G. (2001): Kinder mit Behinderungen in der Dritten Welt. Auszug aus einem Vortrag vom 19.12. 2000. In: Zeitschrift für Behinderung und Dritte Welt, Rundbrief 12 (3), 1-5.

WEIKERT, Kerstin (2000): Bedingungshintergründe und Entwicklungsverlauf (37-44). In: HEAP, Ruth (Hrsg.): Wenn mein Kind stottert. Ein Ratgeber für Eltern. Köln: Demosthenes Verlag.

WEIKERT, Kerstin (2003): Stottern bei Jugendlichen und Erwachsenen (160-172). In: GROHNFELDT, Manfred (Hrsg.): Lehrbuch der Sprachheilpädagogik und Logopädie. Erscheinungsformen und Störungsbilder. Band 2. Stuttgart: Verlag W. Kohlhammer.

WELSCH, Wolfgang (1994): Transkulturalität. Lebensformen der Moderne (147-169). In: LUGER, Kurt / RENGER, Rudi (Hrsg.): Dialog der Kulturen. Die multikulturelle Gesellschaft und die Medien. Wien: Österreichischer Kunst- und Kulturverlag.

WELSCH, Wolfgang (1995): Transkulturalität: Zur veränderten Verfasstheit heutiger Kulturen. In: Zeitschrift für Kulturaustausch 45 (1), 39-44.

WELSCH, Wolfgang (2002): Netzdesign der Kulturen. Zur Transkulturalität. Der Dialog mit dem Islam. Zwischen Anspruch und Wirklichkeit. In: Zeitschrift für Kulturaustausch, Onlineausgabe (1), 1-3.

WENDT, Heinz F. (1968): Lexikon der Sprachen. Frankfurt am Main: Verlag Fischer Bücherei.

WENDLANDT, Wolfgang (1986): Verhaltenstherapeutisches Sprechtrainingsprogramm für stotternde Kinder und Jugendliche. Berlin: Verlag Marhold.

WENDLANDT, Wolfgang (1987a): Nicht vermeiden – Stottern zeigen. Teil 1: Grundsätzliches zum Non-avoidance-Konzept in der Behandlung des Stotterns. In: Die Sprachheilarbeit 32 (4), 145-153.

WENDLANDT, Wolfgang (1987b): Nicht vermeiden – Stottern zeigen. Teil 2: Symptomorientierte Behandlungsbausteine im Rahmen meiner Nichtvermeidungs-Therapien bei Stotternden. In: Die Sprachheilarbeit 32 (5), 193-205.

WENDLANDT, Wolfgang (1994): Stottern ins Rollen bringen. Köln: Demosthenes Verlag der Bundesvereinigung Stotterer-Selbsthilfe e.V..

WENDLANDT, Wolfgang (1995): Entspannung im Alltag. Weinheim: Beltz Verlag.

WENDTLANDT, Wolfgang (2000): Sprachstörungen im Kindesalter. Materialien zur Früherkennung und Beratung. Forum Logopädie. Stuttgart: Georg Thieme Verlag.

WENDTLANDT, Wolfgang (2003): Probleme und Missverständnisse beim Einsatz der In-vivo-Methode. In: Forum Logopädie 16 (5), 12-16.

WENDTLANDT, Wolfgang (2004): Improvisation – nicht nur für Stotternde: Unberechenbare Verwirrungen und verwirrende Unberechenbarkeiten. In: Forum Logopädie 3 (18), 6-10.

WERNER, Lothar (1992): Biokybernetischer Ansatz. In: GROHNFELDT, Manfred (Hrsg.): Handbuch der Sprachtherapie (221-234). Störungen der Redefähigkeit Band 5. Berlin: Edition Marhold im Wissenschaftsverlag Volker Spiess.

WERNER, Lothar (1981):Übungsprogramm zur Stottertherapie aus biokybernetischer Sicht. Dortmund: Verlag Modernes Lernen.

WERTENBROCH, Wolfgang (1979): Stottern unter dem Einfluß negativer und irrationaler Selbstgespräche. Die Sprachheilarbeit 24, 221-227.

WERTENBROCH, Wolfgang (1973): Hypothesen über hirnphysiologische Mechanismen des Stotterns und seine Behandlung. In: Die Sprachheilarbeit 18 (4), 108-111.

WESTRICH, Edmund (1992): Zum personenzentrierten Verständnis der Redeauffälligkeiten (359-377). In: GROHNFELDT, Manfred (Hrsg.): Handbuch der Sprachtherapie. Störungen der Redefähigkeit Band 5. Berlin: Edition Marhold im Wissenschaftsverlag Volker Spiess.

WESTRICH, Edmund (1975): Zur Therapie des Stotterns. In: Der Sprachheilpädagoge 7 (4), 1-9.

WESTRICH, Edmund (1979): Stottern - eine Verunsicherung im Dialogerleben. In: Der Sprachheilpädagoge 11 (1), 1-14.

WIDLAK, Herwig (1981): Zur Therapierelevanz kognitiver Merkmale des Stotterns. In: Zeitschrift für Heilpädagogik 32, 858-873.

WIMMER, Franz Martin (2004): Interkulturelle Philosophie. Eine Einführung. Wien: Verlag Facultas, WUV.

WINGATE, Marcel E. (1983): Speaking unassisted: Comments on a paper by Andrews et al. Journal of Speech and Hearing Disorders 48, 255-263.

WINGATE, Marcel E. (1988): The Structure of Stuttering. A Psycholinguistic Analyses. New York: Springer Verlag.

WISEMAN, Richard L. (2002): Intercultural Communication Competence (207-224). In: GUDYKUNST, William / MODY, Bella (2002): Handbook of International and Intercultural Communication, 2. ed. Thousand Oaks: Sage Publications.

WHORF, Benjamin Lee (1976): Sprache, Denken, Wirklichkeit. Beiträge zur Metalinguistik und Sprachphilosophie. Reinbek bei Hamburg: Rowohlt Taschenbuch Verlag.

WLASSOWA, N. A. (1957): Die Behandlung des Stotterns bei Kindern im Vorschulalter. In: Die Sonderschule 2, 196-204.

WORLD HEALTH ORGANIZATION (2005): The ICD-10 Classification of Mental and Behavioral Disorders. Diagnostic criteria for research. www.who.org

WYGOTSKI, Lem Semjonowitsch (1971): Denken und Sprechen. Frankfurt am Main: Fischer Verlag.

YAIRI, Ehud (1997): Epidemiologic and other considerations in treatment efficacy research with preschool age children who stutter (1-12). In: NATKE, Ulrich (2000/2005): Stottern. Erkenntnisse, Theorien, Behandlungsmethoden. Bern: Verlag Hans Huber.

YARUSS, J. Scott / LaSALLEI, Lisa R. / CONTURE, Edward G. (1998): Evaluating Stuttering in Young Children: Diagnostik Data. In: American Journal of Speech Language Pathology 7, 62-76.

ZIMBARDO, Philip G. / GERRIG, Richard J. (1996): Psychologie. Kognitive Prozesse (275-317). Berlin: Springer-Verlag.

ZOPF, Rosa. / Motsch, Maria (1973): Eine logopädisch-psychologische Gruppentherapie erwachsener Stotternder. In: Die Sprachheilarbeit 18, 143-148.

ZÜCKNER, Hartmut (2004): Intensiv – Modifikation Stottern. Neuss: Verlag Ulrich Natke.

ANHANG

Anhang I

Anschreiben und Fragebogen

Karin Iqbal Bhatti
Cranachstr.49
D-12157 Berlin

Tel./Fax: +49-030-855 12 93
E-mail: iqbal-bhatti@web.de

Berlin, den

Fragebogen: Stottern im interkulturellen Kontext. Ich benötige Ihre Hilfe!

Sehr geehrte Damen und Herren,

zusammen mit Prof. Dr. Braun (e-mail: otto.braun@rz.hu-berlin.de / Tel.: +49-30-2093-4354 / Fax: +49-30-2093-4436) arbeite ich gegenwärtig an einem Projekt am Institut für Rehabilitationswissenschaften der Humboldt Universität zu Berlin. In diesem Projekt, das Teil meiner Doktorarbeit ist, untersuchen wir Stottern im interkulturellen Kontext. Ich selbst bin Sprechwissenschaftlerin mit der Spezialisierung Stimm- und Sprachtherapie. Die Schwerpunkte meiner Doktorarbeit sind Interkulturelle Kommunikation, Störungen und Erwerb interkultureller Kompetenzen.

Mit Hilfe des beiliegenden Fragebogens möchte ich u. a. Aussagen zum derzeitigen Stand von 'Stottern' in den jeweiligen Nationen/Kulturen hinsichtlich Beschreibung, Entstehungstheorien und Behandlungsmöglichkeiten dieses Phänomens erhalten und sehen, welche Konsequenzen sich daraus für den interkulturellen Bereich ergeben.

Alle gewonnenen Daten werden anonym und vertraulich behandelt und dienen ausschließlich der wissenschaftlichen Forschung und Diskussion zu diesem Thema.

Es wäre sehr hilfreich, wenn Sie bitte möglichst alle Fragen beantworten, auch wenn Sie zu einigen Fragen keine genauen Angaben manchen können. Fragen, die nicht auf Sie zutreffen, brauchen Sie nicht zu beantworten. Kurze Erläuterungen bzw. Stichpunkte und Schätzwerte genügen. Der Begriff Kultur wird im Fragebogen als Synonym für Nation verwendet.

Die Beantwortung der Fragen sollte ungezwungen und frei erfolgen. Verwenden Sie Ihre eigenen und/oder gebräuchliche Bezeichnungen und Zuordnungen. Bewertungen wie Falsch und/oder Richtig gibt es bei der Beantwortung der Fragen nicht. Für mich sind Ihr Wissen und Ihre Erfahrungen bezüglich des ‚Stotterns', besonders dessen Ursachen und Behandlungen innerhalb / außerhalb der Nationen/Kulturen von Interesse.

Ich würde mich sehr freuen und wäre Ihnen sehr dankbar, wenn Sie den beiliegenden Fragebogen ausfüllen und innerhalb von vier Wochen an oben genannte Postadresse, E-Mailadresse oder Faxnummer zurücksenden würden. Falls es Ihnen nicht möglich sein sollte den Fragebogen selbst auszufüllen, leiten Sie ihn bitte an Personen weiter, die auf diesem Gebiet arbeiten.

Bei gegebenenfalls auftretenden Fragen, stehe ich Ihnen gerne zur Verfügung. Insofern Sie an den Ergebnissen der Umfrage Interesse haben, vermerken sie dies bitte auf dem Fragebogen.

Vielen Dank im Voraus für Ihre Bemühungen.

Mit freundlichen Grüßen

Karin Iqbal Bhatti
Cranachstr.49
D-12157 Berlin

Tel./Fax: +49-30-855 12 93
E-mail: iqbal-bhatti@web.de

Berlin,

Questionnaire: Stuttering in an intercultural context. I do need your help!

Dear Madam, dear Sir

I am currently working on a project at the Institute of Rehabilitation at the Humboldt University Berlin, together with Prof. Dr. Braun (e-mail: otto.braun@rz.hu-berlin.de / Tel.: 0049-30-2093-4354 / Fax: 0049-30-2093-4436). In this project, which is part of my PhD thesis we try to examine stuttering in an intercultural context. Being a speech scientist specialized in speech- and language therapy, the main topics of my thesis will be intercultural communication, dysfunction and acquisition of intercultural competence.

I would like to get an overview of the status quo of 'Stuttering' in different nations respectively cultures, its descriptions, its causes, its treatments and their consequences for intercultural communication. I therefore conceived the attached questionnaire.

I would be pleased if you would participate in this study and fill out the attached questionnaire. Please send it within the next four weeks to the address above.

All collected data are considered anonymous and confidential and serve exclusively scientific research and discussion.

It will be helpful if you answer as many questions as possible, even though if you can not answer the questions precisely. Please ignore questions, which do not apply to you. Short explanations, notes and estimated values are sufficient. In this questionnaire the term culture is used similar to the term nation.

The answers should be deliberate and informal. Please use your own frequently used terms. Judgments like right or wrong are not required. I am particularly interested in your knowledge and your experience of 'Stuttering", especially its causes and its treatments within and between nations/cultures.

If you cannot fill out the questionnaire, please forward it to people who work in this special area.

In case you have any questions please do not hesitate to contact me. Please mark in the questionnaire, if you are interested in the results of this study.

We are extremely grateful for your time, effort and help.

Yours Sincerely

Karin Iqbal Bhatti
Cranachstr.49
D-12157 Berlin

Tel./Fax: +49-30-855 12 93
E-mail: iqbal-bhatti@web.de

Questionnaire: Bégayement dans un contexte interculturel. J'ai besoin de votre aide.

Berlin,

Madame, Monsieur,
Il y a quelque mois, je vous ai envoyé un questionnaire concernant le bégayement dans un contexte interculturel. Malheureusement, je n'ai pas reçu de réponse de votre part. Peut-être, il y avait des problèmes techniques? Je vous serais extrêmement reconnaissante si vous preniez le temps de m'aider avec mon projet de recherche. Ci-joint vous trouverez, encore une fois, ledit questionnaire.

Je suis linguiste (speech scientist) avec spécialisation en thérapie de la voix et du langage à l'Université Humboldt de Berlin. Actuellement je travaille, ensemble avec Prof. Dr. Braun (e-mail: otto.braun@rz.hu-berlin.de / Tel.: 0049-30-2093-4354 / Fax: 0049-30-2093-4436) à l'Institut pour sciences de la réhabilitation sur un projet qui traite du bégayement dans le contexte culturel et interculturel. Ce projet fait partie de ma thèse de doctorat, qui traite de la communication interculturelle, perturbations et acquisition de compétences interculturelles.

Par le questionnaire que vous veuillez trouver ci-joint, je voudrais obtenir des données concernant la situation de gens affectés par le bégaiement dans différentes cultures et nations, les différentes théories sur les causes du bégayement et les possibilités de traitement. J'espère de pouvoir en tirer des conclusions pour le domaine interculturel. Les données obtenus avec votre aide seront traités de façon anonyme et confidentiel, et serviront exclusivement à la recherche sur le sujet.

Il serait d'une grande utilité si vous répondiez à toutes les questions, même si vous ne pouvez pas donner des réponses précises. Des explications brèves, des estimations et mots clés seront suffisants. Cependant, ne repondez pas questions irrélévantes pour votre situation. Dans le questionnaire, le terme «culture» est utilisé comme synonyme pour «nation».

Les réponses aux questions devraient être données de façon libre et impartiale. Utilisez, s'il vous plaît, vos propres termes et/ou des termes courants. Il n'existent pas des réponses «correctes» ou «fausses» pour ce questionnaire. Ce qui est d'intérêt ce sont les expériences et connaissances des différentes cultures et nations, en particulier ce qui traite de sa génèse et son traitement.

Si vous estimez de ne pas être capables de répondre au questionnaire je vous saurais gré de bien vouloir le communiquer à une personne compétente en la matière. Sinon, je vous serais très reconnaissante si vous aviez l'obligeance de bien vouloir renvoyer le questionnaire rempli pas plus tard que 4 semaines après sa réception. Vous pourriez l'envoyer pas la poste, par fax, ou encore par courriel (email). Par ailleurs, je me tiens à votre entière disposition pour des questions supplémentaires. Si vous êtes intéressés pas les résultats de cette recherche, veuillez le marquer sur le questionnaire.
Merci beaucoup d'avance pour votre participation. Veuillez croire, Madame, Monsieur, l'expression de mes salutations distinguées.

Cordialement

Karin Iqbal Bhatti
Cranachstr.49
D-12157 Berlin

Tel./Fax: +49-30-855 12 93
E-mail: iqbal-bhatti@web.de

Cuestionario: ‚Tartamudez' en el contexto intercultural

Berlín,

Muy señores míos,
En estos momentos, estoy trabajando, junto con el Sr. Prof. Dr. Braun (e-mail: otto.braun@rz.hu-berlin.de / Tel.: 0049-30-2093-4354 / 0049-30-2093-4436), en un proyecto que se inició en el Instituto de Ciencias de Rehabilitación, en el departamento de pedagogia para defectos de articulación, en la Universidad Humboldt Berlín. En este proyecto, que forma parte de mi doctorado, estamos investigando la tartamudez en el contexto intercultural. Yo misma soy científica de la lingüística con especialización en logopedía. Las prioridades de mi doctorado son Comunicación Intercultural, defectos y desarrollo de competencia intercultural.

Por medio del cuestionario adjunto, me gustaría obtener datos sobre la situación actual de la 'tartamudez' en las referentes naciones/culturas con respecto a la descripción, las teorías de origen y las posibilidades de tratamiento de la ‚tartamudez', además de averiguar así las consecuencias que tiene todo esto para el ámbito intercultural.

Me alegraría mucho y le agradecería mucho si usted pudiera rellenar el cuestionario adjunto y si lo enviara dentro de cuatro semanas o a la dirección postal, electrónica o al número de fax mencionados arriba de esta carta. Si no le es posible rellenarlo usted personalmente le pido que por favor lo transmita a personas que trabajen en este sector.

Todos los datos obtenidos van a ser tratados anónimamente y confidencialmente. Servirán exclusivamente para la investigación y discusión científica de este tema.

Le ruego que por favor conteste a todas las preguntas, aunque no pueda dar informaciones precisas sobre algunos puntos. Las preguntas que no se puedan aplicar a usted, no necesitan ser contestadas. Comentarios cortos y números aproximados son suficiente. La expresión cultura será usada como sinónimo de nación en el questionario.

Por favor, sientase libre en contestar las preguntas. Use expresiones y clasificaciones propias y/o comunes. No hay valoraciones como Equivocado y/o Correcto en la contestación de las preguntas. Para mí son interesantes sus conocimientos y experiencias con respecto a la 'tartamudez', especialmente las causas y los tratamientos adentro y afuera de las naciones/culturas.

En caso de que usted tenga alguna duda, estaré a su disposición. Y si usted tuviera interés en los resultados de la encuesta, solo tiene que marcarlo en el cuestionario.

Muchas gracias por tomarse la molestia de ayudarme.

Atentamente

Fragebogen (in deutscher Sprache)

FRAGEBOGEN: 'STOTTERN' IM INTERKULTURELLEN KONTEXT
Bitte löschen Sie die für Sie nicht zutreffenden Antworten / Kategorien
Bitte markieren Sie die für Sie zutreffenden Antworten / Kategorien mit einem Kreuz

1. ALLGEMEINE INFORMATIONEN
1.1. Institution:
1.2. Nation/Kultur:
1.3. Beruf:
1.4. Alter:
1.5. Geschlecht:
- Weiblich
- Männlich

2. ANGABEN ZUM 'STOTTERN'
2.1. Ist der Terminus 'Stottern' in Ihrer Nation/Kultur bekannt?
- Ja
- Nein
- Ich weiß nicht

2.2. Welche Bezeichnungen gibt es in Ihrer Nation /Ihrer Kultur für den Terminus 'Stottern'?
- 'Stottern'
- Andere(r) Name(n): Welche?
- Kein Name
- Ich weiß nicht

2.3. Wozu wird 'Stottern' in Ihrer Nation/Kultur zugeordnet?
- Krankheit
  * Nein
  * Wenn Ja, welche Form von Krankheit?
- Beeinträchtigung
  * Nein
  * Wenn Ja, welche Form von Beeinträchtigung?
- Störung
  * Nein
  * Wenn Ja, welche Form von Störung?
- Behinderung
  * Nein
  * Wenn Ja, welche Form von Behinderung?
- Andere begriffliche Zuordnungen
- Ich weiß nicht

2.4. Wie wird mit Menschen in Ihrer Nation/Kultur entsprechend Ihren Antworten unter Punkt 2.3. gesellschaftlich umgegangen? (kurze Stichpunkte genügen)

2.5. Wie wird 'Stottern' in Ihrer Nation/Kultur beschrieben, erklärt bzw. definiert? (kurze Stichpunkte genügen)

2.6. Welche Symptome (primäre und/oder sekundäre) sind beim 'Stottern' zu beobachten? (kurze Stichpunkte genügen)

2.7. Welche Ursachen, Entstehungstheorien oder Erklärungsansätze vermuten Sie beim 'Stottern'? (kurze Stichpunkte genügen)

2.8. Welche Hilfen, Techniken, Methoden, Verfahren und/oder Konzepte werden bei der Behandlung des 'Stotterns' angewendet? (kurze Stichpunkte genügen)
- Keine
- Wenn Ja, welche?

2.9. Gibt es kulturspezifische Hilfen, Techniken, Methoden, Verfahren und/oder Konzepte zur Behandlung des 'Stotterns'? (kurze Stichpunkte genügen)
- Keine
- Wenn Ja, welche?

2.10. Behandeln Sie stotternde Menschen aus anderen Nationen/Kulturen? (kurze Stichpunkte genügen)
- Wenn Nein, nennen Sie bitte Gründe.
- Wenn Ja, welche Hilfen, Techniken, Methoden, Verfahren und/oder Konzepte verwenden Sie?

2.11. In welcher/welchen Sprache(n) führen Sie die Behandlung durch?

2.12. Welche Ziele verfolgen Sie bei der Behandlung des 'Stotterns'?

2.13. Gibt es andere Zielsetzungen bei der Behandlung des 'Stotterns' mit Menschen aus anderen Nationen/Kulturen?
- Nein
- Wenn Ja, welche?

2.14. Welche Ergebnisse liegen hinsichtlich der Behandlung des 'Stotterns' vor (z.B. Prognosen zur Heilung von 'Stottern')?

2.15. Gibt es andere Ergebnisse bei der Behandlung des 'Stotterns' mit Menschen aus anderen Nationen/Kulturen?
- Nein
- Wenn Ja, welche?

2.16. Wie lange dauert durchschnittlich eine Behandlung?

2.17. Wie ist die Versorgungslage?
- Ambulante Versorgung
- Stationäre Versorgung
- Beratungsstellen
- Selbsthilfegruppen
- Einbindung in den Unterricht
- Andere
- Keine
- Ich weiß nicht

2.18. Wie hoch ist der Anteil stotternder Menschen in Ihrer Nation/Kultur?

2.19. Wie hoch ist der Anteil bei
- Kindern
- Jugendlichen
- Erwachsenen
- Ich weiß nicht

2.20. Bei welchen Geschlechtern tritt 'Stottern' häufiger auf?
- Weiblich
- Männlich
- Ich weiß nicht

2.21. In welchem Alter tritt 'Stottern' erstmals auf?

2.22. Welches Bildungsniveau haben stotternde Menschen?
- In Ihrer Institution
- Im Allgemeinen

2.23. Aus welchen sozialen Schichten kommen stotternde Menschen?
- In Ihrer Institution
- Im Allgemeinen

2.24. Behandeln Sie stotternde Menschen, die HIV/AIDS oder andere Infektionskrankheiten haben?
- Wenn Nein, nennen Sie bitte Gründe:
- Wenn Ja, mit welchen Erkrankungen?

3. INTERKULTURELLE KOMMUNIKATION

3.1. Was verstehen Sie unter folgenden Begriffen? (kurze Stichpunkte genügen)
- Nation
- Staat
- Kultur
- Kommunikation
- Interkulturelle Kommunikation

3.2. Welcher der Begriffe beschreibt für Sie das Zusammenleben von Menschen?
- Kultur
- Nation
- Staat
- Land
- Gesellschaft
- Sonstiges

Fragebogen (in englischer Sprache)

QUESTIONNAIRE:'STUTTERING' IN AN INTERCULTURAL CONTEXT
Please delete answers / categories which are not relevant for you (e-mail)
Please tick the relevant answers / categories (air–mail)

1. GENERAL INFORMATION
1.1. Name of the institution:
1.2. Nation/culture:
1.3. Profession:
1.4. Age:
1.5. Gender:
 - Female
 - Male

2. INFORMATION ABOUT 'STUTTERING'
2.1. Is the term 'Stuttering' known in your nation/culture?
- Yes
- No
- I don't know

2.2. Which terms are used for 'Stuttering' in your nation/culture?
- 'Stuttering'
- Other terms: Which?
- No name
- I don't know

2.3. As what is 'Stuttering' in your nation/culture considered?
- A disease
 * No
 * If yes, which kind of disease?
- Reduction of abilities
 * No
 * If yes, which kind of reduction?
- Dysfunction
 * No
 * If yes, which kind of dysfunction?
- Handicap
 * No
 * If yes, which kind of handicap?
- Others
- I don't know

2.4. With reference to your answers in 2.3., how are stuttering people dealt with in your nation/culture? (Short notes are sufficient.)

2.5. How would 'Stuttering' be described, explained or defined in your nation/culture? (Short notes are sufficient.)

2.6 What kind of symptoms (primary and/or secondary) are observed with 'Stuttering'? (Short notes are sufficient.)

2.7. What do you think, which causes and/or explanations are responsible for 'Stuttering'? (Short notes are sufficient.)

2.8. Which aids, techniques, methods and/or concepts do you use in the treatment of people who stutter? (Short notes are sufficient.)
- None
- If yes, which ones?

2.9. Are there aids, techniques, methods and/or concepts for the treatment of 'Stuttering', that are specific for your culture? (Short notes are sufficient.)
- None
- If yes, which ones?

2.10. Do you also help stuttering people from other nation/cultures? (Short notes are sufficient.)
- If no, please give reason?
- If yes, which aids, techniques, methods and/or concepts do you use?

2.11. What language(s) do you use during the treatment?

2.12. What aims do you pursue during the treatment of 'Stuttering'?

2.13. Do those aims of treatment differ regarding the treatment of stuttering people from other nations/cultures?
- No
- If yes, which?

2.14. What are the results of your treatment? (e.g. healing prognosis of 'Stuttering')

2.15. Do the results of your treatment differ concerning stuttering people from other nations/cultures?
- No
- If yes, which?

2.16. How long does your treatment usually take on average?

2.17. How are the persons who come to you usually supplied?
- Ambulant supply
- Stationary supply
- Advisory centre
- Self-help groups (Patients associations)
- Integration at school
- Others
- None
- I don't know

2.18. What, in your opinion, is the percentage of people stuttering in your nation/culture?

2.19. What is the percentage regarding
- Children (age)
- Adolescents (age)
- Adults (age)
- I don't know

2.20. Which gender is more affected?
- Female
- Male
- I don't know

2.21. When does 'Stuttering' occur for the first time (age)?

2.22. What standard of education do people who stutter usually have?
- In your institution
- In general

2.23. Which social background do people who stutter usually have?
- In your institution
- In general

2.24. Do you treat people who stutter and also suffer from HIV/AIDS or other infectious diseases?
- If no, please give reason?
- If yes, what kind of infectious diseases?

3. INTERCULTURAL COMMUNICATION

3.1. Please explain the following terms in your understanding. (Short notes are sufficient.)
- Nation
- State
- Culture
- Communication
- Intercultural communication

3.2. Which term describes best the living together of humans?
- Culture
- Nation
- State
- Country
- Society
- Others

Fragebogen (in französischer Sprache)

QUESTIONNAIRE: BEGAYEMENT (Bégayement) DANS UN CONTEXTE INTERCULTUREL

Veuillez effacer les réponses irrélévantes pour votre réponse/catégorie (e-mail)
Veuillez cocher les cases correspondantes à votre réponse/catégorie (air-mail)

1. 1. GENERALITES (Généralités)
1.1 Nom de l'institution:
1.2. Nation/culture:
1.3. Profession:
1.4. Age:
1.5. Sexe:
- Féminin
- Masculin

2. INFORMATIONS SUR LE BEGAYEMENT (bégayement)
2.1. Est-ce que le terme 'bégaiement' est connu dans votre nation/culture?
- Oui
- Non
- Je ne sais pas

2.2. Quels termes sont utilisés pour 'bégaiement' dans votre nation/culture?
- Bégaiement
- Autre(s) terme(s), quel(s)?
- Pas de terme
- Je ne sais pas

2.3. Dans votre nation/culture, le bégayement est considéré comme?
- Maladie?
  * Non
  * Si oui, quel sorte de maladie?
- Une entrave?
  * Non
  * Si oui, quel sorte d'entrave?
- Perturbation?
  * Non
  * Si oui, quel sorte de perturbation?
- Handicap?
  * Non
  * Si oui, quel sorte de handicap?
- Associations avec d'autres termes
- Je ne sais pas

2.4. Considérés vos réponses sous 2.3., comment sont des gens affectes par le bégayement considérés et traités dans votre culture/nation? (des mots clefs sont suffisants)

2.5. Comment, dans votre culture/nation, on explique, décrit et définit le bégayement? (des mots clefs sont suffisants)

2.6. Quels symptômes (primaires et secondaires) peuvent être observés chez des gens affectés par le bégayement? (des mots clefs sont suffisants)

2.7. Quels causes et explications considérez vous comme responsables du bégayement? (des mots clefs sont suffisants)

2.8. Quels aides, techniques, méthodes et concepts sont utilisés pour le traitement du bégayement? (des mots clefs sont suffisants)
- Aucune
- Si oui, lesquels?

2.9. Existent-ils des aides, techniques, méthodes et concepts spécifiques à votre nation/culture pour le traitement du bégayement? (des mots clefs sont suffisants)
- Aucune
- Si oui, lesquels?

2.10. Est-ce que vous traitez des gens appartenant à d'autres nations/cultures pour bégayement? (des mots clefs sont suffisants)
- Si non, s'il vous plaît expliquez les raisons
- Si oui, quels aides, techniques, méthodes et concepts utilisez vous?

2.11. Dans quelle langue effectuez vous le traitement?

2.12. Lequel est le but de votre traitement du bégayement?

2.13. Yatil des buts différents pour le traitement du bégayement de gens appartenant à d'autres nations/cultures?
- Non
- Si oui, lesquels?

2.14. Quels sont les résultats du traitement du bégayement (par exemple: quel est le pronostique de guérison?)

2.15. Est-ce qu'il y des résultats différents pour le traitement pour bégayement de gens appartenant à d'autres nations/cultures?
- Non
- Si oui lesquels?

2.16. Quelle est la durée moyenne du traitement?

2.17. Dans que contexte peut on, chez vous, traiter le bégayement?
- De façon ambulant
- De façon stationnaire
- Dans des cabinets des conseillers spéciaux
- Associations de bègues et d'anciens bègues
- Dans le cadre de l'école?
- Autres
- Aucune
- Je ne sais pas

2.18. Quel est le pourcentage de gens qui bégayent dans votre culture/nation?

2.19. Quel est le pourcentage chez les
- Enfants
- Adolescents
- Adultes
- Je ne sais pas

2.20. Quel sexe est le plus affecté?
- Le sexe féminin
- Le sexe masculin
- Je ne sais pas

2.21. A quel age le bégayement apparaît-il pour la première fois?

2.22. Quel niveau d'éducation ont des gens affectés par le bégayement?
- Dans votre institution
- En général

2.23. Des gens affectés par le bégayement proviennent de quelles couches sociales?
- Dans votre institution
- En général

2.24. Est-ce que vous traitez des gens qui souffrent d'une infection par le VIH ou d'autres infectieuses?
- Si non, s'il vous plaît expliquez les raisons
- Si oui, quels autres maladies?

3. COMMUNICATION INTERCULTURELLE

3.1. Qu'entendez vous par les termes suivants? (des mots clefs sont suffisants)
- Nation
- état
- Culture
- Communication
- Communication interculturelle

3.2. Quel terme décrit, à votre avis, le fait que des gens vivent ensemble? (des mots clefs sont suffisants)
- Culture
- Nation
- état
- Pays
- Société
- Autres

Fragebogen (in spanischer Sprache)

CUESTIONARIO: ,TARTAMUDEZ' EN EL CONTEXTO INTERCULTURAL

Por favor, elija una respuesta o categoría y borre los demás (elektronische Post)
Por favor, elija y marque con una cruz una respuesta o categoría (normale Post)

1. DATOS GENERALES
1.1. Nombre de la institución:
1.2. Nación/cultura:

1.3. Profesión:
1.4. Edad:
1.5. Sexo:
- Femenino
- Masculino

2. DATOS SOBRE LA ,TARTAMUDEZ'
2.1. En su nación/cultura, ¿el término ,tartamudez' es conocido?
- Sí
- No
- No lo sé

2.2. En su nación/cultura, ¿cuáles son las denominaciones para el concepto 'tartamudez'?
- ,Tartamudez'
- Otro(s) nombre(s): ¿Cuáles?
- Ninguno
- No lo sé

2.3. En su nación/cultura, ¿la ,tartamudez' pertenece a qué categoría?
- Enfermedad
  * No
  * En caso de sí, ¿qué tipo de enfermedad ?
- Perjuicio
  * No
  * En caso de sí, ¿qué tipo de perjuicio?
- Defecto
  * No
  * En caso de sí, ¿qué tipo de defecto?
- Minusvalía
  * No
  * En caso de sí, ¿qué tipo de minusvalía?
- Otras clasificaciones conceptuales
- No lo sé

2.4. En su nación/cultura, ¿cómo trata la sociedad a personas según sus respuestas en punto 2.3.? (respuesta corta es suficiente)

2.5. En su nación/cultura, ¿cómo se describe, explica y define la 'tartamudez'? (respuesta corta es suficiente)

2.6. ¿Cuáles son las síntomas (primarias y/o secundarias) que se pueden observar en la ,tartamudez'? (respuesta corta es suficiente)

2.7. ¿Cuáles son las causas, teorías de origen o explicaciones que usted supone con respecto a la 'tartamudez'? (respuesta corta es suficiente)

2.8. ¿Cuáles son los remedios, las técnicas, los métodos y/o conceptos que se aplican en el tratamiento de la 'tartamudez'? (respuesta corta es suficiente)
- Ninguno
- En caso de sí, ¿cuáles?

2.9. ¿Hay remedios, técnicas, métodos y/o conceptos específicos de su cultura para tratar la 'tartamudez'? (respuesta corta es suficiente)
- Ninguno
- En caso de sí, ¿cuáles?

2.10. ¿Usted está tratando a tartamudos provenientes de otras naciones/culturas? (respuesta corta es suficiente)
- En caso de no, diga por qué no.
- En caso de sí, ¿cuáles son los remedios, las técnicas, los métodos y/o conceptos que usted aplica?

2.11. ¿En qué idioma(s) usted hace el tratamiento?

2.12. ¿Cuáles son sus objetivos en el tratamiento de la ,tartamudez'?

2.13. ¿Hay objetivos distintos en el tratamiento de la ,tartamudez' con personas de otras naciones/culturas?
- No
- En caso de sí, ¿cuáles ?

2.14. ¿Cuáles son los resultados que usted tiene con respecto al tratamiento de la ,tartamudez' (por ejemplo, pronósticos sobre la curación de la 'tartamudez')?

2.15 ¿Hay resultados distintos en el tratamiento de la ,tartamudez' con personas de otras naciones/culturas?
- No
- En caso de sí, ¿cuáles ?

2.16. ¿Cuánto tiempo dura por término medio un tratamiento?

2.17. ¿Cómo es el tratamiento?
- Tratamiento ambulatorio
- Tratamiento clínico
- Consultorios
- Grupos de autoayuda
- Integración en las clases
- Otros
- Ninguno
- No lo sé

2.18. ¿Cuán alto es el porcentaje de tartamudos en su nación/cultura?

2.19. ¿Cuán alto es el porcentaje en
- Niños
- Adolescentes
- Adultos
- No lo sé

2.20. ¿En qué sexo la ‚tartamudez' es más frequente?
- Femenino
- Masculino
- No lo sé

2.21. ¿A qué edad la ‚tartamudez' se produce por primera vez?

2.22. ¿Qué nivel de educación tienen los tartamudos?

- En su institución
- En general

2.23. ¿De qué clases sociales provienen los tartamudos?

- En su institución
- En general

2.24. ¿Usted está tratando a tartamudos con HIV/Sida o con otras enfermedades infecciosas?
- En caso de no, diga por qué no
- En caso de sí, ¿con qué enfermedades

3. COMUNICACIÓN INTERCULTURAL

3.1. ¿Qué es lo que usted entiende por los conceptos siguientes? (respuesta corta es suficiente)

- Nación
- Estado
- Cultura
- Comunicación
- Comunicación intercultural

3.2. Según usted, ¿cuál de estos conceptos describe la convivencia de los humanos?
- Cultura
- Nación
- Estado
- País
- Sociedad
- Otro

Anhang II

Tabellen

Tabelle 1
Bezeichnungen für Stottern in den Nationen/Kulturen (Frage 2.2.)

KONTINENT/Nation	Bezeichnungen für Stottern
AFRIKA	
• Äthiopien (1)	X = Stuttering
• Burkina Faso (1)	X = Bégaiement X = Bidiga (in Mooré) / Peulh ou / oder Foulani (in Fulfuldé) / sigui sigui {in Dioula (Mandingue)}
• Kenia (2)	X = Stuttering X = Stammering
• Namibia (2)	X = Stuttering X = Hakkel {(in Afrikaans (Namibia/Südafrika)} X = Okukokoma (in Ovambo)
• Südafrika (1)	X = Stuttering
• Uganda (3)	X = Stuttering X = Stammering X = Okunangiri (in Luganda) / Kunnannagira (in Runyankole)
ASIEN	
• Bangladesh (1)	X = Stuttering
• China (1)	X = Stuttering X = Kou Chi (in Chinese Pinyin) X = Jie Ba
• Indien (1)	X = Stuttering X = Uggu/Todalu / Bikku (in Kannada, eine Dravidiansprache)
• Japan (2)	X = Stuttering X = Domori / Kitsuon
• Libanon (1)	X = Stuttering
• Malaysia (3)	X = Stuttering / Stammering / Dysfluency X = Kou Chi (in Mandarin) X = Gagap (in Malay)
• Nepal (2)	X = Stuttering X = Bhakbhakae, Bhakbhakae Boli
• Philippinen (1)	X = Stuttering / Stammering
• Qatar (1)	X = Stuttering X = Talathom / Tahtaha
• Türkei (1)	X = Stuttering

AUSTRALIEN • Australien (1)	X = Stuttering / Stammering
• Neuseeland (1)	X = Stuttering
EUROPA • Dänemark (2)	X = Stuttering X = Glottering / Stammen / Stamme
• Deutschland (6)	X = Stottern X = Hängenbleiben, Balbuties
• Estland (1)	X = Stuttering
• Finnland (4)	X = Stuttering X = Änkytys
• Frankreich (1)	X = Bégaiement
• Großbritannien (1)	X = Stuttering / Stammering
• Irland (1)	X = Stuttering / Stammering / Dysfluency
• Litauen (1)	X = Stuttering
• Luxemburg (1)	X = Stuttering / Stuck
• Niederlande (1)	X = Stuttering / Stotteren / Hakkelen
• Österreich	X = Stottern X = Sprechunflüssigkeiten / Balbuziente
• Russland (1)	X = Stuttering / Saitkatsoe
• Schweden (1)	X = Stuttering
• Spanien (3)	X = Tartamudez X = Disfemia, disfluencias / Disfluenzias attpicas X = Tartajeo, por ejemplo (abwertend)
• Zypern (1)	X = Stuttering / Stammering
MITTEL- UND SÜDAMERIKA • Argentinien (1)	X = Tartamudez X = tarta, tartamudo, 'Torte' (Spitzname, die erste Hälfte des Wortes bedeutet Stottern), Stotterer
• Bolivien (1)	X = Tartamudez
• Guatemala (1)	X = Tartamudez
• Venezuela (1)	X = Tartamudez / Gaguera
NORDAMERIKA • Kanada (1)	X = Stuttering / Stammering
• USA (2)	X = Stuttering

Tabelle 2
Verbreitung des Stotterns (Frage 2.18. und 2.19.)

KONTINENT /Nation	**Gesamtbevölkerung in %**	**Kinder in %**	**Jugendliche in %**	**Erwachsene in %**
AFRIKA • Äthiopien (1)	weniger als 5	/?/	/?/	/?/
• Burkina Faso (1)	/n. b./	/?/	/?/	/?/
• Kenia (2)	/3%/, /k. A./	/?/, /?/	/?/, /?/	/?/, /?/
• Namibia (2)	/(+/-) 0,05/, /5/	/?/, /?/	/?/, /?/	/?/, /?/
• Südafrika (1)	1 %	/?/	/?/	/?/
• Uganda (3)	/?/, /erscheint hoch, Zahl ist unbekannt/, /10/	/?/, /?/, /10/	/?/, /?/, /10/	/?/, /?/, /10/
ASIEN • Bangladesh (1)	/5-10/	/?/	/?/	/?/
• China (1)	/1/	/?/	/?/	/?/
• Indien (1)	/10/	/53/ (2-12 J.)	/40/ (13-85 J.)	/40/ (13-85J.)
• Japan (2)	/1/, /nicht viel/	/3-5/, /?/	/?/?/	/1/, /?/
• Libanon (1)	/n. b./	/?/	/?/	/?/
• Malaysia (3)	/>5/, /5-10/, /?/	/?/?/?/	/?/?/?/	/?/?/?/
• Nepal (2)	/1/, / 1/	/?/?/	/?/?/	/?/?/
• Philippinen (1)	/n. b./	/?/	/?/	/?/
• Qatar (1)	/1/	/50/	/30/	/20/
• Türkei (1)	/1,5/	/4/	/?/	/1-2
AUSTRALIEN • Australien (1)	/1-3/	/3-5/	/1-3/	/1-3/
• Neuseeland (1)	/1/	/?/	/?/	/?/
EUROPA • Dänemark (2)	/0,7/, /1+5/	/2/, /?/	/0,7/, /2/	/0,7/, /1/

• Deutschland (6)	/1/, /1/, /5/, /5/, /?/, /?/	/5/, /5-8/, /?/, /?/,/?/?	/?/?/?/?/ hoch (2)	/1/, /1/, /5/, /?/?/?/
• Estland (1)	/1/	/?/	/?/	/?/
• Finnland (4)	/1>5/, /?/, /1/, /1/	/4-5/, /?/, /?/, /?/	/2/, /?/, /?/, /?/	/1/, /?/, /?/, /?/
• Frankreich (1)	/1/	/4-5/	/1/	/1/
• Großbritannien (1)	/k. A./	/5/	/?/	/1/
• Irland (1)	/1/	/70/	/?/	/?/
• Litauen (1)	/k. A./	/4-5/	/?/	/1/
• Luxemburg (1)	/n. b./	/?/	/?/	/?/
• Niederlande (1)	/1/	/5/	/1/	/1/
• Österreich (2)	/k. A./, /?/	/k. A./, /?/	/k. A./, /?/	/k. A./, /?/
• Russland (1)	/6/	/?/	/?/	/?/
• Schweden (1)	/k. A./	/4/	/?/	/1/
• Spanien (3)	/1-2/, /1/, /k. A./	/?/, /?/, /?/	/?/, /?/, /?/	/?/, /?/, /?/
• Zypern (1)	/5/	/?/	/?/	/?/
MITTEL- UND SÜDAMERIKA • Argentinien (1)	niedrig	/?/	/?/	/?/
• Bolivien (1)	/?/	/?/	/?/	/?/
• Guatemala (1)	niedrig	/?/	/?/	/?/
• Venezuela (1)	/1/	/?/	/?/	/?/
NORDAMERIKA • Kanada (1)	/5/	/5/	/?/	/1/
• USA (2)	/1/, /1/	/3-5/, /k. A./	/~1,5/, /k. A./	/~0,8/, /k. A./

Tabelle 3
Beginn des Stotterns (Frage 2.21.)

KONTINENT/Nation	**Alter in Jahren**
AFRIKA • Äthiopien (1)	ab 2-3 Jahre
• Burkina Faso (1)	ab 3-7 Jahre; /k. A./
• Kenia (2)	Kindheit, Grundschule
• Namibia (2)	+/- 1, wenn das Kind zu sprechen anfängt; /2+/
• Südafrika (1)	mit der Sprech- und Sprachentwicklung
• Uganda (3)	2-3 Jahre / 5. Lebensjahr / 3,6-4/
ASIEN • Bangladesh (1)	im 1. Jahr
• China (1)	meist mit 5, aber auch mit 15 oder 20 Jahren
• Indien (1)	Kindheit, bei Erwachsenen neurologisch bedingt
• Japan (2)	/2,6-4/, /unbekannt/
• Libanon (1)	/2/
• Malaysia (3)	/7/, /2,6/, /unbekannt/
• Nepal (2)	/6/, /5-10/
• Philippinen (1)	/2,5-4,0/
• Qatar (1)	/4-5/
• Türkei (1)	/2,5-3/
AUSTRALIEN • Australien (1)	+/- (3-5)
• Neuseeland (1)	/2/
EUROPA • Dänemark (2)	/3-5 /, /manchmal bereits mit 1,8/
• Deutschland (6)	/3-4/, /4-6/, /2,5-4/, /3-6/, /4-6/, /3-4/
• Estland (1)	/~ 2,5/

• Finnland (4)	/3-6/, /2-5, die meisten ab 3/, /2-3/, /2-3/
• Frankreich (1)	drei Säulen: /2-3/, /6-7, /11-12/
• Großbritannien (1)	/2,5-3,5/
• Irland (1)	rangiert zwischen /3-7/, in der Literatur /4,0/
• Litauen (1)	/3-5/
• Luxemburg (1)	Patienten können sich nicht erinnern
• Niederlande (1)	/4-5/
• Österreich (2)	/2,5-3/; meist +/- 4-5, aber auch früher möglich
• Russland (1)	/ab 3/
• Schweden (1)	/5-7/
• Spanien (3)	/2-5/, /normal 2-3, aber auch später/, /2,6/
• Zypern (1)	/2,5-6/
MITTEL- UND SÜDAMERIKA • Argentinien (1)	unbekannt
• Bolivien (1)	ab 2,5 Jahren, beim Erwerb der Sprache
• Guatemala (1)	das variiert stark
• Venezuela (1)	ungefähr 5-7
NORDAMERIKA • Kanada (1)	/2-6/
• USA (2)	/2-5/, /k. A./

Tabelle 4
Kulturspezifische Behandlungsansätze (Frage 2.9.)

KONTINENT/Nation	Kulturspezifische H-T-M-V-K
AFRIKA • Äthiopien (1)	- keine: (vgl. 5.2.7.2.: Die Mehrheit von ihnen wird zur Kirche gebracht, sie erhalten Heiliges Wasser und werden zu einem Doktor geschickt. Es zeigen sich jedoch keine Veränderungen.)
• Burkina Faso (1)	- Methode zur Vergrößerung der Zuhörerschaft - Schneckenhäuser als Behälter zum Wassertrinken nehmen - nicht vom Boden eines ‚canaris' trinken - Absud von Eulennestern trinken - dem Kind drohen, wenn es stottert
• Kenia (2)	- hauptsächlich langsames Sprechen und Rhythmus / keine
• Namibia (2)	- keine (2)
• Südafrika (1)	- keine
• Uganda (3)	- keine (2) / Bis vor kurzem gab es keine Sprechtherapie.
ASIEN • Bangladesh (1)	- keine
• China (1)	- keine
• Indien (1)	- keine
• Japan (2)	- keine / unbekannt
• Libanon (1)	- keine
• Malaysia (3)	- keine (3)
• Nepal (2)	- keine (2)
• Philippinen (1)	- keine
• Qatar (1)	- Lesen des Korans
• Türkei (1)	- keine
AUSTRALIEN • Australien (1)	- Lidcombe-Programm, Camperdown-Programm, Low-tech-Telehealth
• Neuseeland (1)	- keine

EUROPA • Dänemark (2)	- Nichtvermeidung / keine
• Deutschland (6)	- Stottermodifikation nach Gutzmann/Fröschels - Lass dir Zeit beim Sprechen, denn kontraindiziert führt das beim Patienten eher zum Gegenteil - keine (4)
• Estland (1)	- keine
• Finnland (4)	- keine (4)
• Frankreich (1)	- keine
• Großbritannien (1)	- keine
• Irland (1)	- keine
• Litauen (1)	- keine
• Luxemburg (1)	- keine
• Niederlande (1)	- Doetinchemse-Methode, Del Ferro-Methode, Hausdörfer Methode
• Österreich (2)	- keine / im engeren Sinn: Verwendung von Sprachmelodien
• Russland (1)	- keine
• Schweden (1)	- Selbstakzeptanz
• Spanien (3)	- keine (3)
• Zypern (1)	- keine
MITTEL- UND SÜDAMERIKA • Argentinien (1)	- keine
• Bolivien (1)	- psychologische und physiologische Verfahren
• Guatemala (1)	- keine
• Venezuela (1)	- keine
NORDAMERIKA • Kanada (1)	- keine
• USA (2)	- keine (2)

Tabelle 5
Behandlungsansätze – interkulturelle Perspektive (Frage 2.10.)

KONTINENT/ Nation	**Ja**	**Nein**	**Behandlungsansätze**
AFRIKA • Äthiopien (1)		X = es gibt keine Therapien	
• Burkina Faso (1)	X = Selbsthilfegruppen		X = Methode zur Vergrößerung der Zuhörerschaft
• Kenia (2)	X		X = Langsames, gedehntes Sprechen, richtige Atmung
• Namibia (2)	X	X = keine Anmeldungen	X = dieselben Techniken
• Südafrika (1)			X = dieselben Techniken
• Uganda (3)	X = Ruanda, Sudan X = nur mit denen, die kommen – SLT -Department im Mulago Krankenhaus	X = ich habe noch nicht in diesem Kontext gearbeitet	X =die gleichen Techniken
ASIEN • Bangladesh (1)			X = keine Angaben
• China (1)	X = Klienten aus GB u. der Türkei; 7. Weltkonferenz für PWS		
• Indien (1)	X		X = dieselben Hilfen
• Japan (2)		X = keine Behandlung in nicht einheimischen Sprachen	X = keine Angaben
• Libanon (1)	X = U.S., Golfstaaten		
• Malaysia (3)	X (3)		X = keine Unterschiede (3)
• Nepal (2)		X = Mangel an Ressourcen und somit keine Möglichkeit, Menschen aus anderen Nationen zu helfen	X = Wissen teilen

• Philippinen (1)		X = keine Überweisung	
• Qatar (1)	X		X =die gleichen Techniken
• Türkei (1)		X = keine Überweisung	
AUSTRALIEN • Australien (1)	X = arabische Familien		X = Low-tech-Telehealth
• Neuseeland (1)	X = Selbsthilfegruppe		X = Wissensaustausch
EUROPA • Dänemark (2)	X = Projekt in Nepal X = Therapeuten arbeiten im öffentlichen Gesundheitswesen		X = dieselben (sollte erweitert werden)
• Deutschland (6)	X (3)	X = keine ausländische Klientel bzw. keine Patienten (3)	X = dieselben, Van Riper, Dell, Kasseler Stottertherapie, Nonavoidance-Therapie, übende Verfahren (3)
• Estland (1)	X		X = dieselben
• Finnland (4)	X = es gibt Sprechtherapeuten, die in der jeweiligen Muttersprache behandeln	X = keine Patienten (2) X = wir behandeln nur finnische Patienten	
• Frankreich (1)			X=Kultur des anderen kennen u. respektieren, Kommunikationsorientierung
• Großbritannien (1)	X = Selbsthilfegruppen		X = Bereitstellen von Informationen via Internet
• Irland (1)	X		X = dieselben
• Litauen (1)		X = keine Klientel aus anderen Nationen	
• Luxemburg (1)		X = hatte bisher keine Patienten aus anderen Nationen, aber gern	

• Niederlande (1)	X		X = keine Besonderen
• Österreich (2)	X	X = Berufsanfänger	X = dieselben
• Russland (1)		X = keine ausreichenden Sprachkenntnisse	
• Schweden (1)	X = Selbsthilfegruppe		X = weltweiter Austausch von Informationen
• Spanien (3)	X	X = keine Fachleute (2)	X = dieselben, Flüssigkeits- u. Modifikationstechniken
• Zypern (1)	X		X = dieselben
MITTEL- UND SÜDAMERIKA • Argentinien (1)		X = kein Fachmann	
• Bolivien (1)		X = Bisher haben sich keine Fälle ergeben.	
• Guatemala (1)		X	
• Venezuela (1)	X = Selbsthilfegruppe für spanischsprachige Stotterer aus verschiedenen Ländern via Internet		
NORDAMERIKA • Kanada (1)	X		X = dieselben, Fluency Shaping, kognitive Umstrukturierung
• USA (2)	X (2)		X = Bewusstsein für die einzigartigen kulturellen Haltungen und Werte haben

Tabelle 6
Behandlungssprachen (Frage 2.11.)

KONTINENT/Nation	Behandlungssprachen
AFRIKA • Äthiopien (1)	- k. A.
• Burkina Faso (1)	- Französisch, ist in Burkina die Amtssprache
• Kenia (2)	- Englisch / k. A.
• Namibia (2)	- k. A. / Englisch, Afrikaans
• Südafrika (1)	- Englisch
• Uganda (3)	- Englisch (3)
ASIEN • Bangladesh (1)	- einheimische Sprachen
• China (1)	- Chinesisch, manchmal Englisch
• Indien (1)	- alle indischen Sprachen und Englisch
• Japan (2)	- k. A. (2)
• Libanon (1)	- Englisch, Arabisch und Französisch
• Malaysia (3)	- Die Sprache der Sprecher, oder wenn das nicht möglich ist, benutzen wir die Verkehrssprache, die beide, Sprecher und Therapeut, können. Sprachen, die von den Klienten benutzt werden, sind Mandarin, Kantonesisch, Englisch, Malaysisch. (3)
• Nepal (2)	- Meistens Nepalesisch, aber manchmal benutzen wir Englisch für die Praxis. - Wir verwenden die nepalesische Sprache für die Behandlung des Stotterns.
• Philippinen (1)	- Philippinische Sprache und Englisch
• Qatar (1)	- Arabisch und Englisch
• Türkei (1)	- Türkisch
AUSTRALIEN • Australien (1)	- Ich spreche nur Englisch. Ich habe einen Übersetzer, wenn es notwendig ist (und möglich!).
• Neuseeland (1)	- Ich behandle kein Stottern. Ich bin eine Person, die stottert. Wenn Menschen zu mir kommen, berate ich in Englisch.
EUROPA • Dänemark (2)	- Dänisch (2); das Arbeiten mit einem Übersetzer hat gezeigt, dass das schwierig ist (1)

• Deutschland (6)	- Deutsch (4) - keine Patienten, deren Muttersprache nicht Deutsch ist - Englisch / Deutsch
• Estland (1)	- Estnisch, Russisch
• Finnland (4)	- Finnisch (2) - Finnisch und Schwedisch (2)
• Frankreich (1)	- Französisch und Englisch
• Großbritannien (1)	- Englisch; für nicht englischsprachige Menschen arbeiten Therapeuten mit einem Übersetzer zusammen.
• Irland (1)	- Englisch, hauptsächlich. Gelegentlich Irisch, aber nur auf Wunsch. Menschen, die an einer Therapie teilnehmen, sollten ein gutes Grundwissen der englischen Sprache besitzen, damit sie vollständig partizipieren können.
• Litauen (1)	- Litauisch
• Luxemburg (1)	- Luxemburgisch, Französisch, Deutsch, Englisch
• Niederlande (1)	- Niederländisch
• Österreich (2)	- Deutsch oder Englisch / Deutsch
• Russland (1)	- Russisch
• Schweden (1)	- Schwedisch, Englisch bei internationalen Kontakten
• Spanien (3)	- Spanisch (Kastellanisch) - Spanisch (Katalanisch) - Englisch, Spanisch
• Zypern (1)	- Griechisch und Englisch hauptsächlich, manchmal Französisch, wenn eine Person die anderen Sprachen nicht spricht
MITTEL- UND SÜDAMERIKA • Argentinien (1)	- k. A.
• Bolivien (1)	- Spanisch
• Guatemala (1)	- Ich führe keine Behandlungen durch.
• Venezuela (1)	- Spanisch
NORDAMERIKA • Kanada (1)	- Englisch, Flämisch
• USA (2)	- Englisch (2)

Tabelle 7
Behandlungsziele – interkulturelle Perspektive (Frage 2.13.)

KONTINENT/ Nation	**Ja**	**Nein**	**Andere**
AFRIKA • Äthiopien (1)			X = k. A.
• Burkina Faso (1)		X	
• Kenia (2)		X	X = k. A.
• Namibia (2)		X (2)	
• Südafrika (1)		X = n. b.	
• Uganda (3)	X= mehr im Allgemeinen, wir sehen die Klienten oft nur bei Kontaktherstellung bzw. sehr unregelmäßig	X X	
ASIEN • Bangladesh (1)		X	
• China (1)		X	
• Indien (1)	X = unterschiedliche Therapieschwerpunkte		
• Japan (2)	X = es gibt eine riesige Variationsbreite von Ideen		X = n. b.
• Libanon (1)		X	
• Malaysia (3)		X (3)	
• Nepal (2)		X (2)	
• Philippinen (1)		X	
• Qatar (1)		X	
• Türkei (1)		X	
AUSTRALIEN • Australien (1)		X	
• Neuseeland (1)			X = n. z.
EUROPA • Dänemark (2)		X= nicht in Europa	X= nicht die Ziele, eher die Mittel
• Deutschland (6)		X (4)	X= k. A. (2)
• Estland (1)		X	

• Finnland (4)		X (4)	
• Frankreich (1)		X= für mich nicht	
• Großbritannien (1)	X = Veränderung von Therapieschwerpunkten		
• Irland (1)	X = Therapieschwerpunkte: motorische und psychologische Veränderungen		
• Litauen (1)		X	
• Luxemburg (1)			X = n. b.
• Niederlande (1)		X = n. b.	
• Österreich (2)	X = Es gibt Methoden, die absolute Heilung versprechen.	X	
• Russland (1)			X = Ich führe keine Behandlungen durch.
• Schweden (1)	X = Einige Gruppen sind total fokussiert auf eine flüssige Sprechweise.		
• Spanien (3)		X	X = k. A. X = Wir passen uns an andere Kulturen und Religionen an.
• Zypern (1)		X	
MITTEL- UND SÜDAMERIKA • Argentinien (1)		X	
• Bolivien (1)	X= Eingliederung in die normale Schule		
• Guatemala (1)			X= k. A.
• Venezuela (1)		X= Das ist in allen Fällen gleich.	
NORDAMERIKA • Kanada (1)			X= k. A.
• USA (2)	X= Die Ziele und Methoden sind auf die Bedürfnisse und Erfahrungen jedes Klienten abgestimmt.		X = n. z.

Tabelle 8
Behandlungsergebnisse – intrakulturelle Perspektive (Frage 2.14.)

KONTINENT/Nation	**Behandlungsergebnisse** (allgemein)
AFRIKA • Äthiopien (1)	- k. A.
• Burkina Faso (1)	- unbekannt
• Kenia (2)	- k. A. (2)
• Namibia (2)	- k. A. - Einige Patienten zeigen definitiv eine Verbesserung, obwohl bei Stress eine Verstärkung des Stotterns auftritt.
• Südafrika (1)	- gewöhnlich gut
• Uganda (3)	- Bin noch neu in diesem Bereich. - Die meisten Stotterer folgen keiner regulären Therapie: a) wir können es nicht anbieten, b) sie hören von sich aus auf - flüssige Sprechweise, Vertrauensgewinn
ASIEN • Bangladesh (1)	- Verbesserung
• China (1)	- ungefähr 5-10% sprechen nach dem Gebrauch von SpeechEasy flüssig, ohne Hilfsmittel
• Indien (1)	- Erwachsene: ziemlich gut während der praktischen Versorgung und bei Nachsorge nach sechs Monaten. Kinder: gut.
• Japan (2)	- Kleinkinder stottern kaum, sind eher unflüssig; Schulkinder, Jugendliche und Erwachsene: Aneignung eines leichten, entspannten Sprechstils, positive Haltung gegenüber Sprechen und Kommunikation entwickeln. - keine Erfahrungen
• Libanon (1)	- k. A.
• Malaysia (3)	- kann mich nicht erinnern, Stottern je geheilt zu haben mit Ausnahme von Kindern; Klienten sind in der Lage, das Stottern besser zu managen. - abhängig von mehreren Faktoren, wichtig ist eine gute Eltern-Kind-Zusammenarbeit; Verbesserung der Motivation - gut
• Nepal (2)	- mehr Wohlgefühl und Entspannung, mehr Flüssigkeit als am Anfang - jene zeigen eine gute Verbesserung, wenn Vertrauen aufgebaut wird und ein therapeutisches Sprechprogramm bedingungslos durchgeführt wird

• Philippinen (1)	- generell gut, wenn die Patienten die Behandlungstechniken ernsthaft anwenden
• Qatar (1)	- ist individuell verschieden und abhängig von Schweregrad, Alter und Umgebung
• Türkei (1)	- Lidcombe-Programm: Gute Erfolgsrate, wenn der Standardvorgehensweise gefolgt wird, insgesamt sehr geringe Misserfolge
AUSTRALIEN • Australien (1)	- Schulkinder: sehr gut; Jugendliche: sehr abhängig vom Individuum; Erwachsene: ähnliche Ergebnisse wie bei den Jugendlichen. Beide Gruppen verzeichnen häufiger Rückfälle.
• Neuseeland (1)	- n. z.
EUROPA • Dänemark (2)	- Zunahme von Lebensqualität - Es gibt bis jetzt keine Evaluation zur Evidenz der Behandlungen. Ergebnisse basieren eher auf einer Schätzung der Therapeuten.
• Deutschland (6)	- abhängig vom Alter des Klienten, bei Kids und Jugendlichen sehr gut - Frage kann nicht beantwortet werden - eine individuell anpassbare Therapie, die aus verschiedenen Bausteinen flexibel zusammengesetzt werden kann, hat sich als deutlich überlegen gegenüber einseitigen Konzepten erwiesen (s. PEVOS-Studie) - neue Untersuchungen sind nicht bekannt, eine ist in Arbeit durch Bundesvereinigung der Stotterer-Selbsthilfe. - Je jünger die Patienten sind, desto größer sind die Erfolgsaussichten, da früher mit einer Behandlung begonnen werden kann. - Der Begriff ‚Heilung' sollte im Zusammenhang mit Stottern sehr vorsichtig verwendet werden
• Estland (1)	- k. A.
• Finnland (4)	- die Prognose für Kinder flüssig zu werden, ist viel höher als bei älteren Stotterern, vielleicht bis zu 80 Prozent. - bis Schulbeginn kaum Stottern, danach? - Ergebnisse sind sehr gut; wenn die Klienten und ihre Eltern mehr über Stottern wissen, ist es leichter damit zu leben; durch verschiedene Techniken wird Stottern flüssiger; Gespräche über psychologische Probleme haben auch geholfen (2).
• Frankreich (1)	- k. A.
• Großbritannien (1)	- BSA bietet keine Therapie an.
• Irland (1)	- Ergebnisse sind hervorragend, Erfolg ist etwas sehr Individuelles und abhängig vom Fokus der Patienten.

• Litauen (1)	- abhängig von Alter, Motivation, Familienverhältnissen und Schweregrad des Stotterns
• Luxemburg (1)	- keine Heilung, aber Verbesserung der Lebensqualität
• Niederlande (1)	- 1/3 der Klienten verbessert sich gut, 1/3 verbessert sich irgendwie und für 1/3 macht die Therapie keinen Unterschied.
• Österreich (2)	- im Kindesalter gute Chancen „stotterfrei" zu werden; im Erwachsenenalter gibt es gute Chancen, das Stottern besser kontrollieren zu können - Es gibt keine vollständige Heilung des Stotterns.
• Russland (1)	- Bewältigung des Stotterns ist bei systematischer Arbeit möglich
• Schweden (1)	- Ich fühle mich mit mir selber gut, und ich kann mein Stottern auf eine bessere Art und Weise kontrollieren; keine Angst vor dem Sprechen/Stottern.
• Spanien (3)	- Wir machen keine Behandlungen oder Diagnosen. - Heilung ist schon ein Wort, das Krankheit anzeigt. Es geht darum, dass die Person ihr Leben verbessert, es ist eine Störung durch Vermeidung von Erfahrung - ziemlich gute, ca. 70 Prozent
• Zypern (1)	- Es ist abhängig vom Grad des Problems, vom Alter der Person, von der Person selbst, von den Umständen und der aktuellen Lage der Person. Gewöhnlich sind die Resultate sehr gut, wenn die Person kooperiert, wirklich das im privaten Leben anwendet, was sie im Unterricht gelernt hat, und daran glaubt, dass sie es auch wirklich tun kann.
MITTEL- UND SÜDAMERIKA • Argentinien (1)	- k. A.
• Bolivien (1)	- Das kann man nicht systematisieren.
• Guatemala (1)	- bei Erwachsenen ist es unheilbar
• Venezuela (1)	- Wir gehen von der Tatsache aus, dass Stottern bei Erwachsenen nicht heilbar ist und dass das therapeutische Ziel sein muss, „eine bessere Lebensqualität [zu]erreichen."
NORDAMERIKA • Kanada (1)	- Ungefähr 50% der Menschen erlangen ein flüssiges Sprechen, die anderen 50% erlangen es partiell oder haben keinen Nutzen.
• USA (2)	- üblicherweise sehr positiv; jedoch ist für Behandlungsprognosen eine Anzahl von Faktoren zu berücksichtigen. - k. A.

Tabelle 9
Behandlungsergebnisse – interkulturelle Perspektive (Frage: 2.15.)

KONTINENT/ Nation	**Ja**	**Nein**	**Andere**
AFRIKA • Äthiopien (1)			X= k. A.
• Burkina Faso (1)		X	
• Kenia (2)		X	X= k. A.
• Namibia (2)		X (2)	
• Südafrika (1)		X= ich denke nicht	
• Uganda (3)	X= mehr im Allgemeinen, wir sehen die Klienten oft nur bei Kontaktherstellung bzw. sehr unregelmäßig	X X	
ASIEN • Bangladesh (1)		X	
• China (1)		X	
• Indien (1)	X= unterschiedliche Therapieschwerpunkte		
• Japan (2)	X= Es gibt eine riesige Variationsbreite von Ideen.		X = n. b.
• Libanon (1)		X	
• Malaysia (3)		X (3)	
• Nepal (2)		X (2)	
• Philippinen (1)		X	
• Qatar (1)		X	
• Türkei (1)		X	
AUSTRALIEN • Australien (1)		X	
• Neuseeland (1)			X = n. z.
EUROPA • Dänemark (2)		X= nicht in Europa	X= nicht die Ziele, eher die Mittel
• Deutschland (6)		X (4)	X= k. A. (2)

• Estland (1)		X	
• Finnland (4)		X (4)	
• Frankreich (1)		X= für mich nicht	
• Großbritannien (1)	X = Veränderung von Therapieschwerpunkten		
• Irland (1)	X = Therapieschwerpunkte: motorische und psychologische Veränderungen		
• Litauen (1)		X	
• Luxemburg (1)			X = n. b.
• Niederlande (1)		X= nicht dass ich wüsste	
• Österreich (2)	X= Es gibt Methoden, die absolute Heilung versprechen.	X	
• Russland (1)			X= Ich mache keine Behandlung des ‚Stotterns' mit Menschen aus anderen Nationen.
• Schweden (1)	X= Einige Gruppen sind total fokussiert auf eine flüssige Sprechweise.		
• Spanien (3)		X	X= k. A. X= Wir passen uns an verschiedene Kulturen und Religionen an.
• Zypern (1)		X	
MITTEL- UND SÜDAMERIKA • Argentinien (1)		X	
• Bolivien (1)	X= Eingliederung in die normale Schule		
• Guatemala (1)			X = n. b.
• Venezuela (1)		X= das ist in allen Fällen gleich.	
NORDAMERIKA • Kanada (1)			X= k. A.
• USA (2)	X= Die Ziele und Methoden sind auf die Bedürfnisse und Erfahrungen jedes Klienten abgestimmt.		X = n. z.

Tabelle 10: Behandlungsdauer (Frage 2.16.)

KONTINENT/Nation	Kinder	Jugendliche/ Erwachsene
AFRIKA • Äthiopien (1)	- k. A.	- k. A.
• Burkina Faso (1)	- k. A.	- k. A.
• Kenia (2)	- k. A. (2)	- k. A. (2)
• Namibia (2)	- 1 Jahr + / - k. A.	- 1 Jahr + / - k. A.
• Südafrika (1)	- 10 Sitzungen	- 3 Monate
• Uganda (3)	- Gruppensitzungen: ungefähr 1 Stunde einmal im Monat über mehrere Monate - 50 Minuten pro Sitzung - lange Periode (graduell)	- Gruppensitzungen: ungefähr 1 Stunde einmal im Monat über mehrere Monate - 50 Minuten pro Sitzung - lange Periode (graduell)
ASIEN • Bangladesh (1)	- k. A.	- k. A.
• China (1)	- k. A.	- 1 Tag
• Indien (1)	- Stufentherapie (ca. 6 Monate)	- Stufentherapie (ca. 6 Monate)
• Japan (2)	- sehr individuell, 1-2 Jahre - k. A.	- sehr individuell, 1-2 Jahre - k. A.
• Libanon (1)	- individuell + abhängig vom Schweregrad des Stotterns	- individuell + abhängig vom Schweregrad des Stotterns
• Malaysia (3)	- Minimum 3 Monate - k. A. / habe keine Zahlen	- Minimum 3 Monate - k. A. / habe keine Zahlen
• Nepal (2)	- normalerweise 6 Monate, aber es braucht Kontinuität - 6 Monate, danach kontinuierliche Arbeit für 1-2 Jahre	- normalerweise 6 Monate, aber es braucht Kontinuität - 6 Monate, danach kontinuierliche Arbeit für 1-2 Jahre
• Philippinen (1)	- abhängig von den Bedürfnissen der Patienten, 1 Stunde zweimal wöchentlich für 3-6 Monate	- abhängig von den Bedürfnissen der Patienten, 1 Stunde zweimal wöchentlich für 3-6 Monate
• Qatar (1)	- 3-12 Monate, abhängig von der Schwere des Stotterns	- 3-12 Monate, abhängig von der Schwere des Stotterns
• Türkei (1)	- individuell, Lidcombe: 1. Phase: 5-12 Wochen, 2. Phase: 76 Wochen in Intervallen	- individuell und Abhängig vom Wohnort (Nähe: 10-12 Sitzungen, Ferne: 3-5 Sitzungen)

AUSTRALIEN • Australien (1)	- Lidcombe: 12-13 Wochen bis 1 Jahr	- 3-12 Monate, abhängig von der Schwere des Stotterns
• Neuseeland (1)	- n. z.	- n. z.
EUROPA • Dänemark (2)	- 1/2 Jahr - individuell	- 1/2 Jahr - individuell
• Deutschland (6)	- 20 Therapiesitzungen - abhängig von Schweregrad und Motivation - 60-120 Stunden - Es gibt keinen Durchschnitt. - 1-2 Jahre - k. A.	- 20 Therapiesitzungen - abhängig von Schweregrad und Motivation - 60-120 Stunden - Es gibt keinen Durchschnitt. - 1-2 Jahre - k. A.
• Estland (1)	- abhängig vom Klienten, gewöhnlich ca. 1 Jahr	- abhängig vom Klienten, gewöhnlich ca. 1 Jahr
• Finnland (4)	- individuell, 2 Jahre 1-2mal monatlich - ungefähr ein Jahr - 2 Jahre oder mehr (2)	- individuell, 2 Jahre 1-2mal monatlich - ungefähr ein Jahr - 2 Jahre oder mehr (2)
• Frankreich (1)	- 2 Jahre (1 Jahr einzeln, 1 Jahr in der Gruppe)	- 2 Jahre (1 Jahr einzeln, 1 Jahr in der Gruppe)
• Großbritannien (1)	- 4 Tage bis Jahre	- 4 Tage bis Jahre
• Irland (1)	- sehr variabel, 6 Monate bis Jahre	- sehr variabel, 6 Monate bis Jahre
• Litauen (1)	- im Durchschnitt 1,6 Jahre, jedoch individuell	- im Durchschnitt 1,6 Jahre, individuell
• Luxemburg (1)	- Unendlich! Intensive Behandlung ca. 1 Jahr, allgemein aber unbegrenzt	- Unendlich! Intensive Behandlung ca. 1 Jahr, allgemein aber unbegrenzt
• Niederlande (1)	- 20 Sitzungen bis 3 Jahre	- 20 Sitzungen bis 3 Jahre
• Österreich (2)	- individuell, längerer Zeitraum - abhängig von Behandlungsart	- individuell, längerer Zeitraum - abhängig von Behandlungsart
• Russland (1)	- k. A.	- k. A.
• Schweden (1)	- Jahre und Jahre ...	- Jahre und Jahre ...
• Spanien (3)	- individuell, mindestens 1 Jahr - ein Jahr (wöchentliche Sitzg.) - Das kommt auf die Person an.	- individuell, mindestens 1 Jahr - ein Jahr (wöchentliche Sitzg.) - Das kommt auf die Person an.
• Zypern (1)	- individuell, 2 Monate bis Jahre	- individuell, 2 Monate bis Jahre

MITTEL- UND SÜDAMERIKA • Argentinien (1)	- k. A.	- k. A.
• Bolivien (1)	- abhängig vom Zustand des Patienten	- abhängig vom Zustand des Patienten
• Guatemala (1)	- n. b.	- n. b.
• Venezuela (1)	- keine Arbeit mit Zeit-Parametern	- keine Arbeit mit Zeit-Parametern
NORDAMERIKA • Kanada (1)	- sehr variabel, Minimum 15-20 Stunden	- sehr variabel, Minimum 15-20 Stunden
• USA (2)	- 1-2 Jahre - k. A.	- 1-2 Jahre - k. A.

Tabelle 11
Versorgungslage der Menschen, die stottern (Frage 2.17.)

KONTINENT /Nation	A. V.	St. V.	B.-st.	S.-g.	i. U.	A.	K.	k. A.
AFRIKA • Äthiopien (1)							X	
• Burkina Faso (1)				X				
• Kenia (2)								X
• Namibia (2)	X							X
• Südafrika (1)						X		
• Uganda (3)				X	X	X	X	
ASIEN • Bangladesh (1)								X
• China (1)		X		X				
• Indien (1)						X		
• Japan (2)	X	X?	X	X	X	X		X
• Libanon (1)								X
• Malaysia (3)	X			X		X		X
• Nepal (2)			X			X		
• Philippinen (1)			X		X			
• Qatar (1)		X						
• Türkei (1)	X	X	X					
AUSTRALIEN • Australien (1)	X	X	X	X				
• Neuseeland (1)				X				
EUROPA • Dänemark (2)	X	X	X	X	X			
• Deutschland (6)	X	X	X	X	X			

• Estland (1)	X							
• Finnland (4)				X	X	X		
• Frankreich (1)	X	X	X	X				
• Großbritannien (1)			X	X				
• Irland (1)			X	X		X		
• Litauen (1)	X				X			
• Luxemburg (1)	X							
• Niederlande (1)								X
• Österreich (2)	X	X	X	X	X			
• Russland (1)			X	X	X			
• Schweden (1)				X		X		
• Spanien (3)	X	X	X	X	X			
• Zypern (1)						X		
MITTEL- UND SÜDAMERIKA • Argentinien (1)		X	X	X				
• Bolivien (1)			X	X	X			
• Guatemala (1)	X			X				
• Venezuela (1)				X				
NORDAMERIKA • Kanada (1)						X		
• USA (2)	X?	X?	X	X	X	X		

A. V.: Ambulante Versorgung
St. V.: Stationäre Versorgung
B.-st.: Beratungsstellen
S.-g.: Selbsthilfegruppen
i. U.: im Unterricht
A.: Andere
k.: Keine
k. A.: keine Angaben

Tabelle 12
Gesellschaftlicher Umgang mit Menschen, die stottern, am Beispiel von stigmatisierenden Infektionserkrankungen wie HIV/AIDS (Frage 2.24.)

KONTINENT/ Nation	**Ja**	**Nein**	**Andere**
AFRIKA • Äthiopien (1)		X	
• Burkina Faso (1)		X	
• Kenia (2)		X	X = k. A.
• Namibia (2)		X	X = k. A.
• Südafrika (1)	X		
• Uganda (3)	X = HIV/AIDS X		X = Wir fragen nicht nach dem Status
ASIEN • Bangladesh (1)			X = k. A.
• China (1)			X = ist mir egal
• Indien (1)		X	
• Japan (2)		X	X = k. A.
• Libanon (1)			X = k. A.
• Malaysia (3)		X	X = keine Anmeldungen X
• Nepal (2)	X	X	
• Philippinen (1)		X	
• Qatar (1)		X	
• Türkei (1)			X = n. z.
AUSTRALIEN • Australien (1)		X	
• Neuseeland (1)			X = n. z.
EUROPA • Dänemark (2)			X = Wir fragen nicht nach dem Status. X = Ich arbeite nicht in der Stotterbehandlung.

• Deutschland (6)	X = Hepatitis		X = keine Anmeldungen X = habe keine Patienten X = bin kein Therapeut X = k. A. X = keine Statuserfragung
• Estland (1)			X = keine Statuserfragung
• Finnland (4)		X = Ich arbeite mit Kindern! X = k. A. (2)	X = Was für eine Frage!
• Frankreich (1)		X	
• Großbritannien (1)			X = nicht relevant
• Irland (1)			X = keine Daten
• Litauen (1)			X = keine Patienten
• Luxemburg (1)		X	
• Niederlande (1)			X = k. A.
• Österreich (2)			X = keine Patienten X = k. A.
• Russland (1)			X = keine Patienten
• Schweden (1)			X = warum nicht?
• Spanien (3)			X = keine Behandlungen X = k. A. X = keiner hat sich vorgestellt
• Zypern (1)		X	
MITTEL- UND SÜDAMERIKA • Argentinien (1)			X = k. A.
• Bolivien (1)			X = werden nicht vorstellig, weil sie Angst vor Diskriminierung haben
• Guatemala (1)		X	
• Venezuela (1)			X = keiner hat unsere Dienste beansprucht
NORDAMERIKA • Kanada (1)		X	
• USA (2)	X		X = habe keine Erfahrungen

Tabelle 13
Bildungsstatus der Menschen, die stottern (Frage 2.22.)

KONTINENT/Nation	Institution	Allgemein
AFRIKA • Äthiopien (1)	- Elementarschule, höhere Schulbildung	- k. A.
• Burkina Faso (1)	- alle Niveaus	- alle Niveaus
• Kenia (2)	- relativ hoch - k. A.	- alle Standards - k. A.
• Namibia (2)	- normal wie alle - jede Bildungsebene	- all Standards - jede Bildungsebene
• Südafrika (1)	- keine Unterschiede	- keine Unterschiede
• Uganda (3)	- vom Niedriglohnempfänger (Grundschule) bis zum Akademiker - Universitätsabschlüsse - variiert, aber gewöhnlich ein relativ gutes Bildungslevel	- alle Ebenen von Bildung - k. A. - variiert
ASIEN • Bangladesh (1)	- k. A.	- k. A.
• China (1)	- Die meisten meiner Speech-Easy-Klienten haben einen Universitätsabschluss.	- Nicht so gut, viele haben eine mittlere Schulbildung.
• Indien (1)	- 2 Jahre alte Kinder bis hin zu 83-jährigen Geriatrikern.	- k. A.
• Japan (2)	- Es gibt keine Unterschiede zu Menschen, die nicht stottern. - k. A.	- Es gibt keine Unterschiede zu Menschen, die nicht stottern. - k. A.
• Libanon (1)	- k. A.	- k. A.
• Malaysia (3)	- alle Typen - Erwachsene – Sekundarstufe bis Universitätsabschluss - gemischt	- alle Typen - k. A. - gemischt
• Nepal (2)	- gebildet und ungebildet - gut Gebildete	- dasselbe - Gebildete und Ungebildete

• Philippinen (1)	- k. A.	- Fachleute, College-Studenten, High-School, Elementarschule
• Qatar (1)	- k. A.	- generell gut (+)
• Türkei (1)	- alle Niveaus	- alle Niveaus
AUSTRALIEN • Australien (1)	- alle Niveaus	- alle Niveaus
• Neuseeland (1)	- die ganze Bandbreite	- die ganze Bandbreite
EUROPA • Dänemark (2)	- wie andere Menschen - keine Unterschiede, es sind keine validen Untersuchungen zu diesem Thema bekannt	- wie andere Menschen - keine Unterschiede
• Deutschland (6)	- Häääää? - überwiegend höheres Niveau - alle Niveaus (3) - keine Unterschiede zur übrigen Durchschnittsbevölkerung	- Häääää? - alle Niveaus (3) - Normalverteilung - keine Unterschiede zur übrigen Durchschnittsbevölkerung
• Estland (1)	- sehr verschieden, abhängig vom Alter des Klienten	- wie die übrige Bevölkerung
• Finnland (4)	- Kindergarten, Grundschule, Gymnasium und höhere Erziehung (Universitäten etc.) - k. A. (3)	- ein breites Spektrum an Bildung; viele tendieren dazu, einen Beruf zu ergreifen, in dem es nicht erforderlich ist, viel zu sprechen. - k. A. (3)
• Frankreich (1)	- alle soziokulturellen Gruppen	- alle soziokulturellen Gruppen
• Großbritannien (1)	- mehr Graduierte	- alle Niveaus
• Irland (1)	- wie die übrige Bevölkerung	- wie die übrige Bevölkerung
• Litauen (1)	- k. A.	- genauso wie andere Menschen, die flüssig sprechen
• Luxemburg (1)	- ziemlich hoher Standard	- k. A.
• Niederlande (1)	- nicht sehr verschieden vom Durchschnitt	- dasselbe, nur wenige Menschen, die stottern, verlassen die Schule früher als der Durchschnitt oder haben eine niedrigere Ausbildung.

• Österreich (2)	- unterschiedlich - wie der Durchschnitt	- unterschiedlich - keine Unterschiede
• Russland (1)	- sind genauso intelligent wie die, die nicht stottern	- sind genauso intelligent wie die, die nicht stottern
• Schweden (1)	- alle Niveaus	- alle Niveaus
• Spanien (3)	- dasselbe, Akademiker und Nichtstudierte - k. A. - immer mehr Hochschulabsolventen und Akademiker	- dasselbe - k. A. - alle Niveaus
• Zypern (1)	- alle Niveaus, von Bildungsanalphabeten bis hochintelligent; Personen mit speziellen Bedürfnissen und hoch ausgebildete Personen	- dasselbe
MITTEL- UND SÜDAMERIKA • Argentinien (1)	- k. A.	- k. A.
• Bolivien (1)	- k. A.	- normal
• Guatemala (1)	- k. A.	- mittleres Niveau
• Venezuela (1)	- variiert sehr; es gibt keine Unterschiede im Bildungs- oder im sozialen Niveau	- dasselbe
NORDAMERIKA • Kanada (1)	- wie die allgemeine Bevölkerung	- dasselbe
• USA (2)	- variiert vollständig (von keiner bis zu einer formalen Ausbildung bis hin zu ausgebildeten Ärzte) - wie Nichtstotterer	- variiert vollständig (von keiner bis zu einer formalen Ausbildung bis hin zu ausgebildeten Ärzten) - wie Nichtstotterer

Tabelle 14
Sozialstatus der Menschen, die stottern (Frage 2.23.)

KONTINENT/Nation	Institution	Allgemein
AFRIKA • Äthiopien (1)	- Sie gehören niedrigen und auch hohen Einkommensgruppen an, sind aus ungebildeten und gebildeten Familien.	- Sie gehören keiner speziellen sozialen Gruppe an.
• Burkina Faso (1)	- alle Schichten	- alle Schichten
• Kenia (2)	- mittlere und höhere Schichten - k. A.	- alle sozialen Schichten - k. A.
• Namibia (2)	- k. A. - aus hohen und niedrigen sozialökonomischen Klassen	- k. A. - aus hohen und niedrigen sozialökonomischen Klassen
• Südafrika (1)	- keine Unterschiede	- keine Unterschiede
• Uganda (3)	- k. A. - normalerweise aus mittleren Schichten, weniger aus hohen und niedrigen - variiert von der mittleren bis höheren Schicht, bezogen auf alle Klienten in der Klinik, bedingt durch ein sehr begrenztes Angebot an Sprechtherapie	- aus gemischten Verhältnisse - aus allen Schichten - variiert
ASIEN • Bangladesh (1)	- k. A.	- k. A.
• China (1)	- mittlere und höhere Schichten	- Arme, die keine Möglichkeiten haben, einen Job mit hohem Einkommen zu erlangen.
• Indien (1)	- alle sozialökonomischen Schichten: niedrig, mittel, hoch	- alle sozialökonomischen Schichten: niedrig, mittel, hoch
• Japan (2)	- Es gibt keine Unterschiede zu Menschen, die nicht stottern. - k. A.	- Es gibt keine Unterschiede zu Menschen, die nicht stottern. - k. A.
• Libanon (1)	- Sie kommen aus allen sozialen Verhältnissen.	- Sie kommen aus allen sozialen Verhältnissen.
• Malaysia (3)	- k. A. - höhere Mittelschicht - gemischt	- k. A. - k. A. - gemischt

• Nepal (2)	- aus der Stadt und vom Land - aus städtischen und ländlichen Verhältnissen	- die meisten sind vom Land, da 90 Prozent auf dem Land leben - aus städtischen und ländlichen Verhältnissen
• Philippinen (1)	- Mittelschicht bis reiche Menschen	- k. A.
• Qatar (1)	- alle Schichten	- alle Schichten
• Türkei (1)	- keine Studie dazu bekannt	- keine Studie dazu bekannt
AUSTRALIEN • Australien (1)	- k. A.	- variiert
• Neuseeland (1)	- das gesamte Spektrum wird abgedeckt	- das gesamte Spektrum wird abgedeckt
EUROPA • Dänemark (2)	- wie andere Menschen auch - jede	- wie andere Menschen auch - jede
• Deutschland (6)	- Häääääääääää? - k. A. (2) - aus allen (2) - kein Unterschied zur Gesamtgesellschaft	- Häääääääääää? - k. A. (2) - aus allen (2) - kein Unterschied zur Gesamtgesellschaft
• Estland (1)	- verschieden, wie alle anderen Mitglieder der Gesellschaft	- verschieden, wie alle anderen Mitglieder der Gesellschaft
• Finnland (4)	- Wir haben keine Korrelation zwischen Stottern und sozialem Hintergrund gefunden. - aus allen sozialen Schichten - k. A. (2)	- Wir haben keine Korrelation zwischen Stottern und sozialem Hintergrund gefunden. - aus allen sozialen Schichten - k. A. (2)
• Frankreich (1)	- alle	- alle
• Großbritannien (1)	- Graduierte	- variiert
• Irland (1)	- dieselben, kein Unterschied zur übrigen Bevölkerung	- dieselben, kein Unterschied zur übrigen Bevölkerung
• Litauen (1)	- k. A.	- alle Schichten
• Luxemburg (1)	- jede	- jede
• Niederlande (1)	- unterscheiden sich nicht vom Durchschnitt; aber es scheint, dass viele Menschen, die stottern, keine sehr gute Beziehung zu einem ihrer Elternteile hatten; zu diesem Thema gibt es jedoch keine statist. Informationen.	- k. A.

• Österreich (2)	- meist aus guten sozialen Verhältnissen - aus allen sozialen Schichten.	- alle Schichten - aus allen sozialen Schichten
• Russland (1)	- Stotternde Menschen kommen meist aus sozial starken Familien.	- Die meisten stotternden Menschen kommen aus geschiedenen Ehen oder aus Familien, in denen häufig gestritten wird.
• Schweden (1)	- alle Arten	- alle Arten
• Spanien (3)	- aus allen - alle soziale Schichten, außer den sehr niedrigen. - aus allen Klassen	- aus allen - Stottern kommt in allen sozialen Schichten vor. - aus allen Klassen
• Zypern (1)	- alle Arten	- alle Arten
MITTEL- UND SÜDAMERIKA • Argentinien (1)	- k. A.	- k. A.
• Bolivien (1)	- k. A.	- aus allen Klassen
• Guatemala (1)	- generell aus allen Klassen	- generell aus allen Klassen
• Venezuela (1)	- aus allen	- aus allen
NORDAMERIKA • Kanada (1)	- mittlere und höhere sozioökonomische Schichten	- mittlere und höhere sozioökonomische Schichten
• USA (2)	- gemischt - dieselben	- gemischt - dieselben

Tabelle 15
Beschreibungen der Experten zum Begriff ‚Nation'

KONTINENT/Nation	**Nation**
AFRIKA • Äthiopien (1)	- eine Gruppe von Menschen, die in einem Land lebt
• Burkina Faso (1)	- Zugehörigkeitsgefühl zu einer Familie, zu in einem Land
• Kenia (2)	- Land oder geographische Region mit Menschen, die eine gemeinsame Sprache sprechen und in dieser kommunizieren und dieselbe oder eine ähnliche Kultur haben.
• Namibia (2)	- der kulturelle und geographische Hintergrund einer Person - bezieht sich auf Menschen in einem Land
• Südafrika (1)	- Nation ist eine „Organisation von Menschen"
• Uganda (3)	- Verbindung von Gebieten mit Grenzen unter einer Führung - Kongregation von verschiedenen Kulturen innerhalb eines Staates
ASIEN • Bangladesh (1)	- die Menschen eines Staates
• China (1)	- ein selbstregiertes Land
• Indien (1)	- keine Angaben
• Japan (2)	- Land / eine politische Einheit, die bei der UNO registriert ist
• Libanon (1)	- eine Gruppe von Menschen, die gemeinsame Merkmale hat wie Kultur, Religion, ethnische Herkunft
• Malaysia (3)	- ein Land (2)
• Nepal (2)	- Nation ist das Zuhause von verschiedenen Menschen aus verschiedenen Gesellschaften, Regeln, Normen und Werten - Nation ist wie ein Land
• Philippinen (1)	- jedes unabhängige Land
• Qatar (1)	- Alle Menschen in einem Land sind eine Nation.
• Türkei (1)	- Menschen, die in einem ‚gegebenen' Land leben, sind eine Nation.
AUSTRALIEN • Australien (1)	- Land
• Neuseeland (1)	- Land

EUROPA • Dänemark (2)	- die Einwohner eines Landes / ein Volk
• Deutschland (6)	- eine historisch entstandene Gemeinschaft auf Grundlage einer gemeinsamen Sprache, Wirtschaft, Geschichte, Kultur, Religion - Land, in dem man lebt - Geburtsherkunft - gemeinsame Kultur, Sprache, Gefühle der Zugehörigkeit
• Estland (1)	- keine Angaben
• Finnland (4)	- es ist das eigene Land, die eigene Nation, z. B. Finnland (3) - eine Gruppe von Menschen mit derselben Sprache und Kultur
• Frankreich (1)	- Land
• Großbritannien (1)	- politische Einheit
• Irland (1)	- eine Gruppe von Menschen mit Gemeinsamkeiten, die eine bestimmte (begrenzte) Region bewohnen
• Litauen (1)	- Gruppe von Menschen, die die gleiche Sprache, die gleichen Traditionen haben
• Luxemburg (1)	- alle Menschen, die in meinem Land leben
• Niederlande (1)	- eine historisch entwickelte Agglomeration von Menschen, die eine gemeinsame Herkunft haben, die meist derselben Rasse angehören, die meist eine gemeinsame Sprache haben und die ein gemeinsames Set von Gewohnheiten und Werten teilen
• Österreich (2)	- Bevölkerungsgruppe mit einer oder mehreren Sprachen, die in einem Land eine gewisse Zusammengehörigkeit haben - Menschen, die in einem Staat leben
• Russland (1)	- keine Angaben
• Schweden (1)	- Land
• Spanien (3)	- Volk (3)
• Zypern (1)	- alle Menschen, die zusammenleben
MITTEL- UND SÜDAMERIKA • Argentinien (1)	- natürliche Gesellschaft der Menschen, die durch die Einheit des Territoriums, der Herkunft, Geschichte, Kultur, der Bräuche oder der Sprache zu einer Lebensgemeinschaft zusammengeführt wird und ein Bewusstsein für ein gemeinsames Schicksal erschafft
• Bolivien (1)	- Gruppe von Menschen mit gemeinsamer Sprache und Kultur
• Guatemala (1)	- es ist ein bestimmtes Land
• Venezuela (1)	- keine Angaben
NORDAMERIKA • Kanada (1)	- eine politisch definierte Grenze zwischen Menschen
• USA (2)	- Land

Tabelle 16
Beschreibungen der Experten zum Begriff ,Staat'

KONTINENT/Nation	**Staat**
AFRIKA • Äthiopien (1)	- eine Untergruppe (Division) einer Nation, in der Menschen leben
• Burkina Faso (1)	- Territoriale Einheit, die durch Grenzen limitiert ist
• Kenia (2)	- Land oder geographische Region, die durch eine einzelne Autorität politisch regiert wird
• Namibia (2)	- ein Gebiet mit einem Land - bezieht sich auf die Regierung
• Südafrika (1)	- Staat ist „anerkannt von der Gesellschaft"
• Uganda (3)	- ein politisch basiertes Land - Untergruppe einer Nation
ASIEN • Bangladesh (1)	- eine zivile Gemeinschaft, die ihre eigene Regierung und ihre eigenen Gesetze hat
• China (1)	- ein Land oder ein autonomes Gebiet
• Indien (1)	- keine Angaben
• Japan (2)	- ich glaube es gibt keine Vorstellung von einem Staat - eine politische Einheit für ein Volk
• Libanon (1)	- ein formal organisierter geographischer Ort mit klaren Grenzen
• Malaysia (3)	- ein Teil eines Landes - Territorien innerhalb eines Landes
• Nepal (2)	- ein Teil eines Landes, der für und von Menschen geschaffen wurde - verschiedene Regionen eines Landes
• Philippinen (1)	- Teil einer Nation
• Qatar (1)	- ein Land mit einer eigenen Regierung
• Türkei (1)	- Menschen einer ,gegebenen' geographischen/administrativen Region innerhalb eines Landes
AUSTRALIEN • Australien (1)	- ein Teil eines Landes mit anerkannten politischen Strukturen (wie eine Provinz) / oder eine Regierung im Allgemeinen, eine Nation

• Neuseeland (1)	- Land, Landgebiet und Bevölkerung (Neuseeland hat ungefähr dieselbe Größe wie ein amerikanisches oder deutsches Bundesland)
EUROPA • Dänemark (2)	- die politische Regierung - ein Gebiet mit einer gemeinsamen Administration, Legislative, mit gemeinsamen Symbolen ...
• Deutschland (6)	- Staat ist der Rechts-, Politik-, Gesetzes- und Sozialrahmen des Landes, in dem man lebt - politische Organisation - ein politisches Gebilde in einem bestimmten Gebiet, - Machtinstrument, politische Organisation der Gesellschaft, - Verwaltungseinheit - gemeinsame Region - Verwaltung
• Estland (1)	- keine Angaben
• Finnland (4)	- politischer Status - ein legales und formales System mit Gesetzen, um Nationen von anderen Nationen zu trennen - unser Staat Finnland (2)
• Frankreich (1)	- seine politischen Organisationen
• Großbritannien (1)	- administrative Institution einer Nation
• Irland (1)	- eine begrenzte selbstbestimmte Einheit innerhalb größerer Strukturen
• Litauen (1)	- keine Angaben
• Luxemburg (1)	- mein Land
• Niederlande (1)	- eine Ansammlung von Institutionen innerhalb einer Nation, wie z. B. Regierung, Institutionen des Rechts, Erziehung, Gesundheit und Verteidigung.
• Österreich (2)	- Zusammenschluss von einer Bevölkerungsgruppe mit gesellschaftlichen Normen und einer Führung - eher die politische Bezeichnung für ein Land
• Russland (1)	- keine Angaben
• Schweden (1)	- Provinz
• Spanien (3)	- Volk
• Zypern (1)	- ein großer Ort für viele Menschen, die miteinander innerhalb eines erweiterten (größeren) Ortes leben

MITTEL- UND SÜDAMERIKA • Argentinien (1)	- Situation oder Zustand einer Person oder einer Sache; politischer Apparat einer Nation
• Bolivien (1)	- politische und rechtliche Organisation von einer oder mehreren Nationen
• Guatemala (1)	- ein System, das eine bestimmte Nation regiert
• Venezuela (1)	- keine Angaben
NORDAMERIKA • Kanada (1)	- eine politisch definierte Untergrenze innerhalb eines Staates (im Sinne eines Bundesstaates)
• USA (2)	- Staat (U.S.)

Tabelle 17
Formen des menschlichen Zusammenlebens (Frage 3.2.)

KONTINENT /Nation	**Kultur**	**Nation**	**Staat**	**Land**	**Gesell-schaft**	**Sonstige**
AFRIKA • Äthiopien (1)					X	
• Burkina Faso (1)	X					
• Kenia (2)					X	X = k. A.
• Namibia (2)	X (2)					
• Südafrika (1)	X					
• Uganda (3)	X				X (2)	
ASIEN • Bangladesh (1)						X = k. A.
• China (1)	X					
• Indien (1)		X				
• Japan (2)	X				X	X = Familie
• Libanon (1)					X	
• Malaysia (3)					X	X = k. A. X = Gemeinschaft
• Nepal (2)					X (2)	
• Philippinen (1)	X					
• Qatar (1)	X					
• Türkei (1)						X= Kommunikation
AUSTRALIEN • Australien (1)	X					
• Neuseeland (1)					X	
EUROPA • Dänemark (2)	X				X	
• Deutschland (6)	X	X	X		X (4)	X = k. A. X = Gemeinsames

• Estland (1)					X	
• Finnland (4)	X (2)	X				X = k. A. (2) X= Kommunikation
• Frankreich (1)						X = Zugehörigkeit
• Großbritannien (1)	X	X	X	X	X	
• Irland (1)					X	
• Litauen (1)						X = k. A.
• Luxemburg (1)					X	
• Niederlande (1)					X	
• Österreich (2)	X (2)		X			
• Russland (1)	X	X			X	
• Schweden (1)	X					
• Spanien (3)	X (2)	X	X	X	X (2)	X = k. A.
• Zypern (1)	X					
MITTEL- UND SÜDAMERIKA • Argentinien (1)	X				X	
• Bolivien (1)	X					X = Interkulturalität
• Guatemala (1)					X	
• Venezuela (1)					X	
NORDAMERIKA • Kanada (1)	X					
• USA (2)	X	X	X	X	X	X = k. A.

Anhang III

Graphik 1

Ätiologisches Modell eines Befragten

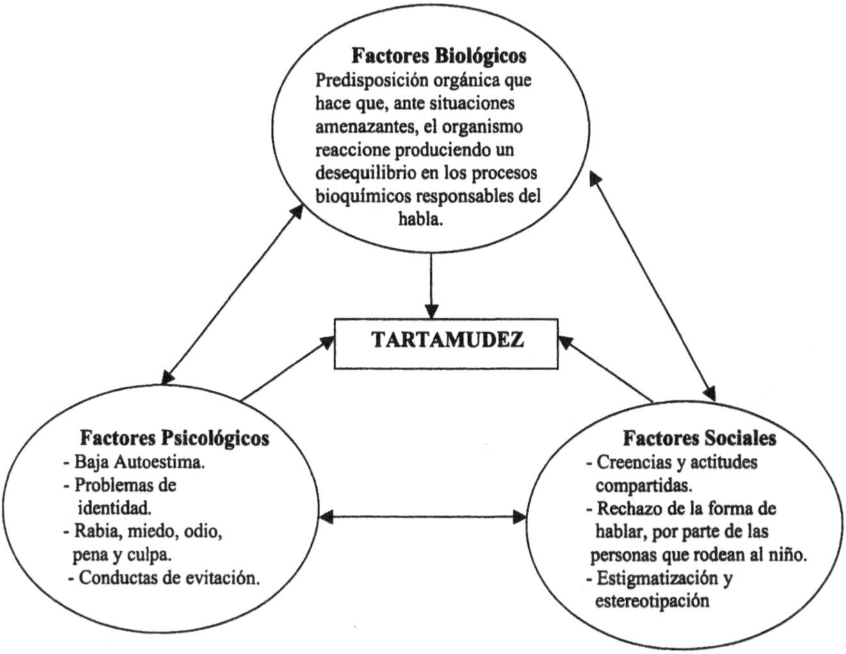

Biologische Faktoren:
Organische Prädisposition, die bewirkt, dass angesichts bedrohlicher Situationen der Organismus so reagiert, dass er ein Ungleichgewicht in den biochemischen Prozessen produziert, die für das Sprechen zuständig sind.

Psychologische Faktoren:
Geringes Selbstwertgefühl. Identitätsprobleme. Wut, Angst, Hass, Leid und Schuld. Vermeidungsverhalten.

Soziale Faktoren:
Gemeinsame Glaubensmuster und Haltungen. Zurückweisung der Art zu sprechen durch die Menschen in der Umgebung des Kindes. Stigmatisierung und Stereotypisierung.

(in der Mitte: Stottern)

Graphik 2

Modifizierung der ‚Konstruktiven Komplextherapie'

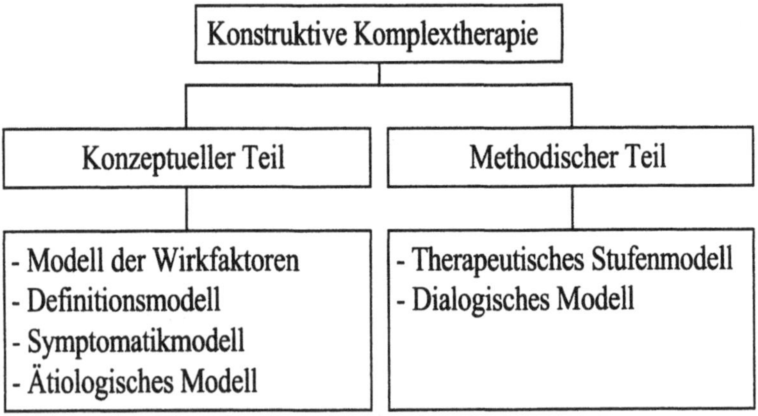

Zypern

"Hope this will help you. Important to know that here in Cyprus, being a tiny island, things are not so apparent as in other counties. Up to some times this kind of problem and some other problems were taboos and one would never go for help as they did not want to be labelled as "stutterers" and thought of as mentally retarded or useless persons. Nowadays, things have changed and more and more address themselves to specialists for help. Our culture is very demanding and especially the male population, (we used to be a very male population) has great stress and business power over a lot of things and this stress of work, or being the best, of being the man of the house etc caused a lot of psychological problems which some showed up as stuttering.

We are now about 104 speech and language therapists in Cyprus coming from various educational backgrounds, as we have no university or college for this profession. Many studied in the States, others in England, others in Bulgaria, Russia, Germany, etc. So perceptions are different even within and between us".

Peter Lang · Internationaler Verlag der Wissenschaften

Maria-Dorothea Heidler

Kognitive Dysphasien

Differenzialdiagnostik aphasischer und nichtaphasischer zentraler Sprachstörungen sowie therapeutische Konsequenzen

Frankfurt am Main, Berlin, Bern, Bruxelles, New York, Oxford, Wien, 2006.
389 S., zahlr. Abb. und Tab.
Europäische Hochschulschriften: Reihe 6, Psychologie. Bd. 743
ISBN 978-3-631-55277-3 · br. € 56.50*

In diesem Buch geht es um einen bislang vernachlässigten Bereich in der sprachtherapeutischen Forschung: die Konzeptualisierung nichtaphasischer zentraler Sprachstörungen. Ausgangspunkt ist die Überlegung, dass kognitive Funktionen wie Aufmerksamkeit, Gedächtnis und Sprache auf komplexen Interaktionen in neuronalen Netzwerken mit einer hochgradig distribuierten und parallelen Architektur beruhen. Fallen Teile dieser Netzwerke aus, kommt es zu sekundären (systembedingten) Störungen in funktional eng gekoppelten Systemen. „Kognitive Dysphasien" bezeichnen solche systembedingten Sprachstörungen infolge primär gestörter Netzwerke für Aufmerksamkeits- und Gedächtnisprozesse. Ausführlich beschrieben werden Sprachstörungen nach rechtshemisphäriellen und frontalen Läsionen, nach Hypoxien, im Rahmen vaskulärer und degenerativer Demenzen sowie bei endogenen und exogenen Psychosen.

Aus dem Inhalt: Ausführliche theoretische Konzeptualisierung nichtaphasischer zentraler Sprachstörungen (Kognitiver Dysphasien) · Klassifikation auf ätiologisch-symptomatologischer Basis in Kognitive Dysphasien mnestischer, attentionaler, dysexekutiver, demenzieller und psychotischer Genese · Aufmerksamkeits- und Gedächtnisprozesse bei normaler und pathologischer Sprachverarbeitung · Obligatorische kognitive Störungen bei Aphasikern · Entwicklung eines Screenings zur Differenzialdiagnostik zwischen Aphasikern und Kognitiven Dysphasikern mit empirischer Überprüfung (Aufmerksamkeits- und Gedächtnisdiagnostik – AGD) · Therapeutische Konsequenzen mit Beispielen für eine kognitiv ausgerichtete Sprachtherapie

FSC
www.fsc.org
MIX
Papier | Fördert gute Waldnutzung
FSC® C083411

Kolibri 360 GmbH
Ferdinand-Jühlke-Straße 7
99095 Erfurt, Deutschland
produktsicherheit@kolibri360.de

Druck:
CPI Druckdienstleistungen GmbH
im Auftrag der
Kolibri 360 GmbH
Ferdinand-Jühlke-Str. 7
99095 Erfurt